Conoce tu posparto

Conoce tu posparto

40 DÍAS Y 500 NOCHES

Laia Aguilar

LactApp

Grijalbo

Papel certificado por el Forest Stewardship Council®

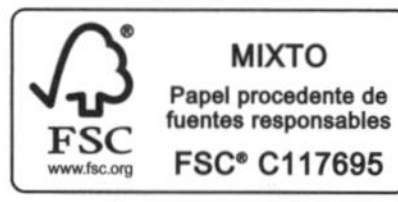

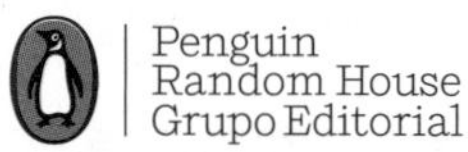

Primera edición: febrero de 2022
Primera reimpresión: febrero de 2022

Printed in Spain – Impreso en España

Las siguientes fotografías han sido cedidas por cortesía de: Anna Berruezo, p. 145; Yasmina Debritto, p. 146; Cristina Torrico Aguilar, pp. 137, 138 y 139, y Susana Vall de Pérez, p. 133

Imágenes de la tripa: Ana Rey / Tactilestudio

ISBN: 978-84-18055-29-4
Depósito legal: B-18877-2021

Compuesto en Fotocomposición gama, sl
Impreso en Gómez Aparicio, S. L.
Casarrubuelos (Madrid)

DO 55294

ÍNDICE

PRÓLOGO

Hoy es el tercer día, me dan el alta.

No hace ni 72 horas y tengo que cruzar esa puerta. Todos creen que sé lo que hago, o al menos eso parece, pero yo solo sé que quiero huir. ¿Voy a saber cuidar de esta personita de tres kilos y poco? ¿Y si no sé? ¿Y si hago alguna cosa mal?

Me duele, me duele mucho. La cicatriz que me han dejado de recuerdo en el periné me molesta tanto... Intento entrar en el coche y no puedo sentarme, no sé cómo colocarme para que no me duela. Creo que es inútil; me duele, me ponga como me ponga. Es un dolor sordo, silencioso, constante y que no me deja pensar en nada más. Mi madre siempre me dijo que lo peor de un parto era la cicatriz de la episiotomía, y tenía toda la razón. Por suerte, el pecho no me duele; le doy el pecho a demanda cada tres horas —tardé 17 días en entender que la lactancia a demanda no era eso— y creo que va bien, come y duerme. Parece que es «buena» o eso dice todo el mundo. Ahora a mí no me miran, la miran a ella. Está claro que he cedido el papel protagonista de esta historia. El ginecólogo me ha dado cita para dentro de 40 días, tengo hora para la pediatra en una semana... y yo subo al coche con esa cosita pequeña con el miedo constante a no ser capaz.

Me desnudo al llegar a casa; tengo ganas de ducharme en mi casa. No me miro al espejo, paso al lado evadiendo la mirada, sin ganas de enfrentarme a la imagen que refleja; de todas maneras, creo que no soy yo y es otra persona, seguro, la que vería en el espejo. No quiero verme el vientre, no quiero tocarme las heridas de la vulva, no me atrevo.

Cuarto, quinto, sexto, séptimo...

Estoy en casa. Siempre estoy en casa. No soy capaz de salir a la calle, me da miedo salir. ¿Y si salgo y quiere teta? Además, me duele todo y tengo las piernas hinchadas. No me he probado la ropa de antes del embarazo, seguro que no me entra, y la ropa del embarazo no sé si me apetece ponérmela. Voy todo el día con el camisón que me compré para ir al hospital y un pantalón de pijama cómodo. Llevo unos días que ducharme parece una aventura. Espero a que la niña esté dormida, pero sé que tengo poco tiempo. Mientras me ducho, no dejo de escuchar. ¿Está llorando? Creo que sí, mejor salgo ya.

Paso horas y horas sola. Entre que es invierno y que ninguna de mis amigas está en esta etapa, no sé a quién preguntar. Hay cosas que mi madre no recuerda.

¿Por qué nadie me dijo que esto sería tan duro?

Pero tengo que estar agradecida: yo estoy bien, la niña también, está mamando bien porque no me duele nada y ella crece, ¡vaya si crece! Aún tiene en la cara una marca de los fórceps que usaron para sacarla; me han dicho que se irá en unos días. Tengo que llamar a la pediatra que me recomendaron y pedir cita.

El dolor de la vulva sigue, me han dicho que los puntos se reabsorben solos; ya los he tocado con el dedo. He intentado ver si se caen; están secos, duros... A ver si se caen, porque hacer pis es una experiencia que no le deseo a nadie. He encontrado una solución: humedezco una toalla de papel, me la pongo en la zona y hago pis para que no me duela tanto.

Vivo pendiente de la hora en que me toca tomar los antiinflamatorios; es lo único que me produce algún alivio. Que conste que lo he intentado todo: que si un guante frío, que si un jabón o no sé qué crema... Esto duele y no quiero tocar. Mi tía es médico, le ha dicho a mi madre que no puedo tomarme esos medicamentos, que por eso la niña duerme tanto, porque se los paso por la leche. ¿Y qué hago si el dolor no se va?

Por fin, días después, salgo a la calle. La niña ya tiene 17 días y creo que puedo intentar salir. Me encuentro con una vecina, me dice que me ve cansada, que tengo ojeras. Me pregunta si como bien. Bueno, comer, lo que se dice comer... Como con una mano, en minutos. Más que comer, intento mantenerme viva. Esto de cuidar a otra persona 24 horas es agotador, ¿por qué nadie me lo había dicho? Seguramente yo tampoco lo pregunté. La imagen que yo tenía de esto no es la que está siendo.

40 días

Me toca revisión con el ginecólogo, por fin. Me quita un punto que no se había caído. Dice que ya estoy, que todo está bien. Yo sigo con dolor y me dice que es normal, que ya se me pasará. ¿Será que tengo poca paciencia?

Parece que ahora toca hablar de métodos anticonceptivos. ¿Perdona? El ginecólogo me suelta un rollo sobre las opciones que tengo para no quedarme embarazada de nuevo. No lo escucho. Me pregunta cuál de ellos voy a elegir y le respondo que ahora mismo no me hacen falta métodos anticonceptivos, que tener relaciones sexuales con mi marido es lo que menos me apetece del mundo, y me responde entre risas: «Tú no tienes ganas, pero él igual sí».

Tocada y hundida. Me da el alta.

(...)

Os he contado las sensaciones de mi primer posparto. Ahora algunas cosas las veo diferentes, otras las veo igual. Y es que a pesar de estar rodeada de mucha gente, me sentía sola. El dolor, el dolor en el periné es algo que he arrastrado durante años, y a ese dolor de la vulva se unía una fisura rectal que nadie detectó. Yo opté por un parto a través de la mutua y, no, no tenía acceso a una comadrona. De hecho, no sabía ni que tenía derecho a acceder a ella en mi centro de salud. Quizá las cosas hubieran sido diferentes. Y es que tenía dudas a cada momento; por supuesto, las dudas relacionadas con mi hija parecían tener prioridad máxima, y las mías, las que tenía sobre mí, sobre el dolor, sobre los cambios en mi cuerpo, mis emociones y sentimientos, eran las eternas olvidadas. Si estás embarazada y lees este prólogo, es probable que te asustes un poco. No tiene que pasarte lo mismo que a mí, solo debes saber que lo que relato sí es algo que les pasa a muchas mujeres. Y si acabas de dar a luz o hace poco que eres madre, estoy segura de que te has visto reflejada en algunas de las cosas que he contado.

Parece imposible que el posparto sea una etapa de la que se hable tan poco. Una etapa en la que parece que no te puedes quejar y que tienes que estar feliz, cuando no siempre todo es de color rosa. Tenéis entre las manos este maravilloso libro, un tesoro lleno de respuestas, lleno de afirmaciones. Y este libro viene de la mano de una gran comadrona, de una mujer a la que le apasiona su trabajo y que pone a la mujer, a la madre, en el centro. Y esta es la clave: que después de dar a luz tú sigas siendo lo más importante. Laia lo sabe como nadie; es una apasionada de su trabajo, está comprometida con las mujeres y sus decisiones, es respetuosa... El alta me la dieron a los 40 días, pero el posparto dura más de 40 míseros días. Los cambios que produce en nuestro cuerpo y mente van mucho más allá. Tenéis la suerte de tener este libro para acompañaros, tenéis a Laia a vuestro lado, ¡no estaréis solas y tenéis poder! La información es poder, así que, hablemos del posparto.

Alba Padró
Cofundadora de LactApp
Madre de dos hijas

NOTA DE LA AUTORA

LA MUJER EN EL CENTRO

El posparto es la época vital de cambios por excelencia. De vulnerabilidad máxima. De retos que se suceden uno detrás de otro. De grandes responsabilidades. De mil primeras veces. De volver empezar cada día. De noches eternas. De inseguridades. De miedos. De cansancio. De desesperación. De dolor. Y también de belleza, de amor, de alegría, de oportunidades nuevas cada día, ¡cada minuto!, de red invisible con todas las madres del planeta. Es una experiencia que transforma. Empiezas siendo una y, aunque no se acaba nunca, se termina siendo otra.

Para mucha gente la palabra «posparto» es una palabra con connotaciones muy negativas, es algo que tenemos que pasar y mejor que sea lo más rápidamente posible. Y es que hay situaciones que pueden ser muy duras.

Aun así, me gustaría transmitir que, en realidad, el posparto es una etapa más de nuestra vida sexual, que es muy poco conocida, pero eso no quiere decir que no se pueda disfrutar de ella. Con la información adecuada, estando acompañada por profesionales expertas y, cómo no, contando con ayuda y una red que sostenga, el posparto puede convertirse en una de las etapas más bonitas de nuestras vidas. Y la forma de conseguir este posparto es que la madre esté en el centro.

Tiene que ser el centro de los cuidados, de las decisiones, tiene que estar siempre acompañada desde el respeto, con información veraz y útil para que pueda tomar las mejores decisiones para ella y para su bebé.

Cuando hay un nacimiento, a todos se nos van los ojos hacia al recién nacido. Debemos cambiar esta forma de actuar. Ha nacido una madre que es capaz de cuidar a su bebé y ella necesita que la cuiden para poderlo hacer.

LA MATRONA COMO PROFESIONAL DE REFERENCIA

Verás que en este libro la profesional de referencia en el posparto de la que hablo es la matrona. Y lo hago con consciencia, ya que es la única profesional que está formada expresamente para atender el embarazo, el parto y el posparto. Múltiples investigaciones indican que cuando una mujer es atendida por una matrona, los resultados en salud y en satisfacción son más altos. Sin embargo, no es la única profesional que atiende durante esta etapa vital. Muchas mujeres optan por ser atendidas por obstetras o ginecólogos. No dudes en cambiar la palabra «matrona» por «obstetra» si en tu caso es tu profesional de referencia durante la lectura del libro. La confianza que tú tengas con tu profesional es primordial.

UN MUNDO MARAVILLOSAMENTE DIVERSO

Antes de seguir te quiero decir que este libro está dirigido a cualquier persona que se encuentre o se vaya a encontrar en una situación de posparto. Cuando lo escribo, me viene a la mente la imagen de una mujer y por eso me dirijo a una madre. Soy consciente de que la realidad es mucho más rica y puede que, aunque hayas gestado y parido, no te consideres madre o mujer. De la misma manera, cuando hablo de pareja o padre me refiero a la persona que tiene una corresponsabilidad con el bebé independientemente de la situación afectivo-sexual que tenga con la persona que ha dado a luz, sea cual sea su sexo o género. Para nada es mi intención que te sientas excluido o excluida y, si es así, te pido disculpas de antemano. Mis limitaciones a la hora de hacer un redactado ameno y entendible me han hecho tomar esta decisión. Espero que, sea cual sea tu situación, este libro te ayude en la vivencia de la maternidad o la paternidad. Gracias por tu comprensión.

Una vez aclaradas estas tres cosas, no me queda más que agradecerte que tengas este libro entre las manos. Espero que te sirva de ayuda y que te dé la información necesaria para vivir un posparto intenso y lleno de emociones. Con más luces que de sombras.

Hace algún tiempo, una amiga muy sabia me dijo: «Pon la madre en el centro y cambiarás el mundo». ¿Preparadas?

PREPARACIÓN PARA EL POSPARTO

1

La reunión había empezado hacía poquito. Maria Berruezo y Alba Padró acudían para conocer más cosas sobre cómo dirigir LactApp, qué era lo importante para que la aplicación tuviera más visibilidad e impacto. Casi todas las asistentes a la reunión eran mujeres. Las únicas que tenían hijos eran Alba y Maria. Hablaron del MVP, del MAU, del DAU, de la importancia de que el Funnel fuera bien ancho y de que todo quedara bien recogido en un *dashboard*. Alba y Maria asentían un poco desconcertadas entre tantas siglas y palabras nuevas que no habían oído nunca antes. Y entonces empezaron ellas:

—Una mujer en el puerperio necesita información y apoyo. En LactApp...

De repente, todas aquellas mujeres que hacía un momento hablaban de forma tan rara pararon en seco: «¿Por qué? ¿Qué es el puerperio?».

Así es, el puerperio o posparto es un gran desconocido.

Cuando estamos embarazadas, buscamos información sobre cómo cuidarnos, qué comer, qué suplementos vitamínicos tomar. Nos preocupamos de las pruebas que nos van a hacer durante el embarazo, de si la ecografía del segundo trimestre es la morfológica o la del tercer trimestre es más o menos importante. Vamos a cursos de preparación al parto, algunas empiezan a mirar información sobre lactancia. Nos informamos de las opciones que tenemos para parir: que si hospital público, que si privado, que si parto en casa... Y después del parto ya se andará, lo importante ya lo tendré porque estaré con mi bebé en los brazos y todo será más fácil. Cuesta mucho visualizar más allá.

¿Y el posparto? Es el gran desconocido. En el posparto habrá muchísimos cambios, tanto a nivel físico como a nivel emocional, a la vez que estamos atendiendo a un bebé. Y esto puede ser algo, como poco, complejo.

¿QUÉ ES EL POSPARTO?

El posparto es aquel periodo que, como su nombre indica, pasa después del parto. Según la definición que se escoja, puede ser un periodo que dura entre 6 y 8 semanas, más o menos. ¿Y ya está?

La definición de la Real Academia Española no nos indica ningún espacio de tiempo y nos remite a la palabra «puerperio», que lo define como: «Periodo que transcurre desde el parto hasta que la mujer vuelve al estado ordinario anterior a la gestación».

Y aquí está el dilema: volver al estado anterior a la gestación. Ya te avanzo que allí no se va a volver, sobre todo emocionalmente. En el aspecto físico, podría ser que nos acercáramos a ese estado en algún momento, aunque se necesita mucho más tiempo que 6 u 8 semanas.

Lo que vivimos deja huella en el cuerpo. El embarazo y el nacimiento de tu bebé también las van a dejar. Las huellas explican cosas que nos han pasado. No son feas ni bonitas. Son lo que son, como nosotras mismas. Según mi forma de ver, las huellas de un cuerpo que ha gestado y que ha parido son bonitas. Es bonito ver las transformaciones, el poder del cuerpo y los cambios que ha vivido al gestar. Intentar borrarlas puede ser poco realista, y precisas una energía que, a lo mejor, en el momento en el que acabas de ser madre, no te sobra.

El hecho de tener un bebé es un tsunami que pasa por encima y lo deja todo patas arriba, sobre todo emocionalmente. Para muchas, el primer bebé del que nos haremos cargo será el nuestro. Antes, a lo mejor, hemos estado un ratito con el bebé de una hermana o amiga. Algunas tuvimos primos pequeños. Pero la responsabilidad, el concepto de «24 h al día de atención todos los días de la semana» que aparece en el posparto, puede resultar abrumador.

El hecho de tener familias cada vez más nucleares, más pequeñas, complica un poco más la situación. Hace años, en una misma casa convivían diferentes generaciones de mujeres. Veíamos nacer, criar y amamantar desde que éramos pequeñas. Había un conocimiento que se pasaba de generación en generación, de la forma en que mejor aprendemos los humanos: por imitación.

En la actualidad, la situación suele ser muy diferente. Tenemos acceso a infinita información sobre los distintos momentos de la crianza, pero pocas, poquísimas, habremos vivido de cerca el posparto de algún familiar. Solo lo habremos visto a ratitos, cuando hemos ido a su casa de visita. Y esto no permite que nos hagamos una idea de qué es lo que ocurre en realidad.

Algunas nos habremos sorprendido de que una amiga íntima nos diga que no vayamos a su casa, que necesita descansar o que el bebé se pone demasiado nervioso si aparece mucha gente por allí. Hasta a veces podríamos decir que está un poco cortante, que no es la misma de antes... Si tiene un bebé, que es lo que más quería, lo normal es que desee que vayamos a verla. Y resulta que nos pide que no vayamos... ¡Qué rara es esa chica! La maternidad la ha cambiado por completo. Pues sí, la ha cambiado. En el posparto hay un cambio profundo. Y se necesita tiempo. Y priorizar lo que realmente es importante: que la madre esté bien.

En general tenemos la idea de que cuando tengamos a nuestro bebé en brazos todo será bonito; cansado, sí, pero la experiencia será maravillosa, estaremos colmadas de un amor que todo lo puede y esto nos dará la fuerza necesaria para gestionar cualquier situación.

Estas expectativas nos vienen por lo que vemos a nuestro alrededor. Nuestras amigas nos cuentan que están cansadas, pero el bebé es taaan bonito y sienten un amor taaan fuerte por él... Y no mienten: es posible que este sentimiento esté, pero aparecen muchos más que no se cuentan, que no se validan y que se hacen difíciles de explicar.

Nuestra sociedad es muy exigente. Parece que por el mero hecho de tener un bebé ya debes saber cómo cuidarlo, cómo cuidarte, que crezca rápido, que sea independiente y que a los pocos días del parto tu cuerpo sea el mismo que cuando no estabas embarazada. Además de quererlo con locura desde el primer momento y estar locamente enamorada de él, y, si es que tienes, de tu pareja. ¡Vaya! ¡Qué presión!

Todas tenemos en la cabeza la foto de aquella actriz que, a la salida del hospital, está radiante, feliz con su retoño y todo le sonríe... Parece como si solo en nuestro caso el cansancio haga estragos, que ir al baño sea un suplicio o que no hayamos tenido ni un momento para ducharnos o para cocinar una pasta para comer algo.

Conocer qué cambios físicos vas a experimentar, cómo puedes sentirte, te va a ayudar en gran medida a anticiparte a la situación, a comprender que lo que te está pasando es normal y no es nada raro, o que no eres la única a quien le sucede.

Desde la experiencia de ser matrona y también de ser madre, me he dado cuenta de que donde tenemos que poner el foco es en el posparto. Conocer la fisiología de nuestro cuerpo, del embarazo, la normalidad, es lo que va a ayudar a que el parto sea más fácil y no va a repercutir solo en ese nacimiento, sino también en el posparto. Todo lo que pase antes es una preparación para este posparto.

El puerperio puede ser un proceso de transformación en el que se sucedan momentos de máxima felicidad con momentos de sombras, de no saber muy bien qué hacer, de pérdida del control. La maternidad nos pone muchas veces en situaciones límite. Saber que muchas madres se encuentran en esta misma situación puede ayudarte a relativizar las cosas y priorizar las que realmente son importantes para que estés bien. La vivencia del posparto va a ser muy distinta de una persona a otra. Son muchos los factores que van a incidir en el posparto.

Tradicionalmente se ha puesto al bebé en el centro de los cuidados en el posparto. Y, en cierto modo, tiene algo de sentido, ya que es el más vulnerable. Aun así, sabemos que si ponemos en el centro a la madre, tanto ella como su bebé van a estar mejor. Es mucho más efectivo. Si la madre está bien, está cuidada, siente que controla la situación y que la gente de su alrededor también está alineada con ella, va a poder recuperarse mucho mejor, va a aumentar la sensación de eficacia —que es muy importante en esta nueva situación— y a cuidar a su bebé de forma mucho más sencilla y eficaz.

Conocer los cambios que van a producirse, cómo va a ser la «normalidad» y las situaciones concretas que pueden suceder, así como echar mano de pequeños trucos, te dará seguridad.

Habrá situaciones que podrán afectar al posparto. Vamos a verlas.

CÓMO AFRONTAMOS LOS CAMBIOS

El posparto es un momento de grandes cambios. Cambios físicos, cambios de papel, cambios en casa. Cambia el tiempo que tenemos para hacer cosas, las prioridades. A veces son cambios que se aceptan con gusto. Algunos son maravillosos; otros no tanto. Los físicos serán claros: pasamos de un cuerpo gestante a, de repente, un cuerpo que necesita su tiempo y sus mimos, un cuerpo que aún parece que tenga un bebé dentro, porque la barriga no se va enseguida —ni enseguida ni en bastante tiempo—. El pecho crece, se hincha, después vuelve a bajar. También se producen cambios en la relación de pareja y cambios enormes en el día a día, donde un bebé chiquitín va a regir todo lo que hagas.

Te diría que te escucharas en cada momento y buscaras la manera para estar lo mejor posible. Y esto, muchas veces, es cambiando. Cambiando la forma de hacer y de vivir. Porque lo que es seguro es que una no es la misma de antes. La experiencia te hace distinta, cada una con su forma, con su manera de hacer, pero distinta.

Y las prioridades, como te he dicho, también van a cambiar. Busca cuáles son las que os hacen bien a ti y a tu bebé, porque es fácil caer en la trampa y pensar que no son importantes. Por ejemplo, priorizar tu descanso a tener visitas y a recoger la casa puede costar un poco al principio, pero marca la diferencia a la hora de vivir mejor el posparto.

También habrá cambios de papel. Ser madre por primera vez, la sensación de responsabilidad inmensa al saber que el pequeño que tienes en brazos te necesita y que depende de ti, es algo que puede dar mucha fuerza y, a veces, también ser un poco angustiante.

Sobre las emociones hablaremos más adelante; da para un capítulo entero.

Y, por último, los amigos. Si tu entorno está en un mismo momento vital, donde tus amistades también están teniendo bebés, es fácil que puedan ponerse en tu piel y que encontréis espacios para veros, tanto en horarios como en sitios que sean accesibles para ir con un bebé. Si no es así, sobre todo si eres de las primeras en tener un bebé, es posible que cueste entender qué es lo que necesitas. A veces se produce cierto distanciamiento durante un tiempo, porque es difícil entender qué se necesita hasta que no se ha pasado por la experiencia.

LAS SECUELAS FÍSICAS DEL NACIMIENTO

Habitualmente, cuando el parto es fisiológico (también llamado «eutócico»), sin necesidad de intervención, puede haber pequeñas lesiones en el periné, que en pocos días —a veces no más de 10— están totalmente cicatrizadas. Pueden ser molestas, sobre todo a la hora de moverse, de ir al baño o si se está mucho rato sentada. En otras ocasiones, el dolor puede ser mayor, sobre todo cuando el parto ha sido instrumentado (por ejemplo, se han usado fórceps) o cuando la salida del bebé ha sido muy larga. En estas ocasiones se pueden ocasionar heridas más grandes en la vulva; ir al baño se convierte en un suplicio y moverse o descansar puede costar mucho. Es fundamental aquí el apoyo de tu pareja o de alguien muy allegado. Necesitarás que te ayude, tanto contigo misma como para cuidar a tu bebé.

Si el parto ha sido por cesárea, también es fundamental contar con este apoyo. La cesárea es una intervención que, si no fuera porque tenemos un bebé y necesitamos estar activas, nos supondría estar en reposo y sin mucho ajetreo durante unos cuantos días. Pero resulta que se hace justo antes de tener un bebé. Y esto significa que se necesita cierta movilidad, descansar poco y, muchas veces, no poner el foco en tu bienestar. Aquí vuelve a ser indispensable la figura de la pareja o la persona que te cuide durante estos primeros días. Habrá mujeres que en pocos días estarán casi recuperadas. Otras pueden sentir dolor o molestias durante un buen tiempo.

La vivencia del parto o de la cesárea

Con el nacimiento, puedes sentir poder, ver que tu cuerpo es capaz de gestar y de parir, experimentar sensaciones muy fuertes y superarlas, y esto te va a dar fuerzas para vivir el posparto. Una sola no puede salir empoderada de un parto vaginal, con o sin anestesia peridural; el nacimiento por cesárea también puede vivirse como algo extraordinario si la mujer sigue teniendo el control. No es tanto la forma en que nace tu hijo, sino como tú te sientas de respetada y de escuchada. Sientes que se te cuida y que también se está cuidando a tu bebé. Y, como he dicho antes, la mejor forma de cuidar a un bebé es cuidar a su madre.

La mejor forma de cuidar a un bebé es cuidar a su madre.

Pero algunas mujeres no lo van a vivir así. A veces no podemos parir como desearíamos y es posible que sintamos que el cuerpo no ha respondido como parecía que tendría que haberlo hecho. Si esto se acompaña de profesionales formados y respetuosos que te explican qué está pasando y la necesidad —si se presenta— de hacer alguna intervención, se asimila con más facilidad. Todas queremos facilitar los nacimientos, queremos que tanto nosotras como nuestros bebés estén bien.

Pero hay algo que no podemos obviar: aún existen profesionales que no son capaces de acompañar de manera adecuada, que interfieren en los procesos fisiológicos, que no son lo bastante respetuosos, que no escuchan ni ponen a la mujer en el centro de la atención. Esto es lo que se llama «violencia obstétrica», y es trabajo de toda la sociedad acabar con ella. Porque hace daño, porque deja secuelas. Y porque es una forma más de violencia machista que aprovecha un momento de máxima vulnerabilidad de la mujer para ningunearla. De nuevo.

Por desgracia, los casos en los que las mujeres se han sentido maltratadas en los partos no son una excepción. No dar toda la información de según qué prueba, no consensuar el mejor tratamiento a administrar y otras prácticas, como pueden ser la realización de tactos vaginales antes de estar de parto o que la matrona apriete el abdomen con el codo durante la contracción, son un ejemplo. No dejar que la mujer se mueva de forma totalmente espontánea, no dejar beber o comer, o las tasas enormes de partos instrumentados, cesáreas y episiotomías son otra demostración de las situaciones inaceptables por las que muchas mujeres tienen que pasar para poder dar a luz a sus bebés. La información siempre ayuda, siempre. Por esto te recomiendo que te informes sobre el proceso del parto y que busques un equipo profesional con el que te sientas respetada y bien atendida.

Vivir este tipo de violencia puede hacer que sientas que has hecho algo mal. Además, socialmente son prácticas que están muy aceptadas. La medicina ha ejercido un peso aquí muy grande; parece como si los profesionales sanitarios supiéramos siempre lo que os va bien a ti y a tu bebé. Y esto lo tenemos que cambiar.

Es importante entender que el error no está nunca en la mujer que la ha sufrido, sino en el profesional o la institución que la ha ejercido.

Vamos ahora a ver qué circunstancias personales pueden influir en la recuperación del posparto.

La salud de la madre y del bebé

Es algo que a la fuerza impactará de forma importante en el posparto. Si el bebé o la madre están enfermos o necesitan cuidados especiales, se puede complicar un poquito más. Aquí es fundamental la información que se tenga, la capacidad de los profesionales que os atienden para explicaros la situación y la posibilidad de estar juntos.

Está claro que las situaciones pueden ser muy diversas y, por lo tanto, las necesidades de cada una de ellas también. Buscar apoyos es fundamental.

Expectativas previas al parto

Cada una tenemos nuestras expectativas y nos imaginamos cómo va a ser el nacimiento de nuestro bebé. Algunas desearán que sea un parto natural, otras tienen claro que pedirán la anestesia en cuanto se produzca la primera contracción. Otras preferirán ni pensar en el parto. Algunas, por el motivo que sea, saben que será por cesárea y se imaginan cómo se va a desarrollar. Avanzar estos acontecimientos es algo maravilloso porque puedes informarte y buscar la manera de hacerlo que te vaya mejor, que se parezca más a tus deseos. Aun así, a veces no sucede tal y como habíamos imaginado. Y es algo de lo que tenemos que ser conscientes. Pensar que todo lo tendremos controlado es poco razonable.

Haber sufrido abusos sexuales

El parto y el posparto, así como la lactancia, están en la esfera de lo sexual. Se sabe que una tercera parte de las mujeres ha sufrido abusos sexuales a lo largo de su vida. Las secuelas de los abusos sexuales pueden manifestarse en este momento de vulnerabilidad. La falta de control de la situación y el sentimiento de fragilidad pueden hacer que reaparezcan recuerdos enterrados, sensaciones que parecían superadas. ¿Esto quiere decir que siempre van a interferir? De ninguna manera. Las personas que han sufrido abusos sexuales pueden tener mil recursos para poder vivir con total libertad su parto. Es más, el parto puede ayudar a canalizar emociones. Si has sufrido abusos, te diría que te cuidaras, que buscaras la manera de estar segura, con las personas que tú decidas. Busca profesionales respetuosas que te acompañen. Puedes sentir que tu cuerpo es fuerte, que tomas tus propias decisiones, que te proteges y proteges a tu bebé.

Haber vivido una pérdida gestacional

Se habla muy poco de los abortos o las muertes de bebés cuando aún están en el útero. Es algo que está ahí, que pasa más a menudo de lo que se piensa y que muchas familias viven en silencio. Son pérdidas muy duras a las que socialmente no se les da el espacio de duelo y de importancia que tienen para las personas que las han sufrido.

Más de un tercio de las mujeres van a sufrir abortos espontáneos en el primer trimestre.

Se sabe que más de un tercio de las mujeres van a sufrir abortos espontáneos en el primer trimestre. Cuando nos pasa, pensamos que hay algo que no hemos hecho bien: no hemos comido lo suficiente o hemos comido demasiado, o, a lo mejor, no tendríamos que haber hecho aquel ejercicio o levantado aquella caja. Siempre la culpa. Esta ratio tan alta de abortos obliga a las futuras mamás a no compartir que están embarazadas antes de las 12 semanas de gestación, lo que hace que se vivan esas primeras semanas de embarazo entre la alegría y la preocupación.

Una vez que pasa el primer trimestre, parece que ya está... y la vida nos vuelve a enseñar que, por desgracia, no lo tenemos todo previsto, porque hay bebés que van a morir antes de nacer y otros cuyas madres van a tener que tomar decisiones durísimas, como puede ser interrumpir el embarazo porque el bebé tiene alguna enfermedad específica o porque el embarazo pone en riesgo la salud de la madre. Y en esos casos se necesita respeto y acompañamiento.

El sentimiento de ser madre aparece muchas veces incluso antes de concebir. Otras veces durante el embarazo, y también hay casos en que no se produce hasta que no se tiene el bebé en brazos. Las mujeres que han perdido a sus hijos antes de nacer son madres de pleno derecho si ellas lo consideran así. Y necesitan que las cuiden, necesitan poder contar lo que les ha pasado y no olvidarlo.

Cuando se vuelve a estar embarazada de nuevo, muchas veces el miedo acompaña todo el embarazo. El hecho de haber vivido la pérdida anterior hace que se esté alerta a todos los posibles signos que da el cuerpo. Y, a veces, se pospone la preparación del posparto para no tener que deshacerla si es que el embarazo no llega a buen fin.

El posparto puede poner otra vez sobre la mesa todos los sentimientos que habías vivido. Y, en ocasiones, se puede sentir culpabilidad o malestar por sentir felicidad por el bebé que acabas de tener cuando piensas en el embarazo anterior. Escucharte, buscar espacios, no juzgarte y, si lo ves necesario, buscar ayuda profesional, pueden ser recursos necesarios en estos momentos.

La vivencia de pospartos anteriores

Siempre se dice que la experiencia es un grado. Y un poco sí que lo es. Es complicado hacerse una idea de lo que significa el posparto si no se ha vivido uno de cerca (o en la propia piel). Los pospartos con dificultades no presagian que los siguientes también vayan a tenerlas. Cada bebé es distinto y cada nacimiento también. Si ya has pasado por un posparto y tuviste dificultades, puedes acudir a un profesional para ver dónde surgieron las dificultades para poder adelantarte y disponer de más información y recursos.

Antecedentes de haber sufrido problemas de salud mental

Tener un bebé está considerado como uno de los momentos más desestabilizadores para la salud mental. El cóctel de emociones es explosivo: novedad, gran responsabilidad, expectativas a veces inalcanzables, cambio de roles y mucho cansancio. A veces también se suman el malestar o el dolor. Para cualquier persona, en ese momento pueden tambalearse los cimientos de su vida. Si se tienen antecedentes de depresión, de ansiedad o de cualquier otro tipo de dificultad a nivel de gestión de las emociones, podrían también agudizarse aquí. La prevención es siempre la mejor opción. Intenta adelantarte, buscar ayuda lo antes posible para que no se haga grande.

La red de apoyo

El nacimiento de un bebé suele ser una revolución en una familia, tanto de la más nuclear como de la más extensa. Y no es para menos. Se necesitan manos para un montón de cosas. Y, seguramente, ninguna tiene que ver con el cuidado directo del peque. Ya lo he comentado antes: la idea siempre es atender a la madre para que esta pueda estar bien para cuidar del pequeño o la pequeña.

Muchas veces, tener un bebé es un proyecto que se hace con una pareja. Si es así, id los dos a una, que tu pareja esté informada, que vea la necesidad de cuidarte para facilitar la entrada a este posparto. Otras veces no será en pareja y entonces la gente de tu entorno también tendrá que estar bien informada: que sepan tus preferencias y qué vas a necesitar es también un gran apoyo.

Pero la red no se termina aquí. Además de la familia más o menos extensa, también se teje una red especial con otras madres. Buscar referentes, grupos de apoyo o de posparto te va a ayudar a ver cómo viven estas mujeres lo mismo que estás viviendo tú, qué dificultades experimentan y qué es lo que más las ayuda.

Además de todos los factores que te he comentado, puede haber otros, como es el momento vital por el que estás pasando. Lo que ocurre a nuestro alrededor, a las personas que queremos, en nuestro trabajo, a nivel económico, etc., puede influir en el posparto. Empezar una etapa tan intensa, con necesidad de tanto foco, en un momento en el que no puedes estar al cien por cien, puede ser complicado. Situaciones que en otro periodo vital también pueden tener un peso muy grande —como la enfermedad de un ser querido; problemas en el trabajo o no tenerlo, por ejemplo— se magnifican en el posparto. Puede ser que si estás viviendo alguna situación así, necesites un poco más de atención y de apoyo.

¿PUEDO PREPARAR EL POSPARTO?

No hay dos despartos iguales. Habrá necesidades distintas y vivencias distintas. Aun así, hay elementos comunes que van a ayudar que se viva con un poco más de tranquilidad.

Durante el embarazo (¡o antes!)

- Busca información: como siempre, la información es poder y te permitirá poder decidir según tus preferencias. Verás que muchas veces sentimos que tenemos poco que decir sobre cómo queremos vivir el embarazo, el parto y el posparto, pero cuando tenemos información, vemos que no es así, que se pueden tomar decisiones y, en gran medida, que se parezcan a lo que teníamos pensado.
- Busca profesionales que te atiendan como te guste a ti. A veces, el primer equipo al que acudes no te gusta. Puedes cambiar de matrona o de ginecóloga, puedes ir al hospital donde tienes planeado tener al bebé para que te enseñen las instalaciones, para conocer al personal

y que te enseñen cómo trabajan. En muchas ocasiones, será distinto el equipo que te atiende durante el embarazo del que te asiste durante el parto y el posparto. Conócelo, valora si te sientes cómoda. Busca otras opciones, diferentes hospitales, casas de parto o equipos de partos en casa. Elige siempre el lugar en el que tú sientas que vas a estar bien atendida y se van a respetar tus decisiones.

- Busca información sobre el posparto, qué significa a todos los niveles: cómo te sentirás, cómo es un posparto normal y qué puede pasar.
- Intenta conseguir información de las necesidades del bebé, de su desarrollo, de cómo es el comportamiento durante los primeros meses y de cómo alimentarlo.
- Acude a grupos de posparto o de lactancia. Verás a mujeres que hace poquito que tienen a sus bebés, verás qué problemas tienen y qué soluciones han encontrado. Los grupos son espacios seguros, sitios donde poder hablar abiertamente de lo que está pasando sin que nos juzguen.
- El posparto es un momento en el que se necesita gente muy cercana. Busca personas que te comprendan, que entiendan lo que quieres y te apoyen para conseguirlo. Para ello puede ir bien que te acompañen a las citas con la matrona o a los grupos de preparación al nacimiento.
- Esta información no es solo para ti. Es importante que tu pareja o las personas que te van a dar apoyo conozcan tus expectativas y dispongan de la misma información que tienes tú. Hazlas partícipes para que puedan ayudarte en lo que necesites.
- Con tiempo, puedes buscar información de todo el papeleo que hay que hacer una vez que nazca el bebé. ¿Cómo se inscribe al bebé en el Registro Civil? ¿Qué papeles necesitas para tramitar el permiso de maternidad? ¿Cómo se pide la tarjeta sanitaria o la visita a pediatría? ¿Qué trámites puede hacer alguien que no seas tú? Si conoces todo esto antes de que nazca el bebé, será más fácil que puedas gestionarlo mejor. Hay pasos que se pueden hacer antes de nacer y de forma telemática. Otros que, según sea tu situación civil, te harán hacer una cosa u otra. Como siempre, la información es poder.
- Durante las últimas semanas de embarazo, puedes llenar la nevera y la despensa de comida. Puedes cocinar y congelar en tantas raciones como personas seáis en casa para que te sea muy fácil descongelarlo y comerlo. En el posparto puede que no dispongas de tiempo para bajar a

comprar comida o, sencillamente, prefieras descansar o dormir. Que las cenas estén a punto es un placer. Está claro que puedes recurrir de vez en cuando a la comida precocinada, pero no es tan saludable como para hacerlo a menudo. Seguro que hay mil platos que te comerías con gusto si los tuvieras a mano.

- Otras cosas prácticas:
  - Cubre el colchón de tu cama con una funda impermeable. Durante el posparto, el sangrado es abundante y es fácil que manches sábanas y colchón, aunque uses compresas. Si das de mamar a tu bebé, también puede producirse algún escape de leche. Así evitas sustos innecesarios.
  - Hazte con el material para cambiar al bebé y tenlo en un sitio accesible para ti. Puede ser que tengas un espacio para cambiarlo de día y otro por si te pilla en la cama: pañales, toallas pequeñas para lavarlo, gasitas...
  - Otra cosa que debes tener en cantidad son bragas de algodón, que sean grandes para que te cojan bien y aguanten las compresas. Aquí, la comodidad arrasa con todo. Es fácil que se manchen de sangre y que te las tengas que cambiar varias veces al día durante las primeras semanas. Si lo prefieres, puedes usar unas que sean de un solo uso. Suelen ser de rejilla o de papel.
  - Puedes preparar también una papelera en el baño, donde tirarás las compresas, así como un sitio de muy fácil acceso desde el baño para tenerlas a mano. Los primeros días vas a usar bastantes. Recuerda que se recomienda usar compresas obstétricas las primeras semanas.

En el posparto

- Prioriza tu bienestar. No es la primera vez que te lo digo. Y, además, lo digo con un imperativo. Soy muy consciente de que nos cuesta mucho hacerlo. Acabas de tener un bebé y te pido que pongas el foco en ti. Creo firmemente que es muy necesario. Busca lo que tú necesitas, lo que te hace sentir bien. Por lo general, esta priorización se materializa en descansar tanto como puedas, comer, poder ir al baño y, con suerte, tener unos minutos de tranquilidad y reseteo, que puede ser la ducha. La ducha en el posparto se puede convertir en uno de los mayores placeres.

Prioriza tu bienestar.

- Ponte objetivos muy pequeños, que sean asumibles. Tenemos la sensación de que en el posparto dispondremos de tiempo para hacer muchísimas cosas, mientras el bebé duerma: podremos apañar la casa, cocinar y hasta hacer alguna otra cosa. Pues es posible que durante las primeras semanas —y algún mes—, con comer, alimentar al bebé y asearlo, y dormir, ocupes todo el día. Si tu idea era hacer mucho más, es posible que te sientas frustrada. Poco a poco irás viendo que puedes hacer algo más, pero solo algo. Llegará el día en que podrás, en que tendrás tiempo. Los primeros meses —¿solo?— puedes hacerte a la idea de que no va a quedarte mucho tiempo libre.

- Limita las visitas. Antes te he hablado de aquella amiga que acababa de tener un bebé; de repente, te encuentras con que cuando la llamas para ir a verla te dice que no, que ya os veréis en unas semanas porque en ese momento es lo más adecuado para ella. Haz lo mismo. Puedes limitar todas aquellas visitas que no sean imprescindibles o no te apetezcan. Tu bebé está aquí para quedarse. No viene por unas semanas. Sí, digo «semanas». Por un lado, necesitas tiempo para estar a solas, para aprovechar para descansar en cuanto el bebé duerma, ducharte o ir al baño, por ejemplo. Los horarios van a cambiar; durante un tiempo puede que duermas mejor de día que de noche, y las visitas pueden no dejarte descansar. Si le estás dando el pecho, a lo mejor no te apetece que aquel familiar que ves de uvas a peras te esté viendo mientras estás aprendiendo a ponerte el bebé en el pecho o si prácticamente no te puedes mover porque te duelen los puntos. También puedes encontrarte con que después de varias visitas el bebé esté más irritable. Soy consciente de que cuesta poner freno a la gente que quiere ir a verte y a conocer al peque. Te doy unas ideas por si te sirven:
    - Antes del parto puedes hablarlo con tu pareja. Ir los dos a la par, que sepa que seguramente durante un tiempo vas a necesitar tranquilidad. Y que las visitas que al final acudan lo hagan durante poco rato.
    - Durante el embarazo puedes explicar a tus familiares/allegados que se recomienda que durante los primeros días —o semanas— vaya a veros poca gente. Ve preparando el terreno.
    - Avisa de que las visitas siempre tienen que avisar antes de ir; nada de presentarse en casa sin haber pedido permiso antes.
    - Si acuerdas con tu pareja una palabra clave, puedes soltarla si

hay visitas y no estás cómoda, para que las eche amablemente.

  - Si acuden visitas inesperadas o no estás cómoda con ellas y te cuesta que se vayan, coge al bebé y vete a otra habitación con la excusa de la lactancia o de que tienes que dormirlo.
  - Avisa a aquellas personas que sí quieres tener cerca. A veces las visitas no tienen por qué ser una mala idea. Hay gente maravillosa a nuestro alrededor que puede ayudarnos. Aun así, permítete limitarlas.
  - Busca la excusa que quieras y, durante los primeros días, priorízate. Es importante.

- Puedes limitar quién puede coger al bebé y quién no. Lo sé, volvemos a estar con algo que puede ser incómodo.
  - En el posparto estamos muy sensibles; según quién coja al bebé, puede no darte tranquilidad. Puede molestarte que lleven perfumes fuertes o que desprendan olor a tabaco. O, sencillamente, no te apetezca que el pequeño o pequeña vaya pasando de mano en mano. Y entiendo que es otra vez controvertido. Aquí la pareja ayuda mucho si os aliáis. Puedes buscar mil excusas: que le tienes que dar el pecho, que si pasa de mano en mano después el bebé llora mucho, que es mejor que no lo coja mucha gente por un tema de higiene... La que quieras. A la vez, si te apetece que te lo cojan y tú tener ratitos de manos libres, ¡adelante! Lo que necesites estará bien.
  - Cuando el bebé se alimenta con leche artificial puede también ser un problema frenar a todas aquellas visitas que quieren darle un biberón. Te digo lo mismo que antes. Si a ti te va bien y te apetece que lo hagan, adelante, aprovecha esos momentos para dar una vuelta, ducharte o echarte un ratito. Si no te gusta, si quieres ser tú quien dé los biberones o lo quieres compartir solo con tu pareja o con poca gente, no dudes en poner también límites. Es tu bebé, y tus decisiones son prioritarias.

Poder pedir ayuda tanto porque no sabes si todo va bien como porque la casa se te cae encima es una de las mejores cosas que puedes hacer.

- Puedes pedir ayuda. Este punto, para muchas mujeres, puede ser uno de los más difíciles. Parece que podemos hacerlo todo en el posparto, que lo podremos asumir sin más. Pues te avanzo que no es así. En el posparto pasan muchas cosas. Muchas. Y es muy difícil hacerlo sola. Es más, no hace falta. Delegar tareas y pedir ayuda es algo que se aprende. Y siéntete muy bien. A veces parece que haces muy poquito, te pasas todo el día solo amamantando o solo cuidando al bebé. Pues esto, solo, es muchísimo. Poder pedir ayuda tanto porque no sabes si todo va bien como porque la casa se te cae encima es una de las mejores cosas que puedes hacer. Y, seguramente, tienes gente alrededor que lo está esperando. Es más, algunas de las personas a las que les has dicho que no querías que cogieran al bebé pueden ir a la compra, gestionar el papeleo, poner lavadoras, cocinar en su casa y llevarte comida preparada para que en casa solo tengáis que calentarla y listo. Son cosas que la gente hace con gusto fuera de tu casa. Es una ayuda a tener muy en cuenta.

REGALOS EN EL POSPARTO

Para mucha gente es costumbre celebrar el nacimiento de un bebé con un regalo. Cualquier motivo es bueno para festejarlo y siempre viene bien un regalito. Lo que puede pasar es que haya muchas cosas que ya tengas, sea porque te lo han dado o porque lo has ido comprando tú o tus familiares. Te doy unas cuantas ideas para dar a las personas que deseen ayudarte o regalarte durante el posparto:

- Comida: ya te lo he comentado antes, pero tener la nevera llena de comida que te apetezca, hecha en casa y fácil de comer facilita mucho la vida. Ya puestos a pedir, que sea comida que se pueda comer solo con una mano. Es posible que la otra la tengas ocupada acunando al bebé.
- Limpieza: que te envíen a alguien a limpiar la casa o que lo hagan ellos mismos es un planazo. La casa se cae encima con facilidad.
- Poner lavadoras, tender ropa, doblarla... Sí, ya sé que no tiene mucho glamour, pero en una casa con un bebé pequeño y en pleno posparto se puede usar mucha ropa.
- Ocuparse del hijo mayor. Si el bebé tiene hermanos o hermanas, es de gran ayuda que alguien les prepare planes. Esto va a hacer que se sientan bien saliendo de casa mientras dispones de ratitos de tranquilidad.
- Masajes, SPA y otros regalazos para ti. Hay empresas que envían ma-

sajistas a casa; no hace falta ni salir, si no quieres, y, ¡qué bien sientan!

- Una sesión con una profesional especializada en posparto. Aquí hay muchas opciones, desde una matrona, un fisioterapeuta experto en suelo pélvico, un psicólogo perinatal, una consultora en lactancia materna...
- Escuchar, estar disponible sin juzgar ni dar consejos innecesarios. Seguramente es el regalo más importante, el que te va a servir más y te va a hacer sentir mejor. Poder explicar lo que te está pasando sin tener miedo de lo que dices o dejas de decir. Desahogarte sin filtros es un regalazo enorme. Busca a esta persona. Seguro que cerquita tienes a alguien que entiende lo que estás pasando y qué necesitas en este momento. A veces es solamente estar, saber que la puedes llamar a horas intempestivas, que puedes tener la casa hecha un desastre o no tener nada que ofrecerle para comer, y ella estará a tu lado.

En resumen:

- Priorízate, tu bienestar es importante.
- Pide ayuda siempre que la necesites.
- Ponte objetivos pequeñitos, no hace falta correr.
- Rodéate de la gente con la que te apetezca estar.

EL PARTO

2

ANATOMÍA BÁSICA

Es fundamental conocer tu cuerpo para poder entender los cambios que va a experimentar en el posparto. Cada vez tenemos más información sobre nuestros órganos sexuales, cada vez es un poco menos tabú hablar de la vulva, del clítoris y del suelo pélvico. Aun así, se sigue teniendo pudor de mirarse la vulva o no se sabe muy bien cómo es un clítoris.

La vulva

Los órganos sexuales femeninos están prácticamente solo en el interior, no se ven, y, por lo tanto, no le hemos dado a la vulva la importancia que le corresponde. No es tan visible como pueden serlo los testículos y el pene del hombre.

Si te apetece, mientras vamos describiéndola, puedes tener un espejito cerca e ir mirando cómo es tu vulva. Es la mejor forma de conocerla. Te recomiendo que antes te laves bien las manos y lleves las uñas cortas para no hacerte daño. Si estás embarazada y te cuesta verla, también puedes pedir ayuda a una persona de confianza para que te aguante el espejo. Si la barriga está muy grande, puedes poner el espejo en el suelo, un poco inclinado hacia ti, y ponerte en cuclillas.

En la parte superior tienes el pubis. Está cubierto de vello. Su forma, sobre todo, se la da una capa de grasa. Si estás embarazada o hace poquito que has parido, es posible que si te tocas la zona central del pubis sientas dolor. Esto se debe a que allí se encuentra la sínfisis púbica. Es una zona de unión de los huesos de cada lado de la pelvis. Aunque ahora te esté dando la lata al tocarlo, su función es muy importante, ya que da movilidad a la pelvis a la hora del parto. Es lo que se llama una «articulación semimóvil», es decir, su función es dar estabilidad a la pelvis y, por lo tanto, a todo el tronco, pero durante el parto, gracias a las hormonas que se segregan durante el embarazo, es capaz de dejar que se mueva un poco más y permitir ciertos movimientos que en condiciones normales no se podrían ejecutar.

Desde la sínfisis del pubis hasta la zona posterior de la pelvis —es decir, hasta el sacro y el coxis— se extienden los llamados «músculos del periné». Son los que conforman los músculos del suelo pélvico. Son capaces de sostener el peso de nuestro tronco y a la vez tienen la peculiaridad de poder distenderse para dejar paso a la cabecita del bebé. Rodean los 3 orificios que hay en el periné: la salida de la uretra, la entrada de la vagina y el ano. Se trata de un entramado de músculos potentes y a la vez vulnerables. Dificultades como la incontinencia urinaria, los dolores vaginales, la incontinencia fecal o las hemorroides pueden tener su origen en el mal estado de estos músculos.

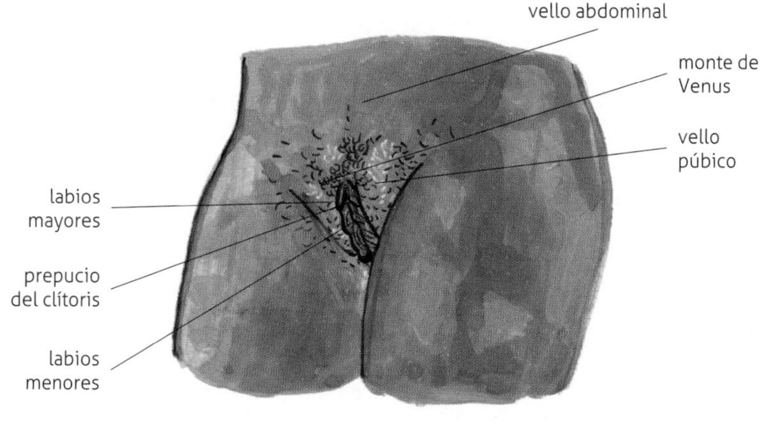

En esta ilustración podemos ver el monte de venus, los labios mayores y los labios menores, que sobresalen.

Si seguimos un poquitín más abajo, nos encontramos con los labios mayores de la vulva, que son los que están cubiertos por vello. Su función es proteger las estructuras más internas. Estos labios dan paso a los labios menores, que son muy sensibles. Empiezan en la parte superior de la vulva, hacen un repliegue que alberga el prepucio del clítoris y terminan en la parte inferior de la salida de la vagina. Su tejido es eréctil y cambian durante la excitación y también durante el embarazo.

Si estás embarazada, es posible que ahora los veas de color vino tinto y hayan crecido bastante. En el posparto suelen estar más pequeños, con un color más rosa-pálido. Todos estos cambios los provocan unas hormonas llamadas «estrógenos», que en el embarazo se encuentran en grandes cantidades, mientras que en el posparto prácticamente desaparecen.

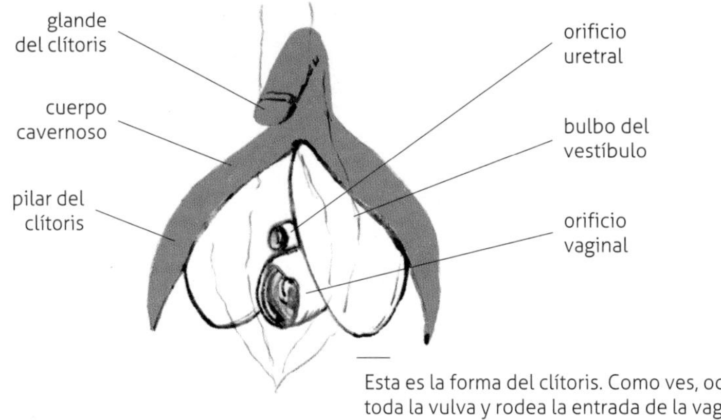

Esta es la forma del clítoris. Como ves, ocupa toda la vulva y rodea la entrada de la vagina.

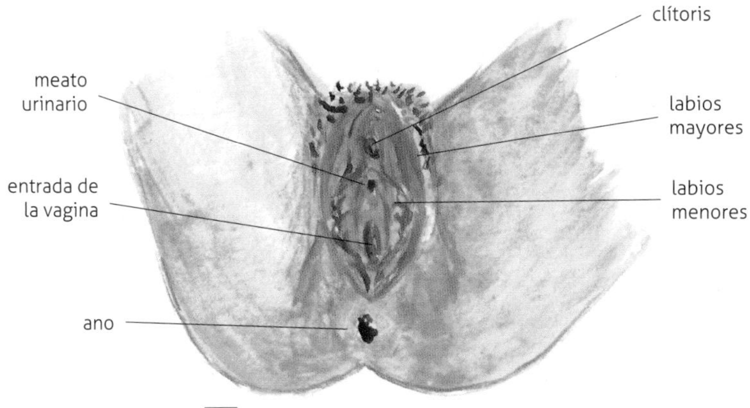

Los genitales femeninos externos.

En la parte superior de los labios menores encontramos el glande del clítoris. Hasta no hace mucho se hablaba de él como si fuera solo esta pequeña estructura. Ahora sabemos que no es así, pues recorre la parte interna de la vulva abrazando la uretra y la vagina. No fue hasta el año 1998 cuando la uróloga australiana Helen O'Connell describió el clítoris con todas sus estructuras, aunque sus investigaciones no vieron la luz hasta 2006.

La única función del clítoris es generar placer, esa es su exclusividad. En las personas con pene, este tiene más funciones, como el de la salida de la orina o el de la procreación.

El clítoris puede tener hasta 9 cm de largo y triplicar el grosor de los bulbos que rodean la vagina cuando está erecto. Puedes ver bien el glande si retiras con cuidado el prepucio que lo rodea: cuenta con unas 8.000 terminaciones nerviosas para dar placer a raudales, mientras que el pene tiene entre 4.000 y 6.000. ¡Una maravilla, oye!

Entre el clítoris y la entrada de la vagina nos encontramos con el meato uretral (ya empezamos con nombrecitos). Es la salida de la uretra, por donde sale la orina. Es un agujero muy pequeñito; si te fijas en el espejo, podrás ver que es alargado.

Si ya has parido, es posible que en este recorrido hayas encontrado alguna cicatriz. Hay cicatrices que recuerdan lo potente que es el cuerpo y lo embellecen. Otras que duelen al tocarlas o al verlas, por lo que pasó o porque duelen físicamente. Si es así, si te duelen, te recomiendo que te pongas en manos de una especialista. Si es dolor físico, una matrona especialista o un fisioterapeuta de suelo pélvico. Si te duele verla, no dudes en contactar con una psicóloga experta en psicología perinatal.

La vagina

A la entrada de la vagina, si seguimos con los nombres técnicos, se le llama «introito». Su forma puede cambiar bastante si has tenido ya un parto vaginal o no. Si te fijas, la entrada suele ser irregular, no es un agujero liso y con una forma determinada, sino que está lleno de estructuras irregulares. Se pueden confundir con verrugas, pero son las llamadas «carúnculas», vestigios del himen. Los pliegues facilitan la apertura. La vagina es un órgano espectacular, ya que cuando no hay nada en ella está replegada, sus paredes se tocan entre sí y, a la vez, es capaz de adaptarse al diámetro de un dedo, de un pene o de la cabecita de tu bebé. Puedes imaginarla como un acordeón.

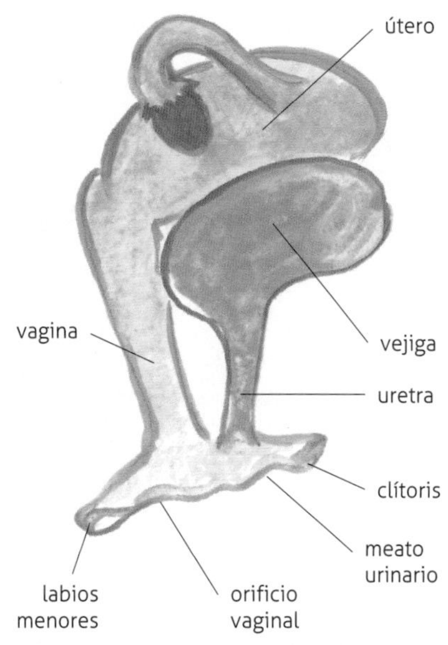

Fíjate en este dibujo. El útero está justo por encima de la vejiga de la orina. Al final de la vagina, al fondo, se encuentra el cuello del útero.

Si introduces un dedo, podrás comprobar que su parte más externa es mucho más sensible que las zonas más profundas. La parte más interna de la vagina tiene pocas terminaciones sensitivas. También podrás comprobar que en su parte anterior, a pocos centímetros de la entrada de la vagina, hay una zona un poco más rugosa. Parece que tiene más terminaciones nerviosas allí y podría ser un punto de placer.

Si te pones en cuclillas y con el dedo índice y anular intentas llegar al fondo de la vagina, vas a encontrar lo que se llama el «cuello del útero». Es la parte más inferior del útero. Según el momento del ciclo menstrual puede ser más o menos difícil encontrarlo. Durante la ovulación, el cuello del útero está enfocado hacia la vagina y se encuentra más alto, más arriba. Antes y después de los días fértiles está un poco más bajo, es más fácil llegar con los dedos, aunque se enfoca hacia atrás y puede ser difícil encontrar la parte frontal.

Para mantener nuestra vulva y vagina sanas es suficiente con lavar la vulva con agua; nunca debemos lavar dentro de la vagina.

Por lo general, tiene la consistencia de la punta de la nariz y en medio tiene un agujero. Si no has tenido ningún parto vaginal, este agujero será circular y estará cerradito. Si has parido, puede ser que se parezca más a una rendija, más alargada, y hasta podrías introducir un poquito la yema del dedo.

El cuello del útero, cuando no se está de parto, mide unos 3-4 cm de largo. Durante el parto se va a borrar, es decir, va a acortarse hasta no protruir, a la vez que se va a dilatar hasta 10 cm.

Otro elemento que nos encontramos en la vagina es el flujo, formado por las secreciones uterinas y también excretado por la misma vagina. El flujo cambia según el momento del ciclo menstrual; es casi inexistente al inicio del ciclo, pasa a ser filamentoso —como una clara de huevo— durante los días en los que se produce la ovulación, y más espeso, blanco y grumoso los días antes de la menstruación.

Durante el embarazo suele producirse un aumento considerable de flujo. Suele ser muy líquido, de forma que a veces cuesta un poco diferenciarlo de la orina. La vagina, durante la gestación, se lubrica mucho para evitar lesiones, y a la vez el flujo le aporta células de defensa que permiten combatir infecciones.

La vulva, la vagina y el flujo tienen un olor característico. Es un olor que indica normalidad. Muchas veces nos bombardean con anuncios de jabones que huelen a flores o a frescor. El flujo normal no huele a flores, huele a flujo, a vulva o a vagina. Y cuando huele así quiere decir que no hay infección, que está sano.

Para mantener nuestra vulva y vagina sanas es suficiente con lavar la vulva con agua; nunca debemos lavar dentro de la vagina. La vagina tiene su propia función de autolavado, que ayuda a mantener su flora bacteriana sana. Para evitar olores fuertes, es recomendable que uses ropa interior de algodón y que te la quites para dormir. Si realmente sientes mal olor, te recomiendo que acudas a tu matrona para que lo valore.

¿Y qué pasa con el flujo de la excitación sexual?

Pues que está constituido, además de por flujo vaginal, por flujo producido también en los labios menores. Aparece cuando nos apetece mantener una relación sexual. Como hemos visto antes, los labios menores cambian de aspecto y de tamaño en la excitación; es el momento en que producen ese flujo. En ciertos momentos de la excitación también puede haber otras secreciones que se expulsan por la uretra. Son secreciones que se parecen mucho a las que puede expulsar también el pene cuando hay mucha excitación.

A partir de aquí, te sugiero que sigas explorándote, buscando las diferencias de tu vulva cuando está en reposo, cuando está excitada, las partes más sensibles y las que no tienen tanta sensibilidad, los diferentes flujos y dónde está situado tu cuello uterino. Conocer tu vulva y tu vagina te va a dar seguridad y vas a poder reconocer mejor todo aquello que te gusta y lo que no. Disfrútalas.

El agujero del cuello del útero desemboca en el interior del útero. El útero cambia con el ciclo menstrual. En cada ciclo se tapiza con una nueva capa, el endometrio, que se prepara para albergar el óvulo fecundado. Si no hay fecundación, esta capa se descama al final del ciclo y sale a través del cuello del útero y de la vagina en forma de menstruación.

Como has visto en la exploración del cuello del útero, su agujero está cerrado. Para que salga el endometrio son necesarias las contracciones uterinas. Muchas veces son lo que se puede sentir como molestias durante la menstruación. Recuerda que si sientes dolor intenso o incapacitante, es algo que debe valorar una ginecóloga, ya que el dolor no debería normalizarse.

En la edad adulta, el tamaño del útero podría parecerse al de una pera, más o menos entre 7 y 8 cm de alto por unos 4-5 cm de ancho, cuya capacidad interna es de unos 10 ml. Durante el embarazo multiplica su longitud por 5, llegando a los 35 cm, así como su peso, que de 100 g pasa a 1 kg. Otro dato espectacular es el aumento de su capacidad interna, que se multiplica por 500.

El útero es un órgano formado sobre todo por músculos muy potentes que serán el motor del parto y provocarán las contracciones uterinas que permitirán el nacimiento del bebé.

De cada lado del útero emergen las trompas uterinas. Son unas estructuras cuyo interior está tapizado de células capaces de recoger el óvulo excretado por el ovario y dirigirlo hacia el útero. Además, es en su parte más próxima al útero —la llamada «ampular»— donde se producen la mayoría de las fecundaciones. Hasta allí llegan los espermatozoides y se encuentran con el óvulo. Las trompas están recubiertas en la parte interior por unos filamentos que empujan el óvulo fecundado hacia el útero, para que anide allí o, si no ha habido fecundación, salga con el endometrio por el cuello uterino.

Al otro lado de las trompas uterinas se encuentran los ovarios. Estos desempeñan una doble función: por un lado, albergan y maduran los óvulos, y, por otro, producen hormonas implicadas en el desarrollo de los órganos sexuales y en la fertilidad, como estrógenos, progesterona, testosterona, etc.

Las formas más primitivas de los óvulos ya se encuentran en el ovario de un embrión femenino a las 9 semanas de gestación, y a las 15 ya se considera que tienen todos los que se tendrán en la edad adulta. Se mantienen en una forma muy inmadura hasta la menstruación. A partir de allí, en cada ciclo van a madurar varios de ellos; habitualmente será solo uno el que llegue a ser maduro del todo y a salir del ovario hacia las trompas uterinas.

¿Ya está todo?

Por lo general, en las clases de anatomía de la escuela nos quedábamos aquí. Se explicaban un poquito la vulva, los órganos internos y ya se consideraba que el aparato reproductor femenino estaba finiquitado. Pero resulta que nos quedan dos órganos indispensables:

El pecho

Es el gran olvidado. Es un órgano que tiene una implicación máxima en la reproducción humana. Es más, sabemos que si no hubiera sido por él, nuestras crías no habrían podido sobrevivir. Su función es producir el alimento para el bebé.

Es un órgano que va a madurar durante toda la etapa fértil. Aunque en la pubertad es cuando aumenta de tamaño, es en cada ciclo menstrual y, sobre todo, durante el embarazo cuando se desarrolla por completo.

Tener un pecho grande o pequeño no está relacionado con la capacidad de producción de leche.

El pecho está formado por tejido glandular —es el encargado de producir la leche—, por tejido graso y por otros tejidos que ayudan a sostenerlo. El tejido graso será el encargado del volumen del pecho. Por esto, tener un pecho grande o pequeño no está relacionado con la capacidad de producción de leche.

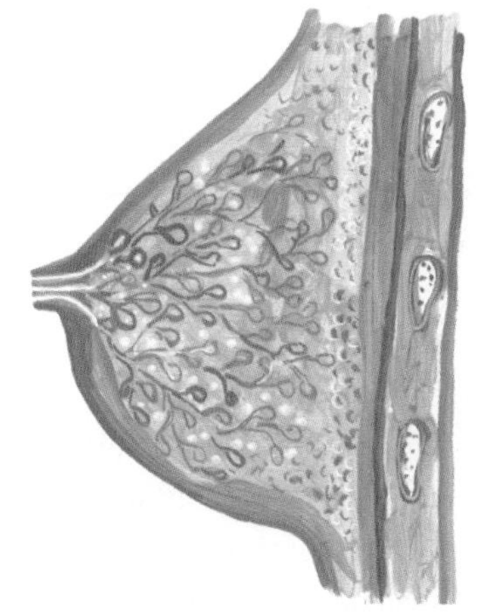

La glándula mamaria está muy cerquita de la areola, justo por debajo de esta. Los conductos galactóferos recogen la leche de la glándula y la dirigen hacia los orificios de salida.

Externamente, existen 2 estructuras que llaman la atención: el pezón y la areola. El pezón consiste en una elevación del tejido de la areola. Tiene pequeños orificios por donde va a fluir la leche. El pezón contiene múltiples terminaciones nerviosas, circunstancia que hace que sea muy sensible. Tanto el pezón como la areola cuentan con la capacidad de contraerse ante según qué estímulos.

Ya que los bebés no maman del pezón, maman de la areola.

A veces el pezón no se eleva mucho. Esto en ningún caso es un problema para la lactancia, ya que los bebés no maman del pezón, maman de la areola. La areola es esta estructura circular que rodea el pezón, más oscura que la piel. Puede ser rosada o marronosa, y es habitual que a su alrededor crezca vello.

Durante el embarazo, el pecho crece en volumen, en vascularización (se pueden ver las venas a través de la piel), la areola se oscurece y se pueden observar los tubérculos areolares (también conocidos como «tubérculos de Montgomery»). Son unas pequeñas glándulas situadas en la areola que fabrican una sustancia para hidratarla. Bajo la areola no hay tejido graso. Si pones los dedos encima de tu areola y presionas un poco haciendo movimientos hacia los lados, podrás notar tus glándulas mamarias. Si estás embarazada o lactando, será más fácil que las notes.

Al final del embarazo y durante los primeros días después del nacimiento, el pecho produce una sustancia habitualmente amarillenta y densa llamada «calostro». El calostro es rico en proteínas y contiene factores de inmunidad, células madre y bacterias beneficiosas, destinadas a tapizar las paredes del intestino del bebé para protegerlo de infecciones.

Y es que los bebés nacen con un sistema inmunitario deficiente. Hay autores que hablan del pecho como del sistema inmunitario del bebé.

Entre el 3.er y el 5.º día de vida del bebé se va a producir lo que se llama la «subida de la leche» (en algunos países lo llaman la «bajada de la leche»). El calostro pasa a denominarse «leche», primero «de transición» y luego «madura», y se produce en grandes cantidades. Esta producción la rige durante los primeros meses una hormona que se produce en el cerebro: la prolactina. Esta hormona ha estado activa durante todo el embarazo y ha ayudado a madurar la glándula mamaria. Una vez que nazca el bebé, será la hormona encargada de estimular la producción de leche.

Otro factor que va a ser fundamental en la producción de la leche es el llamado «factor inhibidor de la lactancia» (FIL). Cuando la glándula está llena de leche, este factor es el que se encarga de frenar la producción. Por esto, cuanta más leche se saca de la glándula, más leche se produce, y a la inversa.

Por último, hay que hablar de la oxitocina. La hormona protagonista del parto también desempeña un papel principal en la lactancia. Es la encargada de abrir el grifo, de hacer fluir la leche de la glándula al pezón. Se produce en el cerebro y está implicada, como hemos dicho, en otros momentos de nuestra vida: en el parto, en el orgasmo, en momentos de mucha intimidad, cuando recibimos caricias, en los abrazos, cuando nos estamos vinculando con alguien, cuando se está piel con piel con el bebé, cuando lo olemos, lo miramos o lo tocamos...

La lactancia se rige por la ley de la oferta y la demanda en situaciones normales. Cuanto más se le pide, más fabrica. Así, las humanas somos capaces de alimentar a un bebé, a dos o a tres. Y, de la misma manera, también podríamos alimentar a un bebé con un solo pecho.

El cerebro

Seguramente tendríamos que haber empezado por aquí. El cerebro es el órgano sexual por excelencia, pues es el encargado de producir las hormonas que activan y controlan la gran mayoría de los ciclos y cambios que experimenta el cuerpo.

El cerebro es el órgano sexual por excelencia.

El ciclo menstrual se inicia en el cerebro, en una glándula llamada «hipófisis». Por este motivo, en momentos de estrés podemos sufrir periodos de amenorrea (falta de menstruación) o un buen masaje puede activarnos la oxitocina. Por ejemplo, sabemos que el estímulo del bebé cuando succiona aumenta la prolactina, hormona encargada de subir la producción de leche.

La labor del cerebro no se limita a la producción de estas sustancias, sino también a integrar todas las sensaciones de todos los sentidos del cuerpo. Cuando hablamos de órganos sexuales, sin lugar a dudas los tenemos que contextualizar en la sexualidad, en cómo la entendemos y en cómo la vivimos y la hemos vivido. Con esto no quiero limitar, ni mucho menos, la sexualidad y el sexo a los órganos sexuales. El tacto y, por lo tanto, toda la piel, el oído, la vista y el gusto son indispensables en la sexualidad. Todo el cuerpo es sexual.

El cerebro es capaz de integrar las sensaciones placenteras, pero también las que no lo han sido. El miedo debido a tabús, a lo que no se habla, los abusos sexuales —tanto en la infancia como en la edad adulta— los partos traumáticos o haber sido víctima de violencia obstétrica, pueden producir dolor en la penetración o imposibilitarla, rechazo de nuestro cuerpo o de mantener una relación saludable con él. Y aquí también es el cerebro el responsable.

El rechazo del cuerpo no siempre se origina por un daño físico anterior. En nuestro medio se nos ha inculcado una forma de cuerpo y de ser mujer muy específicos. Nos han dicho que los genitales tienen que tener una determinada forma, que tienen que oler así o asá, que nuestros pechos también tienen que tener una determinada forma y tamaño, y que deben gustar a no sé quién. Y, además, nuestro abdomen tiene que ser plano, pero las nalgas no.

En fin, tenemos encima una carga infinita de mandatos imposibles de cumplir.

Nuestro cuerpo, sea como fuere, es espectacular. Con él somos capaces de amar —sobre todo, de amarnos)—, de sentir, a veces de gestar o de concebir, de alimentar...

Aún es complicado hablar del tema en ciertos círculos, pero es indispensable hacerlo.

Se sabe que una tercera parte de las niñas han sufrido abusos sexuales y una quinta parte de los niños también.

La violencia obstétrica también está aún muy arraigada. Es la que ejercen los profesionales de la obstetricia a una mujer durante su embarazo, parto o posparto. La Organización Mundial de la Salud la define así: «El maltrato, la negligencia o la falta de respeto en el parto pueden constituirse en una violación de los derechos humanos fundamentales de las mujeres, descritos en las normas y los principios internacionales de derechos humanos».[1]

[1] «Prevención y erradicación de la falta de respeto y el maltrato durante la atención del parto en centros de salud». Organización Mundial de la Salud, 2014.

La capacidad de resiliencia es maravillosa, pero si crees que puede estar pasándote, si te viene a la cabeza aquella experiencia espantosa, si no te gustas, ponte en contacto con una persona experta en el tema, que te ayude y te acompañe.

CAMBIOS EN EL EMBARAZO

No sé si te ha pasado a ti, pero cuando pensamos en un embarazo pensamos en la tripa, a lo mejor en algunos kilitos de más o en el aumento del pecho. Pocas veces, antes de estar embarazadas, nos hacemos una idea de cómo va a cambiar el cuerpo durante la gestación. Y, ¡vaya si cambia!

Como hemos visto antes, el útero multiplica su capacidad por 500; los pechos también aumentan de volumen y tamaño; hay cambios en la areola, que se pigmenta más, y también en el aspecto de la vulva, que se vuelve de color vino, más carnosa y con mayor flujo. Pero habrá otros cambios, algunos de los cuales te comento un poquito más:

- Elasticidad de tendones y ligamentos: se produce gracias a la relaxina, una hormona fundamental en el embarazo. Su función principal es hacer que la musculatura del útero se relaje para que no haga contracciones fuertes durante el embarazo hasta el día del parto y también para que pueda crecer. También proporciona más elasticidad a la sínfisis del pubis. A partir de aquí encontramos otros efectos «secundarios» de esta hormona, como es, por ejemplo, que las articulaciones de todo el cuerpo tienen más elasticidad. Esto, sumado al aumento de peso y a que la barriga crece tanto, es un cóctel perfecto para que sea mucho más fácil torcerse el tobillo andando, que te duelan las rodillas o que te moleste el codo, por ejemplo. Pero no acaba aquí, también hace que el ritmo del intestino sea más lento y, por lo tanto, es fácil que aparezca el estreñimiento. Los músculos del suelo pélvico están más relajados y por eso es fácil que al estornudar o al reír se escapen unas gotas —o un buen chorro— de orina.
- Tener muchas ganas de ir al baño. Durante el embarazo, las visitas al baño son constantes. Cada dos por tres se siente la necesidad de ir al baño. Para muchas, será la primera vez que por la noche se despierten con ganas de orinar. El cuerpo está trabajando mucho y necesita expulsar todos los deshechos de este trabajo. Además, el útero empieza a crecer y se apoya sobre la vejiga de la orina. Esto hace que disminuya la

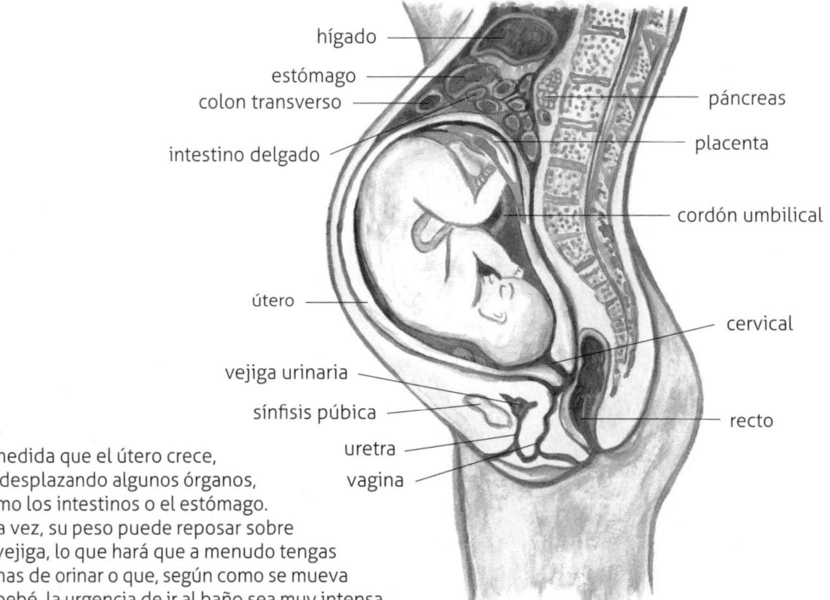

A medida que el útero crece, va desplazando algunos órganos, como los intestinos o el estómago. A la vez, su peso puede reposar sobre la vejiga, lo que hará que a menudo tengas ganas de orinar o que, según como se mueva el bebé, la urgencia de ir al baño sea muy intensa.

capacidad de esta para contener la orina.

Pero si al inicio del embarazo es porque crece el útero, al final la vejiga casi está recibiendo toda la presión del peso de este. Además de que, de golpe, cuando el bebé se mueve, parece que hacerse pis encima es la única opción. La sensación de que necesitas ir al baño de repente y a los pocos segundos desaparecen esas ganas es muy habitual.

- Sensación de que va a venir la regla, sobre todo durante las primeras semanas del embarazo. No sé si te ha pasado, pero es algo que suele crear bastante angustia. Las primeras semanas del embarazo, cuando solo tenemos la confirmación de que estamos embarazadas gracias a la prueba de orina, sentir molestias como de regla, combinadas con la sensación de que baja más flujo, hace que muchas corramos hacia el baño para comprobar que no haya sangre en nuestra ropa interior. Lo que ocurre es que el útero está creciendo y los ligamentos están tirando; y es un proceso que durará algunas semanas.
- Pinchazos en la vagina. Suele pasar más adelante, sobre todo en el tercer trimestre del embarazo. Los movimientos de la cabecita del bebé hacen que aumente la presión en la vagina y puede provocar algún malestar.

- Náuseas, vómitos y otros malestares gástricos. Muy típicos en el primer trimestre, aunque hay alguna que los sufrirá durante todo el embarazo... Están relacionados con la progesterona, una hormona que está en altas cantidades durante el embarazo. Las náuseas suelen estar muy concentradas en el primer trimestre. En ocasiones funciona comer algo seco, que sea preciso masticar, antes de levantarse, y quedarse un ratito en la cama, así como comer poco y a menudo, y no abusar de alimentos grasos o muy líquidos.

El ardor gástrico se produce por otros motivos. Por un lado hay la presión que ejerce el útero hacia el estómago, desplazándolo y haciendo que su capacidad se reduzca, aunque la acción de la relaxina es aquí evidente. Esta hace que la válvula que tenemos en la entrada del estómago esté más relajada y ser más fácil que los jugos gástricos suban por el esófago, lo que provoca esa sensación de ardor. Además, esto produce que el estómago se vacíe más despacio. Así como una persona no embarazada tendrá el estómago vacío en unas pocas horas, en una embarazada puede tardar algún día. Esto explica por qué no tiene sentido que durante el parto no dejen comer, alegando así que si se tiene que hacer una cesárea el estómago tiene que estar vacío. Nunca lo está, el estómago de una embarazada siempre contiene alimento.

- Estreñimiento, hemorroides. Qué lista tan poco atractiva... Tanto por el aumento de peso en el abdomen como por los cambios hormonales, durante el embarazo es posible que aparezcan algunos de estos maravillosos problemas. Para evitarlos, intenta que tu alimentación sea rica en fibra (las legumbres son unas grandes aliadas, incorpora fruta y verdura en todas las comidas y que la bebida principal sea agua. Estar activa también puede ayudar). El estreñimiento por sí solo puede aumentar el riesgo de sufrir hemorroides. Para no tener que apretar tanto cuando vayas al baño, dispón un pequeño taburete, de unos 20 cm de alto, para apoyar los pies mientras estés sentada en el inodoro. Esto hará que tu posición ayude a la salida de las heces. Si aparecen hemorroides, debes cuidarte. Toma mucha fibra y no dejes de moverte. Comenta con tu matrona si puedes usar alguna crema específica, y en casa te puedes aplicar frío. Si te duelen, si van a más, no dudes en acudir al médico. En algunas ocasiones es necesario intervenirlas.

- Varices. Se producen por las mismas razones que el estreñimiento y las hemorroides: los cambios hormonales y el aumento de peso del abdomen, ya que es más difícil que la sangre vaya hacia el corazón y se estanca. Para evitarlas, parece que tener una vida activa y no aumentar mucho de peso podría ayudar, así como no mantenerse de pie quieta durante muchas horas. Las duchas de agua fría en las piernas también podrían ser útiles. Al menos producen una sensación de alivio importante. Si es algo que te preocupa, podrías comentar con tu matrona la posibilidad de usar medias compresivas. Si aparecen, es importante que las valore tu matrona, sobre todo si te duelen o se inflaman. Las varices no solo pueden presentarse en las piernas. Es bastante habitual que aparezcan, por ejemplo, en la vulva. Pueden ser bastante molestas. La aplicación de frío local y estar tumbada a ratitos puede aliviarte.
- Insomnio. El sueño cambia durante el embarazo... Es posible que muchas personas que tengan ya hijos te digan que aproveches para dormir. Y que lo intentes, pero que no lo consigas. Las hormonas no ayudan. En este momento, la prolactina está por las nubes y hace que tengas sensación de sueño permanente y que fácilmente te quedes dormida en cualquier sitio. Sin embargo, hay un pero: el sueño no suele ser tan profundo y es frecuente que haya más despertares. También se debe a la prolactina. Parece que esta hormona maravillosa, cuyo principal cometido es madurar el pecho para que esté a punto para lactar, también te estará entrenando para dormir poquito cuando nazca el bebé. Cuando el embarazo va avanzando, se añaden aquí las incomodidades de moverte en la cama con libertad debido al tamaño de la barriga. Te puede ayudar ponerte una almohada entre las piernas para que la cadera esté más alineada.
- Cansancio. Un poco debido a mi querida prolactina y a su acción soporífera, otro poco debido a que el corazón tiene que gestionar más cantidad de sangre y le puede costar un poquitín, y, por último, por el aumento de peso que comporta el embarazo, el cansancio se hace patente sobre todo en el primer y en el tercer trimestre del embarazo. Si, además, tienes otros hijos, este se multiplica.
- Picores. El aumento de tamaño de los senos y de la barriga hace que se tengan picores. Poco podemos hacer para aliviarlo aparte de la hidratación. En cambio, si te pican las

palmas de las manos o todo el cuerpo, o te salen granitos que pican, es importante que acudas a tu matrona para que valore lo que está pasando.

- Edemas. Los edemas suelen aparecer sobre todo en las piernas. Son acúmulos de líquido que hacen que se hinchen los pies, las piernas y a veces también las manos. Pueden ser normales durante el embarazo. Aun así, se recomienda que los valore la matrona.
- ¿Un embarazo comporta la pérdida de un diente? El pH de la boca cambia con el embarazo. Es más fácil que las encías sangren y, si hay caries activas, puede haber más problemas en los dientes. Por esto se recomienda que acudas al dentista cuando sepas que estás embarazada. Por otro lado, se sabe que cuando alguien que convive con un bebé tiene caries, es mucho más probable que este también las tenga. Por lo tanto, la idea de que toda la familia vaya al dentista antes de que nazca el pequeño es una muy buena idea.

Se recomienda que acudas al dentista cuando sepas que estás embarazada.

- Cambios en el pecho. Muchas gestantes empiezan a sospechar que están embarazadas porque de pronto tienen muchísima sensibilidad en el pecho. Molesta. Está a tope. Suele mejorar a medida que transcurre el embarazo, y en las últimas semanas suele notarse un poco más de aumento de volumen y también se pueden observar algunas costritas amarillas o gotas: es el calostro, que ya está empezando a prepararse para después del nacimiento.
- Cambios en las ganas de mantener relaciones sexuales. Durante la gestación suelen haber cambios en la libido. Algunas personas notarán más ganas, la vulva está muy irrigada, la vagina muy lubricada, te puedes sentir espléndida y poderosa por los cambios de tu cuerpo y esto hace que tengas más ganas de disfrutar del sexo. Otras pueden, sin embargo, experimentar todo lo contrario: si te sientes mal, si tienes náuseas o estás supercansada, es poco probable que te apetezca el sexo, sobre todo en el primer trimestre, porque aquí se mezcla el miedo a un posible aborto. Por lo general, en el segundo trimestre hay una tregua y suele haber más ganas. Y entonces llega el tercer trimestre, en el que, además de que el cansancio por el peso que se lleva encima hace mella, el sexo en pareja no siempre es fácil. Las posturas

no suelen ser las más cómodas y hay un peque que te va recordando que está allí. Muchas mujeres —y también parejas— se preguntan si pueden hacer daño a su bebé o si su bebé nota todo lo que está pasando. Como puedes ver en todos los dibujos donde sale el útero, el bebé no nota nada. El útero está dispuesto en ángulo respecto a tu vagina, y, por lo tanto, no se llega. Si te apetece, puedes tener el sexo que quieras. Te diría más, tener sexo —sola o compartido— es uno de los mejores entrenamientos en el embarazo:

- Entrena la musculatura del periné y la fortalece.
- Lubrica y aumenta la vascularización de la vulva, con lo que mejora su elasticidad. Algunas expertas apuntan que sería mucho más eficaz que el famoso masaje perineal. Más adelante hablaremos de ello.
- El orgasmo segrega oxitocina, que va a provocar suaves contracciones uterinas que entrenan el útero para el parto.
- Ayuda a conciliar el sueño.
- Aumenta la cantidad de endorfinas en sangre, que dan sensación de bienestar, tanto a ti como al bebé.
- Si te masturbas, además, vas a conocerte mejor, a saber mejor cómo funciona tu cuerpo.

Recuerda que el sexo no es solo penetración. Busca otras formas, otras prácticas que a lo mejor quedaron olvidadas, como las caricias, los besos, la masturbación, el sexo oral; pueden ser ahora mucho más placenteras. Si te apetece, no dudes en experimentar.

Después de leer todo esto no debes pensar que el embarazo sea una etapa que no vas a disfrutar porque es un momento de cambios, de transición, de modificación del cuerpo, de exuberancia. La piel reluce, el cabello está más fuerte que nunca y no se cae. Para muchas, será un momento de sentirse poderosas, llenas de vida al sentir los movimientos del bebé dentro, la comunicación tan especial que se establece con él... Más adelante tendrá otras relaciones, vivirá cosas maravillosas con personas que lo quieren, pero, ahora, esto solo lo sentirás tú.

EL PARTO: EL INICIO DEL POSPARTO

El parto se considera muchas veces como el punto final de una etapa, como algo cuyo comienzo y final están bien definidos. Si vamos un poco más allá, si vemos la globalidad de lo que pasa cuando tenemos un bebé, nos damos cuenta de que el parto en realidad es el inicio, no es un final. Es un inicio intenso, que va a tener una repercusión fundamental en el desarrollo del posparto. Para muchas será un momento de conexión con el bebé, de trabajo en equipo con él, de unir fuerzas para llegar al ansiado momento de conocerse. En el parto es fácil que se despierten emociones muy profundas: alegría, miedo, sensación de poder o de altísima vulnerabilidad, y, con todo este saco, se da paso al posparto, a la maternidad, a una transformación personal desde todos los puntos de vista. Así pues, es un inicio. Y por eso está recogido en este libro de posparto.

En nuestro imaginario están los partos de las películas, donde la protagonista tiene una contracción y todo el mundo corre porque en breve nacerá el bebé. Habitualmente, se define como una urgencia médica, donde es imprescindible el control de la situación, la valoración exhaustiva por un equipo médico, e impera una sensación de peligrosidad en la que la persona que está de parto tiene poco que decidir y es mejor una hora corta que un parto largo porque el dolor es tal que no se puede soportar, y que la posibilidad de que las cosas no vayan bien es alta. ¿Y si te digo que tanto tú como tu bebé estáis preparados para parir y nacer? ¿Que lo tenéis todo preparado y tenéis la capacidad de que el nacimiento se produzca? Es verdad, algunas veces es necesaria la medicalización, las cesáreas bien aplicadas han salvado vidas, así como los fórceps. Pero esto no es válido para la gran mayoría de los nacimientos. Y sabemos que cuanto más conozcamos la normalidad, cuanto más se fomente, menos necesarias serán estas intervenciones.

La forma en que nazca el bebé tendrá un impacto directo en el posparto. Habrá unas secuelas tanto físicas como emocionales y psicológicas. No solo la parte más física del nacimiento, sino también cómo se ha sentido la madre.

Tener información es tener la posibilidad de escoger sabiendo los pros y los contras. Y sí, del parto puedes escoger un montón de cosas: dónde parir (hospital, casa de partos, domicilio), quién quieres que te asista al parto (matrona, ginecóloga), con quién quieres estar durante el parto, qué prácticas van a ser una opción y cuáles no (usar anestesia, usar otros métodos de gestión del dolor), cómo quieres que nazca tu bebé, qué quieres que pase una vez que haya nacido, etc.

Está claro que a veces puede ser necesaria la intervención médica o sencillamente cambiamos de opinión sobre lo que pensábamos que queríamos en un momento determinado. ¡Y bienvenidos sean los cambios de opinión, siempre!, pero con información y acompañamiento se pueden volver a valorar las opciones escogidas con anterioridad; el derecho a escoger está siempre presente.

Una vez dicho esto, no pretendo con este libro hablar mucho del parto, ya que no es su foco principal. Si quieres ahondar más, te sugiero que busques información de calidad, que preguntes a tu matrona y que investigues más; no te quedes solo con la información que tienes aquí.

Así pues, si te apetece, te cuento cómo es un parto normal, qué es lo que hace tu cuerpo, qué hace el bebé y qué podemos hacer para fomentar esta normalidad.

El parto normal

Un parto se considera a término —es decir, que el bebé está ya maduro para nacer y adaptarse fácilmente a la vida extrauterina—, cuando el embarazo está entre la semana 37 y la 42. Si se desarrollara antes, se consideraría un parto pretérmino, el bebé sería prematuro, y si sobrepasara la semana 42 se le llamaría «gestación cronológicamente prolongada».

Ya ves que empiezo con palabros. Seguramente van a salir unos cuantos en este apartado. Vamos poco a poco.

Durante todo el embarazo, el cuerpo de la futura mamá se prepara para el parto. Hemos hablado de la relaxina y de su capacidad para hacer de la sínfisis púbica una articulación elástica que permite la movilidad de la pelvis. En el embarazo, el útero también se prepara para el parto y aparecen en el tercer trimestre las contracciones de Braxton Hicks, que dan esa sensación de un abdomen muy duro, que dura unos segundos —siempre menos de un minuto—, y que es indolora. A veces se notan como una presión en la vagina. Estas contracciones son espo-

Semanas de gestación																
< 28	28	29	30	31	32	33	34	35	36	37	38	39	40	41	42	< 42
Prematuro										A término						GCP*
Extremo	Muy prematuro				Moderado		Tardío									

* Gestación cronológicamente prolongada

rádicas, no hay un ritmo de una detrás de otra. Algunas no vas ni a notarlas. No te preocupes si es así. Tu útero sabe qué debe hacer.

Estas contracciones permiten, como ya te he dicho, mantener el útero en forma y, a la vez, al final del embarazo, empezar a ablandar el cuello del útero. Además, ayudan a que el bebé se vaya colocando. Por lo general, en el tercer trimestre el feto está posicionado con la cabecita hacia abajo. Que lo haga así es una ventaja, ya que es la parte más dura y más grande del bebé. Ayudará en el parto y, además, una vez pasada, el resto del cuerpo se suele deslizar fácilmente. Todo esto va pasando durante el embarazo, casi sin que nos demos cuenta.

En algún momento las sensaciones cambian, parece que todo se está preparando para el parto. No se tiene claro cuál es el motivo por el que el cuerpo decide ponerse de parto de forma espontánea. Algunos estudios apuntan a que es el bebé el que da alguna señal para que todo se disponga, pero aún tenemos que aprender mucho sobre el tema.

La preparación del parto: los pródromos

Los pródromos de parto son el periodo que transcurre desde que empiezan ciertas señales de parto —caída del tapón mucoso, aumento de las contracciones, rotura de la bolsa de las aguas— hasta que el parto está instaurado, es decir, que hay contracciones rítmicas, a razón de 2 cada 10 minutos, y el cuello del útero está dilatado como mínimo 3 cm. Y esto pueden ser minutos, horas y, muchas veces, días.

Lo que va a hacer que se inicien los pródromos van a ser las prostaglandinas, unas sustancias segregadas por el cuello del útero, aunque también se pueden encontrar en otros sitios del cuerpo. Su función es madurar el cuello, es decir, que sea más blandito y, por lo tanto, que se pueda dilatar con más facilidad y también hacerse más corto o borrarse. Parece que se activan con la presión de la cabecita del bebé sobre el cuello del útero y, además, pueden provocar contracciones uterinas, una circunstancia que añade más presión y, por lo tanto, aún se liberan más. Tienen algún efecto secundario un poco desagradable, como pueden ser diarreas o náuseas. Por esto es bastante habitual que en las primeras fases del parto se necesite ir al baño muy a menudo y también se presenten vómitos.

Caída del tapón mucoso

A medida que el cuello del útero está más blandito gracias al efecto de las prostaglandinas, es más fácil que se desprenda el tapón mucoso. Durante el embarazo ha hecho de barrera en el interior del cuello del útero. Está compuesto por moco, por células de la defensa y por sustancias específicas para evitar infecciones. Es una barrera natural para que el bebé no se infecte. Al final del embarazo, cuando ya se han sobrepasado las 37 semanas de gestación, puede caer.

Tiene un aspecto, como su nombre indica, de mucosidad un poco densa. A veces puede ser de color marrón e ir acompañado de algún hilito de sangre. Puede caerse entero o se puede desprender poco a poco. Habrá casos en los que no se verá y hasta que no se esté de parto activo no se desprenderá, o bien puede haber salido sin que nos hayamos dado cuenta. Todo esto entra dentro de la normalidad.

No es un signo de inicio inminente de parto, es decir, el tapón mucoso puede caerse hoy y el parto puede no desencadenarse hasta después de varios días; además, sabemos que el hecho de que haya caído no aumenta la posibilidad de infección ni de problemas para el bebé.

Contracciones

Como hemos dicho antes, el útero está formado sobre todo por músculo. Un músculo muy potente. Cuando se contrae, su parte superior, que se llama «fondo uterino», tiene mucha más fuerza que las otras partes del útero y, por lo tanto, comienza a empujar al

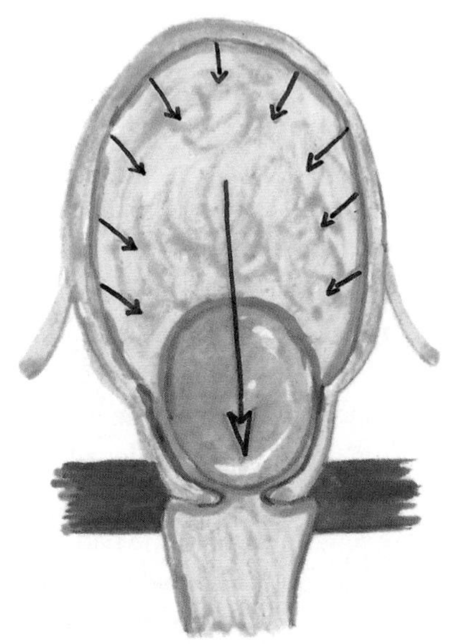

Las contracciones uterinas se inician en la parte superior del útero y aprietan la cabecita del bebé hacia el cuello uterino, de forma que poco a poco este se va abriendo. Es como cuando nos ponemos un jersey de cuello alto, que tenemos que apretar un poco para que el cuello se abra y pueda pasar la cabeza a través de él.

bebé hacia abajo, hacia el cuello del útero.

En este momento, las contracciones suelen ser irregulares, no tienen una ritmicidad específica; es decir, puede venir una ahora, en 10 minutos otra, al cabo de 5 minutos, al cabo de 20... Además, puede ser que las contracciones desaparezcan y se alternen periodos de contracciones más o menos seguidas con periodos sin ninguna. Parece que es al final de la tarde o inicio de la noche el momento más propicio para que aparezcan las contracciones, mientras que, al salir el sol, tienden a desaparecer.

Y ¿cómo es tener una contracción? Pues volvemos a estar en lo de siempre: cada persona es un mundo y las siente de forma distinta. Por norma habitual, las primeras no son dolorosas. Todas tienen en común que el útero, durante unos segundos, va a estar muy duro. Es posible que las que se presenten en el periodo de pródromos sean suaves, que duren unos segundos y el útero se relaje rápido. Suelen estar acompañadas de molestias, como presión en la vagina, dificultad para respirar hondo, malestar en la zona lumbar o en el bajo vientre. Algunas van a provocar que se tengan muchas ganas de orinar. Son molestias que van aumentando a medida que la contracción es más fuerte, y que luego disminuyen cuando el útero se va relajando. Son más potentes, más seguidas y más rítmicas. ¿Y duelen? Pues el dolor puede estar presente, sí. Una contracción tensa el músculo del útero con mucha fuerza y provoca cansancio del músculo, que se traduce en dolor.

GESTIÓN DEL DOLOR

El dolor es algo que está presente en el parto, con más o menos intensidad, y gestionarlo puede ser complicado.

Puede ser de ayuda separar el dolor del sufrimiento. El sufrimiento aparece cuando no se comprende por qué hay dolor, cuando no se sabe si es síntoma de que las cosas no van bien. Informarte, estar acompañada por personas que te apoyen y te den confianza en ti misma, tener un equipo sanitario que respete tus decisiones y te proporcione la información que necesites, y que puedas sentirte segura con ellos es un gran aliado para evitar el sufrimiento. Se sabe que el miedo es lo que va hacer que se incremente más la sensación de dolor. Por esto, si vas a parir, escoge un equipo sanitario que te haga sentir que te respetará y que te dé confianza. Acude al sitio donde has decidido dar a luz para conocerlo, infórmate de los procedimientos que se llevan a cabo. Si va a acompañarte en el parto tu pareja u otra persona, explícale lo que necesitarás, qué esperas que haga.

Tenemos muy interiorizado que el parto es uno de los peores procesos por los que se va a pasar. Te propongo que busques la forma de que sea un proceso transformador, que aunque en ciertos momentos pueda ser muy duro, puedas a la vez disfrutar de él y de tu cuerpo.

Rotura de la bolsa de las aguas

El bebé está dentro de la bolsa de las aguas. Son unas membranas que lo envuelven y que también contienen el líquido amniótico.

Habitualmente, durante el parto o justo antes de que nazca el bebé, estas membranas se rompen de forma espontánea. Algunas veces el bebé nace con las membranas íntegras, sin que se hayan roto. Es algo que, para algunas personas, es signo de buena suerte.

La rotura de la bolsa puede darse también en fase de pródromos (o en cualquier momento del parto). A veces es un poco peliculero y sale gran cantidad de líquido por la vagina sin posibilidad de pararlo; sencillamente, fluye. Otras, la bolsa se fisura y van saliendo gotitas de líquido o algún chorrito cuando te mueves. Cuando pasa esto, cuesta diferenciar si la bolsa se ha roto o si es solo flujo vaginal, que al final del embarazo está muy aumentado. Para diferenciarlo, puedes ponerte una compresa y valorarlo de nuevo en una hora. Si transcurrido este tiempo la compresa está empapada, es muy posible que se haya roto la bolsa de las aguas.

¿Qué hacer si se rompe la bolsa?

Si estás de más de 37 semanas de gestación y el líquido que sale es transparente, con alguna motita blanca, tranquilidad absoluta. Cada equipo de atención al parto tiene sus propios protocolos cuando se rompe la bolsa. Ponte en contacto con ellos para ver cómo proceder. Es importante no hacer tactos vaginales de más, ya que se aumenta la posibilidad de infección. Si el líquido que sale es amarillo, verde o de otro color, es importante que te pongas en contacto urgente con tu equipo para valorar la situación.

La dilatación

Durante el periodo de dilatación, el canal del cuello uterino va a llegar a tener 10 cm. Es la medida perfecta para que pase la cabecita del bebé. ¿Recuerdas que hablábamos de que el cuello del útero tenía la consistencia de la nariz? Pues cuando se está dilatando, esta nariz habrá desaparecido. Son las contracciones uterinas las que producen la dilatación: aprietan la cabecita del pequeño o la pequeña hacia abajo. Cada parto será distinto y cada mujer notará estas contracciones de manera diferente. El tiempo que se necesita para dilatar también puede ser muy dispar. Se calcula que cuando ya se han superado los 3 cm de dilatación, la media de tiempo para llegar a los 10 cm puede ser de unas 14 horas. Aun así, todas hemos escuchado relatos de partos de 1 hora y de 30 horas, también.

Los primeros centímetros de dilatación suelen ser los que cuestan más. Las contracciones en aquel momento

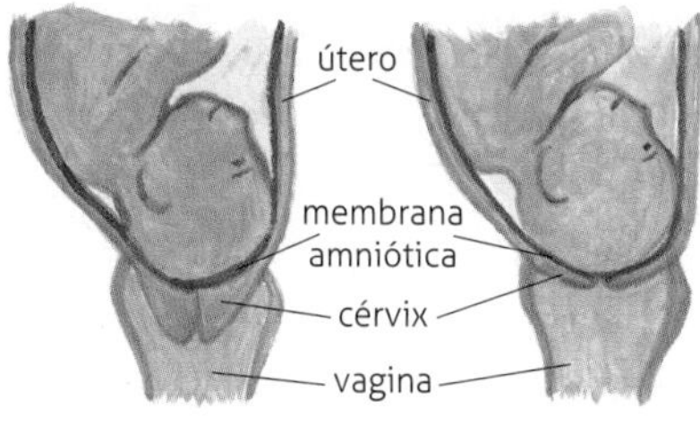

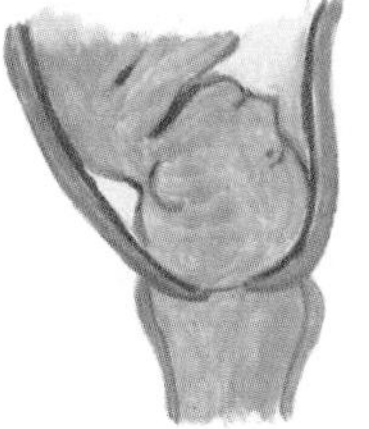

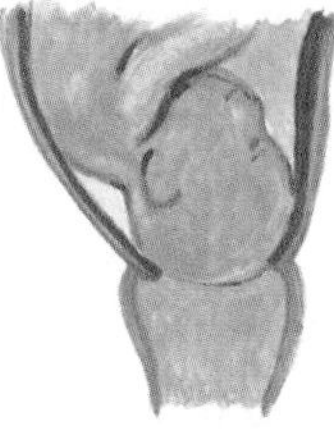

La presión de la cabecita del bebé en el cuello del útero hace que primero se borre, vaya haciéndose más y más fino, y después se dilate, alcanzando una apertura máxima de 10 cm.

suelen tener menos ritmicidad; justo está empezando a ponerse en marcha. De los 3 a los 8 cm suele ser un poco más rápido. Aun así, cada experiencia va a ser única, y si la madre y él bebé están bien, no hay por qué intervenir, aunque el ritmo sea lento.

Muchas veces nos encontramos con que, en un parto sin anestesia, cuando se ha dilatado unos 8 cm, la parturienta tiene la sensación de no poder más, de no ser capaz de continuar. Ese es el momento de apoyar más, porque ya se está llegando al final de esta etapa para pasar a la siguiente: la bajada y salida del bebé.

Expulsivo

Muchas veces, cuando no se ha parido, se piensa que el expulsivo es solo la salida de la cabecita del bebé por la vagina, y no es así. Para nada. Van a pasar un montón de cosas antes de que la pequeña o el pequeño salga del cuerpo de su madre. Es apasionante.

El bebé, gracias a que la madre se mueve, a las contracciones y a la gravedad, va a ir girando la cabecita y presentando su diámetro más pequeño para poder encajarse dentro de la pelvis de su madre. Irá rotando. Aquí, pues, es fundamental que la madre pueda moverse. Su cuerpo le va a pedir que se mueva, que esté activa. Así el pequeño o pequeña va a poder entrar con más facilidad.

Poco a poco las contracciones van a cambiar. Ya no habrá solo presión o dolor. También se van a empezar a notar ganas de apretar, de gemir haciendo fuerza hacia abajo. Es una fuerza que sale de dentro, que no se puede parar. A medida que el bebé vaya bajando por la pelvis, habrá un momento en que se va a notar presión en el periné, en la zona entre la vagina y el ano: se va acercando la salida del bebé.

Poco a poco se puede advertir que los labios de la vulva se abren cuando la madre está apretando... Está a punto de salir la cabecita. Si en este momento te pones un dedo en la vagina, puede ser que te encuentres ya la cabecita de tu pequeño, que va bajando.

Muchas veces se nota en este momento una sensación de aro de fuego, como si la salida de la vagina quemara. Los tejidos de la vulva se estiran al máximo. Si quieres, puedes hacer una prueba para ver lo que se siente: pon el dedo índice de cada mano en las comisuras de los labios y estíralas como si quisieras hacerte la boca más grande. Esta sensación de tirantez es parecida a la que se siente en la vulva al salir la cabecita.

Se necesitan unas cuantas contracciones más para que por fin salga. Primero, la cabecita; luego, el bebé va a rotar para poder sacar los hombros en la siguiente contracción y, con ellos, todo el cuerpo. Puedes agarrar tú al bebé; no hace falta que nadie lo toque, es tuyo del todo.

Es el momento de ponerlo encima de tu cuerpo. De que broten mil emociones. De notar su cuerpecito mojado y caliente encima del tuyo y de ver cómo te mira por primera vez.

Y parece que el mundo se para, que deja de dar vueltas... Pero no es así. El parto aún no se ha terminado. Falta algo importantísimo: el alumbramiento de la placenta.

Alumbramiento

Cuando el bebé acaba de nacer, su cordón umbilical aún está ligado a la placenta, que sigue implantada en el útero. El cordón umbilical seguirá latiendo y es fundamental que antes de cortarlo se deje latir hasta que pare por sí solo. Es la mejor forma de asegurar que el bebé puede hacer la transición a la vida extrauterina con calma. El cordón umbilical seguirá pasándole sangre oxigenada para que pueda empezar a respirar con tranquilidad, y también reservas de hierro para evitar la anemia. Dejar latir el cordón umbilical hasta que pare es la forma más eficaz de proteger al bebé de anemia durante los primeros meses de vida.

Cuando deja de latir significa que la placenta se ha desprendido de la pared del útero. Es posible que en ese momento se noten contracciones otra vez. Ahora más suaves, aunque muchas veces pueden desanimar un poco; parece que se vuelva a empezar. Al cabo de pocos minutos saldrá la placenta. Esta vez la sensación no es dolorosa, ni mucho menos, más bien parece un bálsamo para la vulva. Es algo calentito que resbala.

Es el momento de que la matrona revise que esté entera, con las membranas de la bolsa de las aguas también todas intactas, para asegurar que no se queda ningún resto dentro del útero.

Ahora sí que podemos decir que el parto ha terminado y empieza el posparto.

MÉTODOS DE CONTROL DEL DOLOR

Métodos no farmacológicos

- Acompañamiento. Es uno de los más potentes. Rodéate de personas que te den confianza, que sepan lo que quieres. Busca un equipo sanitario en el que confíes y que te respete.
- Movimiento y cambio de posturas. Un parto necesita movimiento para ayudar a la dilatación y al descenso del bebé. Puedes ponerte como quieras. Te dejo algunas ideas, aunque lo más importante es que estés cómoda. No dudes en probar las que te apetezcan.
- Relajación. Los partos son largos. Tener estrategias de relajación, de descanso y de distensión te va a ayudar a estar mejor.
- Calor. Aplicar calor a las lumbares o a la zona de encima del pubis durante la contracción suele ser muy agradable cuando hay dolor.
- Masajes. Ayudan a segregar oxitocina y hormonas del bienestar. Si te apetece, no dudes en pedirlos. La presión en la zona del sacro durante la contracción o sobre los huesos de la pelvis suele ser muy agradable. Infórmate de cómo se hace y asegúrate de que quien te

Las posiciones durante el parto son infinitas, y además se suele agradecer ir cambiándolas.

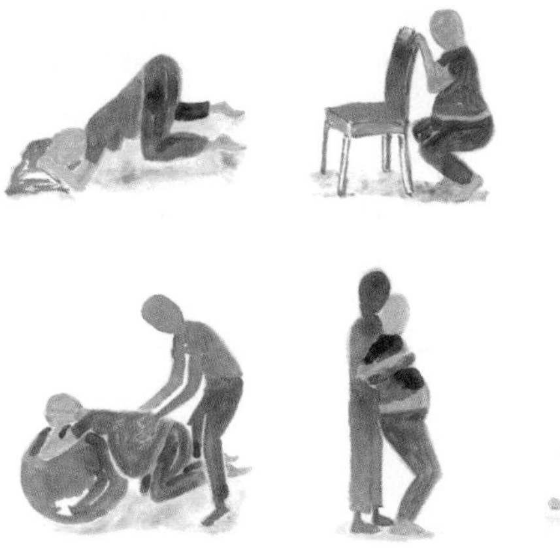

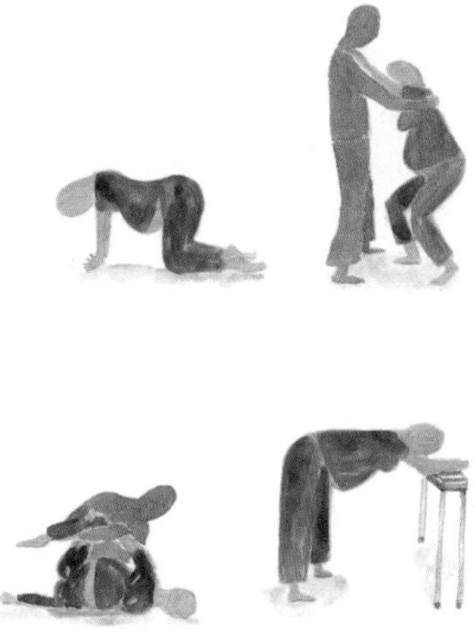

acompañe sepa hacerlo como a ti te gusta.

- Agua. Es una gran aliada. Una buena ducha al inicio o la bañera en cualquier momento es una herramienta maravillosa para controlar el dolor.
- Otros métodos. Acupuntura, presión sobre el rombo de Michaelis... Hay muchos otros métodos que a lo mejor pueden ser una opción para ti. Te recomiendo que preguntes sobre ellos al equipo que te atenderá, para informarte y poder decidir si quieres usarlos.

Métodos farmacológicos

- Anestesia peridural. Es el método más eficaz para el control del dolor. Se trata de anestesiar los nervios que llevan la información del dolor a través de la columna vertebral. Se recomienda ponerla cuando la dilatación está avanzada, para que el parto no se pare. El efecto secundario principal es que impide o limita la movilización, cosa que puede dificultar la salida del bebé. Parece que su uso está relacionado con la necesidad de utilizar más instrumentos para el parto —como pueden ser los fórceps— e incrementa la ratio de cesáreas. A veces puede ser que no se anestesie toda la zona de la contracción. Es imprescindible escuchar el latido del corazón del bebé de forma continuada una vez que se ha administrado esta anestesia. Hay otros posibles efectos secundarios, como temblores y dolores de cabeza.
- Walking peridural. Muy parecida a la anterior, aunque esta permite cierta movilidad. Solo se puede poner una dosis, después ya se comporta como una anestesia peridural al uso.
- Anestesia de pudendos. Se anestesian solo los nervios pudendos —se encuentran en el periné—; es mucho más local. Es un tipo de anestesia poco usado.
- Anestesia local. Se suele usar para suturar si ha habido algún desgarro o se ha hecho una episiotomía y no se ha utilizado anestesia peridural.

Siempre que se usa cualquier medicación durante el parto, es necesario escuchar de forma continua el latido del corazón del bebé para asegurar que se encuentra bien.

Hasta aquí te he explicado lo que es un parto normal, fisiológico, donde el bebé está preparado para nacer y la madre se encuentra bien. Aun así, en ciertas ocasiones es necesaria la intervención médica. Se sabe que si en el parto se fomenta la fisiología, la movilidad, el respeto máximo, la necesidad de intervenciones es mucho menor. Vamos a ver ahora las intervenciones que podemos encontrar en ciertos momentos del parto.

Inducción al parto

Es el inicio provocado del parto. En principio tendría que prescribirse de forma muy cuidadosa, ya que puede tener efectos colaterales. Debería estar indicado en aquellos casos en que se valore que la salud de la madre o del bebé corre peligro. Pero, por desgracia, muchas inducciones se prescriben sin una indicación justificada. A veces se indican por la edad materna, porque el bebé es más pequeño o más grande de lo habitual. Suelen provocar mucho más dolor a la madre y aumentan la posibilidad de precisar una cesárea o de tener que usar instrumentación durante el parto.

Instrumentación

Se lleva a cabo cuando es necesario usar algún tipo de instrumento para ayudar a la salida del bebé. Hay varios tipos de mecanismos. Solo se deben usar con una indicación médica clara. La limitación del movimiento y el uso de la anestesia peridural hacen que aumente el riesgo de uso de este tipo de instrumentos. Aquí están los famosos fórceps, que serían algo así como unas pinzas que cogen la cabecita del bebé y pueden ayudar a rotarla para que baje por el canal del parto. También están las ventosas, que, como su nombre indica, hacen vacío con la cabecita del bebé y contribuyen en la tracción para ayudar a bajar. Hay otros instrumentos llamados «espátulas», que intentan hacer de calzador abriendo un poco más de espacio.

Hay que tener en cuenta que pueden causar daños y moratones o heridas en la cabecita del bebé, y también se relacionan con heridas más grandes en la vagina y el periné. Si es preciso utilizarlos porque es necesario que el bebé salga rápido, muchas veces se practica también lo que se llama «episiotomía», un corte en la entrada de la vagina, que puede ser mucho más difícil de curar. En el siguiente capítulo te cuento más sobre ella.

Cesárea

La cesárea es una intervención con la que se consigue que el bebé nazca cuando no puede pasar por la pelvis o porque no se puede esperar a que salga por la vagina por estar la salud de la madre o del bebé en juego. Es lo que se denomina una «intervención mayor» y, por lo tanto, tiene consecuencias para los dos protagonistas: madre y bebé. Se sabe que no es tan segura como un parto vaginal y se debería reservar solo para aquellos casos aislados en los que parir es menos seguro que nacer a través de una intervención quirúrgica.

Para citar algunas consecuencias directas de las cesáreas:

- Para la madre:
  - Suele haber más dolor en un momento en que se necesita moverse para atender al recién nacido.
  - Mayor riesgo de infección de orina, puesto que para practicarla es necesario poner una sonda para sacar el pipí de la vejiga y así reducir la posibilidad de lesionarla en la intervención.
  - Más riesgo de infección del útero y de los puntos de sutura.
  - Más riesgo de mastitis en el posparto por la administración de antibióticos para evitar la infección del útero.
  - Mayor riesgo de hemorragia.
- Para el bebé:
  - En la cesárea, el bebé no pasa por el canal óseo del parto. Pasar por ese canal hace que se prepare a nivel neurológico y también físico para nacer. También hace que el líquido de los pulmones salga con mayor facilidad.
  - El bebé no se va a colonizar igual. En un nacimiento por parto normal, el bebé pasa por la vagina, que está colonizada de flora sana de la madre, y sale, por lo general, mirando hacia el ano de su madre. Esto hace que las bacterias buenas del intestino de la madre colonicen rápidamente el intestino y la piel del bebé, y, por lo tanto, no dejen espacio para las bacterias que pueden provocar infecciones. En algunos hospitales, durante la cesárea, se dejan unas gasas en la vagina de la madre y después se pasan por la carita del bebé para que se beneficie de las bacterias de su madre.
  - Hay una consecuencia que fácilmente se podría mitigar: la falta del piel con piel justo al salir el bebé. En una cesárea, si el equipo sanitario prepara las cosas bien, la madre puede coger al bebé en cuanto nace y se lo puede poner piel con piel mientras cierran la herida de la cesárea. Que el piel con piel lo haga con otra persona o no se haga tiene consecuencias directas en la lactancia y en el bienestar del bebé y de la madre.

Las cesáreas pueden ser electivas o indicadas en el curso del parto. Las electivas son aquellas cesáreas que están indicadas antes de que empiece el parto, por imposibilidad de iniciarlo. Hay prescripciones claras, como puede ser que la placenta esté tapando el cuello del útero, de forma que no pueda nacer el bebé, o que este se encuentre colocado en posición transversa y no se gire, con lo que tampoco podrá salir por la vagina. Otras veces las indicaciones son menos claras. Se suele recomendar que se lleven a cabo en el momento en que haya alguna señal de parto, ya que es cuando el bebé ha dado la señal de que está preparado.

Las que se indican durante el curso del parto son aquellas que se hacen cuando el parto se ha iniciado. Pueden deberse a que el bebé tenga dificultades durante el trabajo de parto o a que el parto no progrese.

Algo muy excepcional son las cesáreas de urgencia. Son aquellas que se practican porque el bebé tiene que nacer ya. Las principales causas son el prolapso de cordón —el cordón umbilical sale por la vagina antes de que el bebé haya nacido, con lo que imposibilita el nacimiento por parto vaginal y, además, es urgente que el bebé salga para que no se quede sin oxígeno— y el desprendimiento de la placenta —la placenta se desprende del útero antes de que nazca el bebé, de forma que no le llega oxígeno correctamente—. Son dos situaciones para nada habituales y que precisan una intervención muy rápida.

¿Y las vueltas de cordón afectan al nacimiento?

La gran mayoría de los bebés nacen con vueltas de cordón en el cuello. No tiene por qué ser un impedimento para el parto vaginal. Se suelen poder desprender sin necesidad de cortar el cordón.

¿Cuándo tengo que ir al hospital?

Se recomienda consultar con el equipo que te atenderá el parto si:

- Tienes dolor de cabeza, tensión alta, ves lucecitas, se te hinchan la cara y las manos de golpe o sientes un dolor fuerte en la boca del estómago: es importante descartar una enfermedad del embarazo que se llama «preeclampsia».
- Sangras por la vagina como si tuvieras la regla.
- No notas que el bebé se mueva o no con tanta intensidad como antes. A veces, si tenemos un día atareado, es complicado saber si el bebé se ha movido o no. Si tienes dudas, toma algo dulce —atención si tienes diabetes gestacional— e intenta relajarte durante unos minutos, tumbada sobre el lado izquierdo. Si pasados 15 minutos has notado que no se ha movido, acude

a un centro médico. Recuerda que los bebés tienen etapas de 20-30 minutos de sueño; puede ser perfectamente una falsa alarma.

- Rompes la bolsa de las aguas:
  - Si estás de menos de 37 semanas de gestación, sean como sean las aguas.
  - Si estás de más de 37 semanas de gestación y las aguas no son transparentes.
  - Si son transparentes, pero no hay signos de parto en las siguientes 12-18 horas.
- Tienes contracciones rítmicas antes de las 37 semanas de gestación.
- Si estás de más de 37 semanas y tienes 2 contracciones en 10 minutos durante 2 horas. Seguramente se está iniciando el parto.

Recuerda:

- El parto es tuyo.
- Infórmate de cómo trabaja el equipo que va a acompañarte.
- Rodéate de gente que respete tus decisiones y te proteja en este momento de vulnerabilidad.
- Habla con quien te acompañe sobre cómo quieres parir y qué hacer si las cosas no salen como habías previsto.
- Siempre tienes la última palabra; tu cuerpo y tu bebé son tuyos.

EL POSPARTO: LAS PRIMERAS HORAS, DÍAS Y SEMANAS

3

LAS PRIMERAS HORAS

Vamos a hablar aquí de lo que pasa al principio de todo, justo cuando acaba de nacer tu bebé. Son horas que se te quedarán en la retina para siempre. El parto ha terminado y cada segundo es especial.

Muchas fantaseamos con este momento durante el embarazo. ¿Cómo será? ¿Cómo va a ser ese primer encuentro? Cada una lo va a vivir de forma distinta. Va a tener también aquí especial importancia cómo ha ido el nacimiento y cómo te has sentido. Como siempre, sentirse respetada, arropada y segura va a ser fundamental en este momento.

Para ello, que tu pareja o la persona que te acompañe en el nacimiento de tu bebé conozca muy bien tus preferencias es algo que va a ayudar muchísimo. También te recomiendo que hables con el equipo que te va a atender. Conocer cómo son estas primeras horas en el centro donde vas a dar a luz, o si pares en casa, cómo será la bienvenida del bebé, te va a dar la información necesaria para poder decidir si es un lugar apropiado o no. Mi consejo es que busques dónde te sientes más cómoda; si puede ser, hazlo al principio del embarazo para que tengas tiempo de visitar varios centros y escojas el que veas que te ofrece aquello que estás buscando.

A veces nos da cierto reparo hacer preguntas a la matrona o a la ginecóloga, parece que si preguntamos es que dudamos de ellas. Desde mi punto de vista, es justo lo contrario, porque le estamos dando valor a su trabajo. Su atención es fundamental para que parto y posparto se desarrollen de la forma más fisiológica posible y que tu vivencia sea la mejor.

Las primeras dos horas después del nacimiento van a pasar muchas cosas fundamentales tanto para ti como para tu bebé. Es un momento importante en el que vais a veros por primera vez, a tocaros y a iniciar la lactancia. Durante las dos primeras horas, el bebé está en lo que se llama «alerta tranquila», atento a todo, con la misión de conectar contigo y de empezar a alimentarse. También es un momento en el que se revisará que estés bien, que no haya sangrados fuera de lo habitual ni desgarros, y si los hay, se coserán.

Si has parido en un hospital, es posible que todo esto suceda en la sala de partos. Si has parido en casa, en el sofá de tu salón, en tu cama... aquí la diversidad será más grande.

PRIMER CONTACTO

En cuanto salen los hombros de tu bebé por tu vagina, puedes cogerlo y colocártelo encima de la barriga. Aquí empieza el posparto. Bueno, en realidad el posparto empieza cuando la placenta se ha alumbrado. Aun así, el mero hecho de tener al bebé encima activa todas aquellas hormonas, emociones o sensaciones que van a marcar el inicio de la maternidad.

Y todo se prepara para el momento de la presentación del bebé. Las hormonas que están presentes en este momento hacen que las pupilas se dilaten, la piel esté más sensible y se caliente para albergar al pequeñín, el olfato de la madre se afine... Es un momento que quedará grabado a fuego. La intención es que se produzca un efecto de apego máximo. El cuerpo de la madre quiere vincularse con el bebé y este necesita que esto ocurra. Es una necesidad vital para él. El pequeño va a desplegar todos sus encantos para que la madre sienta amor por él. Y, en cierta manera, es algo acertado, ya que los cuidados y la energía que requiere un bebé, y el cansancio que va a haber durante una temporada larga, son inasumibles si no hay un amor inmenso en medio.

En este momento, es posible que la matrona que te ha acompañado durante el parto seque al bebé encima de ti con una toalla. Es importante secarlo para que no se enfríe y esté calentito. Parece también que el masajito en la espalda hace que se active, que respire más profundamente. Muchas madres lo hacen de forma instintiva. Lo tocan, lo llaman por su nombre... Es un momento importante para el bebé. Es su primera bienvenida.

¿Y si el nacimiento ha sido por cesárea?

Pues el primer contacto también se puede hacer enseguida. Nacer por cesárea no tendría que suponer limitaciones en el contacto ni en el piel con piel posterior. Cada vez son más los hospitales que lo tienen presente y que saben que negar esta opción es perjudicial para los dos protagonistas del momento, madre y bebé. Por esto, si estás embarazada, te recomiendo que hables con el

El mero hecho de tener al bebé encima activa todas aquellas hormonas, emociones o sensaciones que van a marcar el inicio de la maternidad.

equipo que te atenderá para asegurar que lo tengan preparado, todo a punto por si el nacimiento es por cesárea.

Se habla de este momento como algo muy especial, donde se produce este primer contacto, donde al fin vas a poder conocer al pequeño. Seguro que lo habrás pensado muchas veces durante el embarazo: cómo será, qué sensaciones experimentarás... Algunas hasta habremos pensado que a lo mejor será el momento más intenso de nuestra vida.

En cualquier caso, cada una de nosotras lo va a vivir de forma distinta, va a depender de cómo vivamos el embarazo y el parto, de cómo haya sido el nacimiento del bebé, de cómo nos hayamos sentido en todo el proceso. Y las emociones que vengan serán siempre las adecuadas, aunque en un primer momento puedan parecer extrañas. No siempre se va a sentir una alegría inmensa, no siempre nos enamoramos a la primera de nuestro pequeño.

A veces se necesita tiempo y contacto para que las emociones fluyan...

Lo que sí podemos asegurar es que es un momento intenso, que se nos va a quedar para siempre grabado en la memoria.

¿Qué pasa cuando no he podido tener el primer contacto hasta más tarde?

Por diferentes motivos, a veces el primer contacto no se produce justo después del nacimiento. Algunos bebés van a necesitar atención médica y no se pueden quedar sobre el pecho de sus madres, o habrá madres que precisen ciertos cuidados y que no puedan tener a sus hijos encima. Cuando ocurre algo así, es importante recordar que nunca es tarde para hacer el piel con piel, que la capacidad de resiliencia es muy grande por ambas partes y que darse el tiempo de conocerse, de mirarse y de sentirse nunca está de más, hayan pasado minutos, horas o días después del parto. Sabemos que los momentos de intimidad, de tocarse, de olerse, van a ayudar a que todas aquellas sensaciones que tendrían que haber aparecido en el primer encuentro se despierten de nuevo. A veces se necesita tiempo para ello.

Si no aparecen, si va pasando el tiempo y no hay forma de que aparezcan estos sentimientos, estas emociones, podría ayudarte acudir a un psicólogo experto en posparto.

Cambios de la vida intrauterina y de la extrauterina

Y si los cambios para la madre han sido enormes durante estos primeros momentos de posparto, para el recién nacido también lo van a ser.

Imaginémonos un momento al bebé dentro del útero: está en un ambiente acuático, alimentado de manera continua por el cordón umbilical, sin la sensación de hambre ni de sed. La temperatura está siempre regulada, no existen ni el frío ni el calor. Oye siempre los mismos ruidos: el latido del corazón de su madre, su voz, y a lo mejor, de forma muy lejana algún ruido exterior... Aunque los ojos del bebé ven al final del embarazo, dentro del útero hay oscuridad, seguramente, total.

Sale al exterior y todo cambia: la temperatura es mucho más baja; además, está mojado, con lo que puede tener frío; suele haber bastante ruido y también luz, con lo que el cambio es enorme. Además, el bebé va a hacer algo por primera vez: respirar. Hasta ese momento, los pulmones estaban preparados para respirar, pero estaban llenos de líquido amniótico. El bebé ha estado entrenando durante todo el embarazo, haciendo movimientos respiratorios. Durante el parto, al pasar por la pelvis, los pulmones se vaciarán de líquido amniótico y al sacar su cuerpo podrá hacer una gran inhalación para llenarlos de nuevo con aire. A partir de aquí, empezará a respirar por sí solo. Durante unos minutos lo ayudará el cordón umbilical, que le seguirá proporcionando sangre oxigenada que le envía su madre; que el cordón umbilical siga latiendo un buen rato después de la salida del bebé está pensado para que pueda empezar a respirar de forma tranquila, sabiendo que el cordón le va a proporcionar el oxígeno necesario.

Pero sí que hay cosas que reconoce, como el olor de la madre, el ruido del latido del corazón, el sabor del calostro, que se parece muchísimo al del líquido amniótico, el calor que desprende el cuerpo de la madre. Estas cosas harán que el bebé esté tranquilo y pueda adaptarse mejor a la vida extrauterina.

¿Cómo te imaginas a tu bebé una vez que haya nacido?

Nos han contado que los bebés tienen que llorar cuando nacen, que el llanto hará que abran los pulmones, y no es así. La mayoría de los bebés no van a nacer llorando, van a nacer y van a abrir los ojos enseguida buscando los ojos de su madre. Porque otro mito es que los bebés no ven, y eso tampoco es verdad. Se sabe que los bebés ven bastante bien a una distancia de unos 20 cm. Y ¿sabes la distancia, más o menos, que hay entre tus ojos y tu pecho? Pues eso. El bebé encima del pecho de la madre puede observar sus ojos y su cara, y le encanta, lo quiere, le gusta. A esta distancia, además, tú podrás ver que tiene vello en las orejas, en los hombros; a veces también en la frente. Es el lanugo. Es algo muy habitual —sobre todo en los bebés que nacen con pocas semanas de gestación— y en unas semanas va a caer. Es posible también que veas que está untado de una grasa blanca, el vérnix, que le hidrata la piel y cuyas células de defensa disminuyen el riesgo de infección. Por este motivo, es importante no bañar al bebé hasta que el vérnix no se haya absorbido. Sea por el vérnix o porque está impregnado de líquido amniótico, cuando se pone encima de la madre se puede resbalar; deberemos abrazarlo y contenerlo. Es posible que en este momento se aproveche para secar al bebé con toques suaves.

Algo que a veces nos puede sorprender es que las manitas y los pies del bebé tengan un color azulado. Esto se debe a la dificultad que tienen de mantenerlos calientes. Por otro lado, los bebés suelen nacer con las uñas largas y estas se rompen fácilmente. Por este motivo, muchas veces se les ponen manoplas, aunque es totalmente innecesario, ya que no le deja olerse y lamerse las manos, algo que es innato en él y, además, le impide tocar la piel de su madre para calentarlas. Lamerse las manos forma parte del descubrimiento, tanto de su cuerpo como del mundo exterior. Al nacer, las manos están impregnadas de líquido amniótico, que tiene el mismo sabor y olor que el calostro. Esto les permite olfatear y buscar el pezón teniendo como punto de referencia sus propias manos. El bebé puede arañarse con las uñitas; se pueden cortar si hace falta o limar con una lima que no deje polvo. Un truco es hacerlo mientras está mamando, porque estará tranquilo y relajado.

El piel con piel

Mucho se ha escrito sobre el piel con piel, y no es para menos. Es una estrategia fácil, efectiva y barata para mejorar la salud del bebé y de la madre, y, lo más importante: es muy placentera. Al fin y al cabo, lo principal es buscar el placer y la satisfacción en momentos tan intensos.

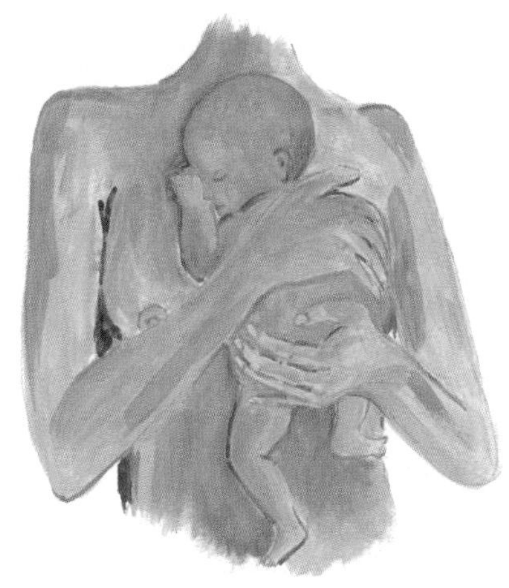

El piel con piel se lleva a cabo con el torso de la madre desnudo y el bebé también desnudo o solamente con el pañal. Se recomienda que se tapen con una sábana para evitar que el bebé se enfríe.

Al bebé, el hecho de estar piel con piel lo va a ayudar a termorregular mejor. Durante las primeras semanas de vida, los bebés no saben regular bien la temperatura corporal y pierden mucha energía en calentarse. La forma en la que gastan menos energía es estando encima de una fuente de calor, como una persona adulta. Se sabe que el tórax de la madre va a calentarse más si el bebé necesita más calor. Por otro lado, el hecho de estar encima de su madre parece que también está relacionado con que su respiración se acompase mejor y haga menos apneas,[1] así como que el sistema cardiaco se regule mejor. También parece que se activan todos aquellos instintos que van a ayudar a que se establezca la lactancia materna, como es el de la búsqueda del pezón, el de cabeceo —en el que el bebé hace de pájaro carpintero contra el pecho—, el de reptar por el cuerpo de la madre hasta llegar al pecho, entre otros.

Pero esto no es todo. Tener al recién nacido encima hace que la madre segregue grandes cantidades una hormona llamada «oxitocina». La oxitocina está presente en muchos momentos importantes de la vida. Es la que aparece cuando estamos a gusto, cuando nos acariciamos o nos acarician, cuando tenemos un orgasmo... Nos sirve para vincularnos, para estar tranquilas, y esto va a crear el ambiente necesario para propiciar el cuidado del bebé. Es una hormona que es tímida, pues el miedo la inhibe y, por tanto, necesita confianza para expresarse. Es probable que te suene que es la hormona que provoca las contracciones de parto, y así es. Y es muy interesante que también esté presente en el momento en el que nace el bebé, ya que se ha descubierto que ayuda a contraer el útero cuando el bebé ha nacido y, por lo tanto, disminuye la posibilidad de hemorragia posparto. Los altos niveles de oxitocina no solo deben atribuirse al contacto piel con piel. Ver a tu bebé, ver que te está mirando a los ojos, que te busca, olerlo, notar sus movimientos encima del pecho, son estímulos directos en la producción de esta hormona tan presente también en la lactancia.

Y ¿qué es eso del piel con piel? Pues no es nada más que poner al bebé encima de tu torso desnudo, sin ropita, como mucho con el pañal, y taparos con un arrullo, una sábana o mantita para que no pase frío. ¿Y ya está? Pues sí, así de fácil.

Los expertos recomiendan que el piel con piel se haga como mínimo durante las 2 primeras horas después del nacimiento. Es un mínimo. No hay sobredosificación del piel con piel. Se aconseja que si la madre está muy ago-

[1] Las apneas son períodos de varios segundos sin respirar. Se consideran normales si no son superiores a unos 10 segundos. Son bastante habituales durante los primeros días de vida.

tada no se quede sola haciendo el piel con piel, sobre todo durante las primeras horas del posparto.

Como ves, el piel con piel es una técnica muy fácil de aplicar. Es rara la situación en la que no se puede hacer, porque tanto después de un parto como justo después de que el bebé nazca por cesárea, el piel con piel es posible. En algunas ocasiones, podemos encontrarnos con que el pecho de la madre no está disponible. Si es así, el padre o la persona que la madre haya decidido puede hacer piel con piel con el bebé. Va a ayudar a que el pequeño esté bien acompañado mientras no pueda estar con su madre. Cuando un bebé no tiene la posibilidad de ser recibido por el cuerpo de su madre, estar encima de otra persona que lo acoja y lo abrace va a ser siempre preferible a la mejor cuna térmica.

Como te he contado antes, el piel con piel fomenta que el bebé active todos aquellos instintos para empezar a mamar. Hablaremos de cómo se desarrolla en el capítulo «La lactancia». Si tu opción de alimentación no es la lactancia materna, presta atención durante el piel con piel. Los bebés nacen con unos instintos potentes para buscar el pecho y prenderse a él.

¿Solo el primer contacto?

Es necesario contextualizar cuándo se produce este momento tan intenso. En ocasiones, el momento en el que se coloca al bebé encima de la madre coincide con exploraciones en la vulva o en la vagina. Si es necesario, será el momento de coser si hay alguna herida o algún desgarro, y a veces se llevan a cabo otras intervenciones que pueden resultar molestas. Pueden confluir sensaciones contradictorias entre la necesidad de conectar con tu bebé y las exploraciones que te están haciendo. Es importante que, si tienes dolor, los profesionales te administren la medicación adecuada para que puedas disfrutar del primer contacto con tu bebé.

Busca a un equipo que sea lo más respetuoso posible, que te cuente cuáles van a ser sus intervenciones en el posparto y que abogue por un parto respetado, donde te informen de cualquier intervención, tanto a ti como a tu bebé.

Seguramente, tanto si has parido en un hospital como si has escogido otra opción, habrá bastante gente a tu alrededor. Si has decidido estar acompañada, la persona que hayas escogido estará a tu lado, intentando también absorber cada minuto, cada guiño, cada novedad del pequeño o pequeña que acaba de nacer.

Como hemos visto en el capítulo anterior, una vez que ha nacido el bebé no se da el parto por finalizado. El cordón sigue latiendo, aportando oxígeno al recién nacido y llenando sus depósi-

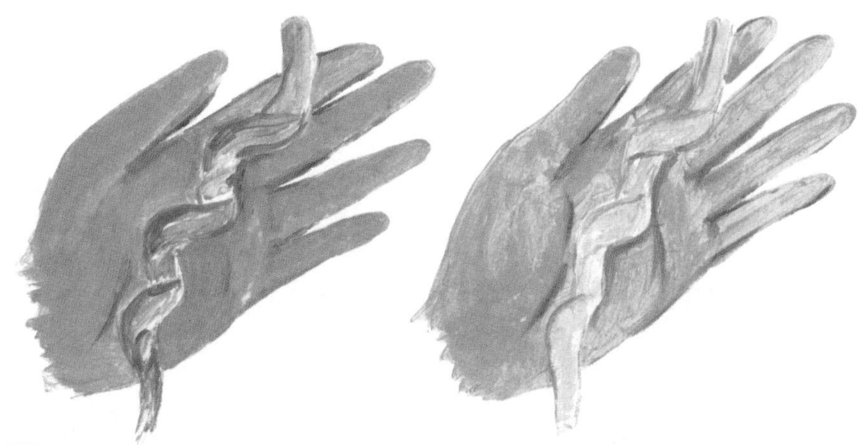

Cuando el cordón umbilical está latiendo, tiene el color violáceo de la imagen de la izquierda; cuando deja de latir, su apariencia es blanquecina.

tos de hierro. Cuando ha dejado de latir es un buen momento para cortarlo. Lo puedes hacer tú, la persona que te ha acompañado o las profesionales que han asistido al nacimiento. Si el nacimiento ha sido por cesárea, también se puede esperar unos minutos para asegurar una transición a la vida extrauterina más plácida y recargar a tope las reservas de hierro del bebé.

Cortar el cordón no es algo complicado. Se parece al tentáculo de un calamar o de una sepia. Tiene una textura gelatinosa. Se pinza por dos lados y se corta en medio, habitualmente con tijeras.

Una vez que el cordón umbilical deja de latir, puedes empezar a sentir nuevas contracciones. Sí, es un poco desesperante, porque una pensaba que ya se había terminado todo... Pero falta una de las cosas más importantes en un parto: el alumbramiento de la placenta. Vas a notar que las contracciones vuelven. No suelen ser muchas, y son mucho menos dolorosas que las de la salida del bebé. A veces, la matrona puede practicarte un suave masaje sobre el ombligo. De esta forma, el útero se contrae y la placenta sale con más rapidez. Tiene que ser suave y siempre explicándote lo que va a hacer. Su salida no suele ser molesta.

Cuando se ha alumbrado la placenta es preciso revisarla. También puedes pedir que te la enseñen. Verás que la matrona o la ginecóloga que te ha atendido la mira para asegurarse de que esté entera, con las membranas que albergaban el líquido amniótico íntegras. Si no lo está, la posibilidad de infección o de hemorragia es mayor y, por lo tan-

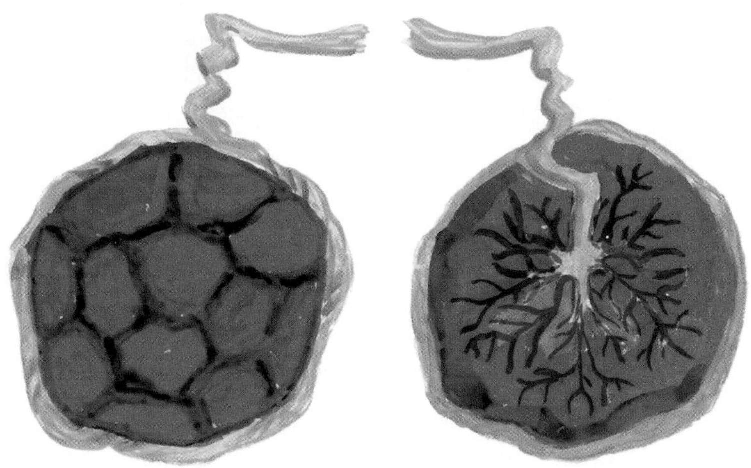

La placenta es un órgano increíble que genéticamente pertenece al bebé. Tiene una parte que es la que está pegada a la pared del útero, la que ves en la imagen izquierda, y una parte más lisa, que está en la parte del bebé. Su función es, entre otras cosas, captar nutrientes y oxígeno de la madre, traspasarlos a través del cordón umbilical al bebé y devolverle a la madre los elementos que el bebé desecha o no necesita.

to, hay que hacer una revisión atenta. Si quedan restos de placenta dentro del útero, a veces es necesario sacarlos con la mano. Suele ser algo molesto. Es importante aquí valorar la necesidad de poner un poco más de anestesia peridural o, si no la llevas, que te ayuden y te guíen para estar tranquila. Como siempre, la información y el apoyo son fundamentales.

La placenta ha salido y es el momento de verificar si se ha producido algún desgarro. Si has parido de pie, sentada o en el suelo, te van a pedir que te tumbes para poderte examinar la vulva y la vagina. Si has parido en el agua, también es posible que te pidan que salgas de la bañera y que te acomoden semiincorporada en una cama. De esta forma puedes seguir con el piel con piel mientras te examinan.

Buscarán si hay algún punto que sangre. Si no lo hay, si no se evidencian desgarros o los que hay no sangran, no será necesario coser.

Si hay desgarros, será el momento de coserlos. Si llevas anestesia peridural, esto no tendría que ser para nada doloroso; en el caso de que hayas parido sin ella, pueden ponerte un poco de anestesia local para que resulte menos doloroso.

Durante estas primeras dos horas, la matrona va a valorar que todo siga con normalidad. Para ello, van a llevar a cabo las curas iniciales:

Valoración del sangrado. Por un lado, algo que es preciso valorar es el sangrado vaginal. Si el parto ha sido por cesárea, además del sangrado vaginal se valorará el sangrado de la herida. Es habitual que durante las primeras horas se produzca un sangrado vaginal importante. La contracción del útero después del parto hará que este sangrado vaya cada vez a menos. En esos momentos, si te palpas debajo del ombligo notarás un bulto duro; es el útero contraído. Conviene que esté así para que no se desarrolle una hemorragia posparto. La lactancia materna y un suave masaje sobre el útero ayudarán a que este se contraiga más. Muchas veces, el mismo bebé, mientras está piel con piel, va a hacer este masaje con los pies de manera natural.

Si ha habido algún desgarro o alguna herida en la vagina o en la vulva, también será preciso controlar que no sangren, que no aumente el dolor y valorar la hinchazón de los genitales. Aplicar frío a la vulva puede ayudar a rebajar esa inflamación.

Valoración de la tensión arterial. La tensión arterial nos da información de cómo pasa la sangre a través de nuestras arterias. Una tensión muy baja podría indicarnos que puede haber una hemorragia. Una tensión arterial alta podría estar relacionada con preeclampsia, que es una enfermedad del embarazo y el posparto, y es importante controlarla.

El primer pipí. Para que el útero tenga espacio para contraerse, es importante que la vejiga de la orina esté vacía; por ello, durante los primeros minutos del posparto, se recomienda que se haga pis. Es posible que la primera vez cueste un poco; al fin y al cabo, todas las estructuras del periné se han estirado muchísimo para dejar pasar la cabeza del bebé. Suele ayudar estar sentada y tranquila. También es posible que sientas escozor si tienes alguna herida en la vulva. En la primera micción es importante valorar también la cantidad, para asegurar que la vejiga ya se ha quedado vacía. De esta forma, el útero podrá contraerse con mayor facilidad. Si se confirma que está dentro de la normalidad, hay un truco para mejorar este escozor: cuando vayas a hacer pis, puedes echar agua fresquita a la vulva con una botella (las de deporte van ideal). Así el pipí no escocerá tanto.

Si no se puede hacer pis o si se ha usado anestesia peridural durante el parto, se suele realizar un sondaje. Esto quiere decir que se introduce una pequeña sonda en la uretra para vaciar el contenido de la vejiga. Si el nacimiento ha sido por cesárea, ya se lleva una sonda vesical, ya que es indispensable para poder hacer la intervención. Seguramente se retirará al cabo de unas horas. Conviene aquí también hacer un seguimiento para asegurar que una vez retirada la sonda se pueda orinar con normalidad.

Los efectos de la anestesia peridural. Si te han administrado anestesia peridural, sus efectos pueden durar un buen rato, sobre todo si te han puesto una dosis mientras el bebé salía o para suturar los puntos. Es una situación extraña porque es posible que te cueste notar las piernas. Si la dosis es la correcta, podrás moverlas, pero a lo mejor no son capaces de sostenerte todavía. En cuanto va recuperando la movilidad podrás comer si el parto ha sido vaginal; en el caso de la cesárea, es posible que tarden un poco más en ofrecerte comida.

Valoración del dolor. El dolor puede ser indicativo de que alguna cosa no va bien. Si hay heridas en el periné o el nacimiento ha sido por cesárea, existe medicación compatible con la lactancia y que se puede tomar sin problemas. Una buena idea es que tengas medicación analgésica pautada y que te la den antes de que las molestias se intensifiquen. Buscar posiciones que te resulten cómodas y en que los puntos no tiren te va a ayudar.

Si tienes dolor en la lactancia, quiere decir que el agarre no es correcto. En este caso, busca ayuda lo antes posible. En el capítulo «La lactancia» hablaremos de ello con más detenimiento. Sea donde sea el dolor, es fundamental que si va a más lo comuniques al equipo que te atiende, para que pueda valorar si hay alguna complicación y, en ese caso, actuar lo antes posible.

Emociones. El proceso del parto, como hemos dicho, deja una huella importante a nivel emocional. Justo después del nacimiento de tu bebé se pueden mezclar emociones contradictorias, pueden combinar alegría y euforia, junto con sentimientos de miedo y ansiedad. Son emociones que en cierta medida te ayudan a situarte. Pero si estas emociones te paralizan hasta el punto de que no puedes atender a tu bebé o te hacen sentir mal, es básico que busques ayuda psicológica especializada. Este tipo de malestar en el posparto se invisibiliza, y muchas mujeres no van a encontrar el espacio para poder explicarlo, circunstancia que causa dolor y culpa, y afecta tanto a la maternidad como al vínculo con el bebé.

Durante las primeras horas del posparto se valorará al bebé para asegurar que se ha adaptado bien a la vida extrauterina. Todas las valoraciones se pueden llevar a cabo haciendo piel con piel, no es necesario separar en ningún momento al bebé de su madre.

Test de Apgar. El test de Apgar mide la adaptación del bebé a la vida extrauterina. Se aplica en diferentes momentos: en el primer minuto de vida, al quinto y a los 10 minutos. Este test valora 5 aspectos del bebé: el tono muscular, la respiración, la frecuencia cardiaca, los reflejos y el color de la piel. El Apgar es normal a partir de 7 sobre 10. La mayoría de los bebés van a tener la puntuación más baja en la coloración, ya que durante los primeros minutos es habitual que tengan las manos y los pies azulados. A los 10 minutos, prácticamente todos van a alcanzar la máxima puntuación.

Es importante no realizar el test antes de tiempo, ya que habrá un espacio de transición entre la vida uterina y la vida extrauterina, en el que el bebé se va a adaptar y también va a aprovecharse de la sangre que le aporta el cordón umbilical.

Peso. El peso del bebé va a permitir conocer cómo está alimentándose los primeros días. Se recomienda pesarlo durante las primeras 24 horas del posparto. En muchos hospitales la valoración del peso se lleva a cabo justo después del parto, lo que entorpece el piel con piel, con la excusa de que es una valoración rápida. No hay ninguna prisa para conocerlo, y, en cambio, la separación no aporta nada positivo. Es más, algunos estudios nos dicen que el peso se debería hacer a las 24 horas del nacimiento, sobre todo si este ha sido por cesárea o si se han administrado sueros a la madre durante el parto, ya que el bebé también retiene algo de estos sueros, de forma que el peso justo después de nacer podría no ser el real.

Otras intervenciones. En muchos protocolos hospitalarios se recomienda la administración de Vitamina K y de pomada oftálmica.

La vitamina K forma parte de las sustancias que aseguran una buena coagulación. Algunos bebés pueden nacer con deficiencia de vitamina K y esto puede provocarles hemorragias. Parece que en los bebés que tienen una buena flora intestinal y que se alimentan con calostro materno la insuficiencia es más rara. Aun así, se suele recomendar administrar vitamina K a todos los bebés, por las graves consecuencias que puede tener su falta. Se puede administrar en forma de inyección en el muslito del bebé o mediante gotas orales. Si decides ponérsela y prefieres que sea intramuscular, te recomiendo que sea haciendo el piel con piel y, si puede ser, mientras mama, ya que sabemos que disminuye la sensación de dolor para él. Si tu decisión es dársela con gotas, habrá que administrarlas en días diferentes. Tu pediatra puede indicarte la pauta correcta.

La pomada oftálmica se administra para disminuir el riesgo de conjuntivitis neonatal. Es una infección en los ojos que podría causar ceguera al bebé. La gonococia es una infección de transmisión sexual que puede estar en la vagina. Si la madre tiene esta bacteria, el bebé podría infectarse al pasar por el canal del parto. La infección materna se puede detectar con un cultivo vaginal; así se evita el uso generalizado de crema oftálmica en los bebés recién nacidos.

Si decides administrársela, una buena idea es aplicarla después de las primeras dos horas, para que el bebé pueda ver con claridad durante este tiempo que está buscando tu mirada.

Las horas siguientes

Una vez que han pasado las dos primeras horas, si el nacimiento se ha producido en el hospital se suele ir a la habitación. Lo habitual es que el traslado se haga en la misma cama donde has dado a luz, con lo que no hay motivo para dejar de hacer piel con piel con tu retoño. Y llegas y seguramente será la primera vez que estés sola con tu bebé y tu pareja, o la persona que te ha acompañado durante el parto.

> **El cuerpo de la madre es el sitio por excelencia para que el bebé esté después del nacimiento.**

En este momento es posible que tu bebé caiga en un sueño profundo y se quede completamente dormido durante 6 u 8 horas. En este tiempo no hace falta que lo despiertes. Es normal que haga tantas horas del tirón. Si ha podido mamar un poquito antes de dormirse, fenomenal. Puedes dejarlo contigo, haciendo piel con piel, o con tu pareja. Otra ventaja de dejarlo allí es que, si hace algún amago de querer comer, podrás notarlo con facilidad.

Como hemos dicho antes, el cuerpo de la madre es el sitio por excelencia para que el bebé esté después del nacimiento. Y esto, ¿hasta cuándo? Pues no hay tope, puede estar allí tanto tiempo como os apetezca. Es más, sabemos que, si os gusta, alargar el piel con piel es beneficioso para ambos.

Cuando el bebé va a la cuna, es más fácil que se enfríe y, además, es más complicado darse cuenta de las pequeñas señales de hambre que va a emitir antes del llanto. Si necesitas dejar a tu bebé en la cuna, es importante que esté abrigado y que no esté lejos de ti o de alguien que pueda vigilarlo. El piel con piel se considera algo seguro de hacer, incluso durmiendo con el bebé encima. Aun así, durante las primeras horas o si te sientes muy cansada o has tomado medicación para descansar, es importante que, si haces piel con piel, haya otro adulto contigo para que esté alerta.

¿Cuándo avisar a la familia de que ya ha nacido?

Cuando quieras y sientas que debes hacerlo. Para algunas personas, avisar a los familiares más próximos cuanto antes será importante. Las ganas de compartir la alegría del nacimiento del bebé pueden ser muy grandes. Otras necesitarán más tiempo. Escúchate. Haz lo que sientas. Cada una sabe cómo van a responder y qué es lo que necesitas en ese momento. Puede ser que te vaya bien estar un rato tranquila, con tu pareja o con la persona que te haya acompañado en el parto. Un ratito para entrar de lleno en la maternidad, empezar a asimilar que el pequeño o la pequeña está aquí, que después de haber imaginado tantas veces este instante lo estás viviendo ahora.

Y después hay, como siempre, varias opciones. Puedes avisarlos y pedirles que vayan un ratito corto, o sencillamente decirles que ahora necesitas tranquilidad y que ya les dirás cuándo acudir. Y, según a quién, puedes decirle que vaya y se quede. Lo que sea mejor para ti. La prioridad vuelve a ser tu bienestar.

La emoción de conocer a un nuevo miembro de la familia hace que a veces haya gente a la que le cueste contenerse y entender que ir a visitar a una familia que acaba de tener un bebé es un privilegio, por muy íntimo que se sea. Cuando uno es madre, padre, hermana o amiga del alma de alguien que acaba de parir, las ganas de estar allí, de tener en brazos al peque, de estar al lado de la nueva madre son enormes. Para ellos también es un cambio de papel. Pero es fundamental recordarles que la prioridad no está en sus sentimientos ni en su expresión de la alegría, sino en que tú y tu bebé estéis bien. Por ello, podemos agradecer enormemente todas las expresiones de amor, pero poniendo límites si lo necesitamos.

Alba Padró, experta en estos primeros momentos en los que se están instaurando tantos procesos y cada minuto que pasa es novedad, propone unas normas básicas para que puedas compartir con tu familia y amigos y que cuando vayan a visitaros y a conocer al bebé tengan las cosas claras. Puedes adaptarlas y modificarlas, pero estoy segura de que te van a resultar de utilidad para poner frenos a la gente que, a veces, no es consciente de la situación que estás viviendo:

Si alguien querido tuyo acaba de tener un bebé y quieres ir a verlo, te paso unas recomendaciones que pueden resultarte de utilidad. Recuerda que en este momento se necesita tranquilidad, apoyo sincero y, por encima de todo, respetar los deseos de la madre.

1. **Pide permiso antes de ir**
   Sé que hace mucha ilusión conocer al pequeño o a la pequeña enseguida, pero las primeras semanas pueden ser caóticas para la nueva familia. Es indispensable pedir permiso para ir, y estar dispuesta a que te digan que no es un buen momento, sea cual sea el vínculo que tengas con la madre. Ella te va a decir cuándo le va mejor.
2. **Ve a la hora establecida**
   Es importante ser puntual; si te dicen una hora concreta, acude a esa hora, y si por lo que sea llegas tarde, no estés más para recuperar el tiempo perdido. Esto es una cita que tiene una duración determinada. Si no llegas a tiempo, te lo has perdido.
3. **Lávate las manos**
   Cuando llegamos a casa de una familia que acaba de tener un bebé,

lavarse las manos a la llegada es fundamental para evitar infecciones.

4. **Haz visitas cortas**
Estar al cuidado de un bebé tan pequeño suele ser muy cansado. Además, puede ser que la madre no se sienta cómoda, tanto por el dolor como porque está iniciando, por ejemplo, la lactancia materna. Necesita intimidad y descanso.
5. **Lleva algo útil de regalo**
No acudas con las manos vacías. Aporta un regalo útil y focalízate en la madre. Seguro que al bebé no le falta de nada y la madre también es la protagonista de esta historia, así que no dudes en hacerle un regalo a ella. No tienes por qué gastarte el dinero en el regalo, solo con cocinar una ración más de pasta, arroz o guiso —que creas o sepas que le puede gustar—, ya será un regalo muy bienvenido.
6. **No te pongas perfumes ni colonias con olor fuerte**
Los bebés nacen con los sentidos poco desarrollados, pero el sentido del olfato es el más desarrollado. Reconocen a su madre por el olor, y cualquier olor fuerte y nuevo que entre en casa puede despistar al bebé o complicar la toma. Además, las madres tienen el olor muy aguzado y les puede molestar que su bebé coja el olor de perfume. Así que es mejor que acudas sin olores; aunque te parezca que es una colonia fresquita y suave... no te la pongas.
7. **Si fumas, evita hacerlo unas horas antes de ir a ver al bebé**
El olor a tabaco es muy intenso y suele ser molesto. Las manos, el pelo, la boca, la ropa de una persona fumadora huelen a tabaco. Y para el bebé y para la madre puede ser muy desagradable. Así que, si fumas, evítalo en las horas anteriores a la visita a un recién nacido.
8. **No hagas comentarios negativos sobre el aspecto de la madre, ni del estado de su casa ni del bebé**
Si no puedes sumar, no restes. Si no tienes nada bonito que decir, no digas nada. Son momentos muy complejos para las familias y lo menos importante es cómo están las cosas de la casa o cómo están la madre y el bebé: «qué mala cara tienes», «menudas ojeras», «qué cabecita tiene el bebé, ¿no?», «cuánto polvo», «¡madre mía, qué desordenado está todo!...». Si esto es lo que vas a decir, mejor no digas nada.
9. **No cojas al bebé en brazos**
Las ganas de tener al bebé en brazos suelen ser enormes. A veces puede parecer que también es una forma de ayudar, pero sabemos que no es así. A no ser que la madre te lo diga explícitamente, no cojas al bebé ni pidas hacerlo. Es impor-

tante para ellos estar muy juntos y que el pequeño o la pequeña no vaya de brazos en brazos. Si la madre te pide que lo cojas, en cuanto veas que el bebé se pone nervioso o quejoso no dudes en devolvérselo. Evita darle besos cerca de la carita o en las manos.

10. **Pregunta si puedes ayudar en algo o hacer algo**
    En una casa con un bebé siempre hay mucho trabajo, así que, si puedes ayudar, la visita será mucho más productiva. Puedes bajar la basura al irte; limpiar los platos o vaciar el lavaplatos; si te ofrecen una bebida, llevar los vasos al terminar; si tiene ropa para doblar, echar una mano...
11. **No esperes que te atiendan**
    Esta no es una vista en la que los padres del bebé deban hacer de anfitriones, no esperes que te cuiden, te alimenten o te sigan la conversación. Prepárate para que la madre o ambos progenitores tengan que dejarte solo o no puedan estar pendientes de lo que dices.
12. **No te quedes demasiado rato o vete si percibes incomodidad**
    «Lo bueno, si breve, dos veces bueno», así que es mejor que seas muy discreto y sepas despedirte e irte al poco rato de estar en la casa. Y, por supuesto, si percibes tensión, que la madre o el bebé se inquietan.... vete: te lo van a agradecer.

LOS PRIMEROS DÍAS

Si tu opción ha sido tener a tu bebé en un hospital, es posible que el ingreso sea de entre uno y tres días, según os encontréis tú y el pequeño o la pequeña. Son días de reconocimiento, de observar cómo es el nuevo miembro de la familia y también de ver cómo funciona de nuevo tu cuerpo.

Físicamente puede ser que notes que aún tienes mucha barriga. Es totalmente normal. Justo después del nacimiento, el útero está a la altura del ombligo y hasta el duodécimo día del posparto, más o menos, no se esconde detrás de la sínfisis del pubis (coloquialmente conocida como «hueso del pubis»). Aun así, el abdomen necesita un tiempo para poder bajar un poco el volumen. Durante el embarazo, sus músculos, la piel y los ligamentos se han distendido, se han adaptado para contener el útero, que ha crecido 500 veces más que antes del embarazo. Ahora necesita un tiempo —no solamente días o semanas— para poner las cosas en su lugar.

Durante estos días puedes notar que aún tienes las piernas hinchadas. Es posible que hagas mucha cantidad de pis o que de repente empieces a sudar profusamente. Todo esto te ayudará a ir eliminando líquidos que se han retenido durante el embarazo.

Entre el tercer y el quinto día de vida del bebé, va a aparecer la subida de la leche. En el capítulo «La lactancia» lo tienes todo explicado. Podría ser que apareciera, aunque hayas decidido no dar de mamar y te tomaras las pastillas «para cortar la leche». Si es así, en ese mismo capítulo te cuento cómo gestionarlo.

Si das de mamar a tu bebé, puedes notar que cada vez que te lo pones al pecho tienes una sensación de presión —que a veces puede ser dolorosa— en el bajo vientre. Son los entuertos. Al estimular los pezones, la oxitocina se activa para que salga la leche, y esto también afecta al útero, que se contrae por su efecto. Los entuertos pueden durar unos días, hasta que el útero ha vuelto a la medida anterior al embarazo. Es la manera más efectiva de recuperar su tamaño. En los siguientes pospartos, los entuertos pueden ser más molestos, ya que el útero crece más en tamaño y le cuesta un pelín más volver al anterior.

Puedes notar también que tu olor es un poco más fuerte. En realidad, está todo programado para que tu bebé te huela y te reconozca. Por eso mismo no es un buen momento para usar desodorantes o colonias. Puedes ducharte una vez al día y lavarte con agua tantas veces como quieras, pero no uses aromas fuertes. Para tu bebé, el tuyo es el olor más maravilloso que existe.

Es posible que tengas un sangrado vaginal mayor que el de una menstruación. Es normal. Recuerda que si de repente hay mucha cantidad, conviene que tu matrona lo valore.

Cámbiate de compresa cada vez que vayas al baño y lávate con agua. Si haces de vientre, también lávate con un jabón específico para evitar infecciones.

Será también la primera vez que hagas de vientre. Ve con tiempo y despacio. Una dieta rica en fibra y tomar agua en abundancia te va a ayudar. En el siguiente capítulo te cuento cómo hacerlo.

Un momento importante puede ser el alta. Salir del hospital para algunas familias será una liberación. Puede ser que te apetezca mucho ir a casa, estar con los tuyos, tener tus cosas, tu baño... También puede ser un momento de incertidumbre. Ya no estará aquel timbre al que llamabas y que podía dar seguridad en un momento dado. Habrá que hacer la comida, la antigua normalidad va a intentar imponerse en un momento de incertidumbre para ti. Tómatelo con mucha calma. Busca recursos. A lo mejor el hospital tiene un teléfono de atención por si tienes dudas, o puedes usar aplicaciones móviles de confianza —como puede ser LactApp— para resolver los problemas que se te presenten. Tener recursos fáciles de usar y que te puedan atender las 24 horas del día es una muy buena opción.

Antes del alta, un pediatra habrá revisado al pequeño o a la pequeña. Cada vez más, esta revisión se hace en vuestra misma habitación para evitar separaros. Si hace más de 48 horas que ha nacido tu bebé, antes de salir del hospital es posible que le hagan dos pruebas: por un lado, le sacarán sangre del talón para hacer lo que se llama un «cribado de enfermedades metabólicas». Puede cambiar según el sitio en que se haga, pero por lo general se buscan 21 enfermedades más o menos conocidas —como el hipotiroidismo congénito, la fibrosis quística, la galactosemia o la fenilcetonuria, entre otras— que diagnosticadas a tiempo pueden tener una afectación menor en el desarrollo del bebé. Suelen ser enfermedades muy poco frecuentes. Esta prueba se puede hacer con el bebé en el pecho. Hay estudios que concluyen que cuando se hace así, la experiencia para el bebé no es tan dolorosa.

La otra prueba será el cribado de la sordera neonatal. Es una prueba que a menudo es preciso repetir, porque cuando se hace durante los primeros días tal vez quede aún líquido amniótico en el oído. No te extrañes si te dicen que tienes que volver al cabo de unos días para hacerla de nuevo.

Si el alta te la dan antes o no has parido en el hospital, pregunta cuál es el protocolo que habitualmente se pone en marcha en estos casos.

La prioridad no ha cambiado aunque estés en casa: descansar, cuidarte, alimentarte y cuidar del bebé. Casi por este orden. Puede que notes que las hormonas del parto aún están a tope, que sientes que tienes mucha energía. Disfrútalo al máximo. Y descansa. Descansa para la noche que vendrá. A lo mejor pasáis algunas buenas noches, el bebé está tranquilo, pero no sabes cómo pasaréis la siguiente noche. Dormir ratitos durante el día va a hacer que las cosas se vean más fáciles; con el cansancio todo se complica, se vuelve más oscuro.

El concepto de «dormir por la noche» va a pasar a otro plano. Prioriza lo que te haga descansar más; por ejemplo, dejarlo todo bien cerquita, bien a mano. Te puede ayudar tener una luz tenue encendida durante la noche para poder ver lo bastante bien para ponerte al bebé al pecho o para darle el biberón, pero que a la vez no lo despierte demasiado.

Puedes seguir haciendo sesiones eternas de piel con piel, sea por los beneficios que dicen los estudios que tiene o, sobre todo, porque para muchas serán momentos mágicos, relajantes, donde el bebé está cómodo y a gusto. Además, puedes hacer algo que a lo mejor dicho aquí quede un poco raro, pero que suele ser uno de los mayores placeres: oler la cabecita de tu bebé continuadamente. Parece mentira cómo el posparto nos puede llevar a buscar todas esas sensaciones tan mamíferas, tan primarias. Pocas cosas nos dejan una huella tan grande en el recuerdo como el olor de nuestro bebé.

Se suele aconsejar que durante la primera semana después del nacimiento acudas al pediatra y a tu matrona. En pediatría van a valorar que el bebé aumente de peso adecuadamente y que siga su curso con normalidad. La matrona valorará —si es que las hay— las posibles heridas, cómo está el útero, y, si amamantas al bebé, cómo se ha instaurado la lactancia materna.

No dudes en ningún momento en preguntar, si tienes dudas o piensas que algo no va bien. Cuanto antes, mejor. A veces, sobre todo cuando tenemos el primer hijo o hija, nos angustiamos por lo que está pasando y a la vez no queremos que se nos etiquete de padres primerizos. Si te angustia, es que tienes razones para preguntar y para que alguien te dé su opinión. No pasa nada por preguntar: estás aprendiendo y te preocupas por tu bebé. Y la única forma de aprender es preguntando. No hay nada de qué avergonzarse.

EL PRIMER MES

Las sensaciones con respecto al primer mes son un poco extrañas. Muchas madres hablan de un túnel: el día anterior es casi igual que el siguiente, y las dificultades pequeñas se hacen enormes. Como te he dicho, estás aprendiendo, es una situación complicada porque el mundo, de repente, ha cambiado. Por un lado, se ha hecho muy pequeño y, por el otro, los sentimientos de responsabilidad son enormes.

Durante el primer mes puedes notar que estás más vulnerable a nivel emocional. Puedes sentirte con una inmensa emoción y alegría, y, al poco rato, por ejemplo cuando tu bebé llora o cuesta que esté tranquilo, sentirte desesperada o triste. En el capítulo «Emociones y expectativas» entramos un poco más en el mundo emocional del posparto.

Es posible que tengas la sensación de que no haces más que dar de mamar, atender al bebé y poca cosa más. Es fundamental que te des prioridad y que estés bien. Sigue descansando todo lo que puedas, busca a diario algún ratito de sensaciones agradables. Como te he dicho en el capítulo anterior, muchas veces una ducha se convierte en el mayor placer del mundo.

Si te apetece, sal a pasear un ratito con tu bebé. Otra vez, con objetivos pequeños. El primer día, solo salir a la calle ya será un logro. Verás que ahora necesitas mucho rato para lo que antes hacías en un minuto. Una vez que lo tengas todo preparado, puede que el bebé no se suelte del pecho o que sea preciso cambiarlo de nuevo. Sin presión. Hazlo con tranquilidad.

Poco a poco podrás dar paseos un pelín más largos. Puedes salir con el cochecito o porteando. A lo mejor, los primeros días va mejor que portee tu pareja u otra persona. Cuando tu suelo pélvico esté más fuerte, puedes ir probando tú.

Es interesante que, si te apetece, camines. En el posparto, la coagulación se activa más y, por lo tanto, aumenta el riesgo de trombosis:[1] pasear, mantener las piernas en alto, no llevar ropa apretada o no estar sentada durante mucho tiempo puede ser beneficioso para evitarlas.

Además del descanso, comer bien te va a ayudar a sentirte mejor y a ir mejor al baño, que puede ser un poco más difícil en el posparto, sobre todo si hay alguna herida en el periné.

Algo que puede ocurrir durante este tiempo es que cambies de parecer en ciertas decisiones que tomaste durante el embarazo o durante los primeros días. A veces tomamos ciertas decisiones antes de tener el bebé en brazos y es fácil que después veamos que, si las cambiamos, se nos hace la vida más fácil. Algo bastante típico es cambiar el sitio donde pensábamos que iba a dormir el bebé. Las ganas de estar con él y la facilidad de que se duerma —y de que siga durmiendo— cuando nos ponemos al bebé en nuestra cama hacen que muchas familias prefieran dormir con el bebé. Pero hay muchas otras decisiones, como por ejemplo la forma de alimentarlo o quién puede coger al bebé y quién no. Escúchate y cambia todas las decisiones que quieras. No hay un solo estilo de crianza válido. Es válido lo que os haga felices a ti y a tu bebé.

Poco a poco vas a sentirte mejor físicamente. El peso que notabas los primeros días en la zona de la vagina irá desapareciendo; aquella barriga tan prominente que tenías pocos días después del nacimiento se irá poniendo en su lugar (esto no quiere decir que desaparezca). Los músculos rectos del abdomen, poquito a poco, van a ir recolocándose. Durante el embarazo han dejado espacio al útero y seguramente se habrán separado. Solo con el hecho de ir moviéndote volverán a su sitio.

Es posible que al final de este mes o al inicio del siguiente tengas otra visita con tu matrona. Al estar ya todas las heridas del periné o de la cesárea cicatrizadas, es el momento de hacer una va-

[1] Una trombosis es la formación de un coágulo de sangre. Suele ser más habitual que se hagan en una vena de una pierna.

loración del suelo pélvico para constatar cómo están los músculos del periné, si hay contracturas o si hay cicatrices que puedan ocasionar molestias.

También es importante llevarla a cabo aunque hayas parido por cesárea, ya que puede haber molestias en la vagina o en el suelo pélvico de todos modos.

La depresión posparto es una enfermedad que padecen más del 15 % de las mujeres.

Las expertas en suelo pélvico recomiendan siempre que se trate cualquier cicatriz. El tejido de la cicatriz suele ser menos elástico y puede retraerse o pegarse a otros tejidos. El trabajo fisioterapéutico puede ayudar a minimizar los efectos de estas antiguas heridas.

También en ese momento —y siempre que creas que lo necesitas— se recomienda hacer un cribado de la depresión posparto. Te hablo más de ella en el capítulo «Emociones y expectativas». La depresión posparto es una enfermedad que padecen más del 15 % de las mujeres. Se sabe que está poco diagnosticada y puede tener consecuencias muy duras en la vivencia del posparto. Si tienes la sensación de que puedes sufrir una depresión, no dudes en pedir ayuda. Recuerda: la depresión posparto es una enfermedad y tiene tratamiento.

HASTA LOS 3 MESES

Poco a poco parecerá que lo tienes todo más controlado. Esto no quiere decir exactamente que sea más fácil; solo que habrás aprendido más técnicas que te servirán, habrás vivido más situaciones con tu pequeño o pequeña que te enseñarán a buscar recursos. Salir a la calle será cada vez más fácil, te dará menos miedo, aunque es posible que sigas llegando tarde a todos lados o requiriendo aún mucho más tiempo que antes. Una puede ser superorganizada, puede tenerlo todo pensado y preparado, pero de repente algo pasa que hace que los planes se trastoquen. Y este es uno de los más grandes aprendizajes de la maternidad: los planes se pueden cambiar siempre. Y no pasa nada. Si forzamos la máquina, si queremos llegar a todo, nos encontramos con que estamos utilizando mucha energía en algo, pero que en este momento vital no la tenemos.

Puede ser más fácil cambiar nuestra forma de hacer que intentar que el bebé se adapte a lo que hemos pensado que sucedería.

Es importante que sepas que los bebés tienen 4 cosas claras:

- Sin un adulto no sobreviven: van a hacer todo lo que esté en sus manos para estar encima de uno todo el rato que puedan.

- Dormir está sobrevalorado.
- Se duerme mucho mejor en compañía.
- Un pequeño malestar puede desencadenar un llanto vigoroso y largo: cuando entran en el bucle del llanto les cuesta mucho salir.

Y, por milésima vez, vuelvo a decirte lo mismo: priorízate. Sí, no me canso de repetirlo porque sé que, si lo haces, la vivencia del posparto es una de las más bonitas que hay. Cuando la madre queda en segundo plano, el posparto puede convertirse en un pozo negro sin salida. Cuando puedes cuidarte, puedes escoger aquello que os va bien a ti y a tu bebé; el cansancio está, vivirás momentos de inquietud por no saber qué hacer, surgirán dificultades, sí, pero la vivencia es muy distinta. La sensación de que has estado todo el día en casa y no has podido hacer «nada», persiste. Está claro que has hecho un montón de cosas: has sostenido a un bebé, que puede tumbar al más pintado, y tú, solo con el hecho de cogerlo y alimentarlo, tienes el superpoder de que esté bien. Que no hayas podido cocinar o hacer la cama es algo anecdótico comparado con el trabajazo que estás haciendo.

Es una etapa en la que puedes llevarte al bebé a todos lados porque suele tener suficiente con estar encima de ti —por ejemplo, cuando lo porteas— y con comer. Cuando las cosas van bien pueden ser momentos dulces de crianza.

Ya no hay sangrados y tu cuerpo va a responder bien. Aún habrá señales del embarazo o del nacimiento del bebé, cómo no. Muchas te acompañarán durante toda la vida embelleciéndote el cuerpo, explicándole a todo el mundo que lo vea lo sabio que es, que ha gestado y cuida de un bebé. Y esto deja huellas, huellas que recuerdan situaciones que has pasado, que has vivido.

DE LOS 3 A LOS 6 MESES

El tiempo va pasando. En general se tiene la idea de que el posparto ya se ha terminado, pero para muchas la sensación de seguir en el puerperio estará presente durante varios meses. Tu bebé está más activo o activa, va tomando consciencia del mundo exterior, interactúa. Se mueve, pide atención. Ya no está tanto tiempo tranquilito en brazos, quiere más marcha.

Sobre el sueño, no te voy a mentir: aún será un tema espinoso. Hay un mito por ahí que dice que los bebés cada vez duermen más. Y, sencillamente, es mentira: cada vez duermen menos. Perdón por el spoiler... Por eso, intenta tener ratitos de descanso.

Algo que suele ocurrir en este momento es que se te cae mucho el pelo.

Durante el embarazo, las hormonas hacen que no se caiga, pero todos aquellos cabellos que no se cayeron van a hacerlo durante el posparto. Verás tu almohada llena de pelo, las uñas estarán más frágiles y la piel no tan luminosa. Las pobres hormonas siempre se llevan la peor parte, aunque sean capaces de hacer cosas maravillosas. No hace falta que tomes ningún suplemento vitamínico. No es que te falte de nada, solo es lo que toca fisiológicamente hablando.

Para muchas, durante esta etapa va a ser el momento de volver al trabajo remunerado. Y las ganas pueden estar; poder relacionarse con alguien sin estar todo el rato hablando de bebés, pañales y otros temas recurrentes en la maternidad, puede suponer un soplo de aire fresco. Y también suelen aparecer sentimientos totalmente contradictorios: la separación de un bebé tan pequeñito, cómo conciliar, cómo mantener la lactancia —en el capítulo «La lactancia» te doy unas pautas— qué hacer con el bebé cuando no estés...

Muchas mujeres cuentan que la cabeza no está para según qué cosas. En esto, el cerebro tiene muy claro lo que es importante para la supervivencia de la especie. Tendrás una memoria estupenda y un sexto sentido espectacular en todo lo que al bebé se refiere. Sabrás si está bien o mal solo con verle la carita, si tiene que comer o dormir, si va demasiado tapado o ese airecito le está molestando. Pero es probable que no te acuerdes de la lista de la compra o de si quedaste para una reunión a las diez o a las once. Aquí el cerebro está en huelga y todo lo que no se refiere al bebé no lo almacena como importante. Hay olvidos constantes, cuesta concentrarse en cosas que antes de estar embarazada tenías absolutamente controladas. Y es algo que va a quedarse durante bastante tiempo. Si te angustia esta situación, ponte recordatorios, pósits en la nevera, lo que sea. No te fíes de tu memoria en ciertos temas, porque puedes tener algún disgusto.

Aunque cuando te olvidas de algo puedes pensar que la mente te juega malas pasadas, sabemos que en realidad se producen más conexiones neuronales y eres más efectiva en la toma de decisiones. La maternidad ayuda a ser más eficaz.

MÁS ALLÁ DE LOS 6 MESES

Sí, el posparto sigue. ¿Recuerdas la definición de la Real Academia Española? «El puerperio es el periodo que transcurre desde el parto hasta que la mujer vuelve al estado ordinario anterior a la gestación».

Pues eso, que como antes no vas a estar. El cuerpo cambia, en el ámbito emocional es posible que tampoco estés en el mismo sitio. La maternidad nos pasa por encima como un tren. Y nos lo mueve todo: las prioridades, la forma de ver la vida; a veces hasta nos abre nuevas perspectivas laborales. Es un tránsito.

Por eso te digo que el posparto no se ha terminado. En realidad, creo que no se termina nunca: criar a una personita, verla crecer, acompañarla en su infancia es algo que requiere mucha energía, paciencia y tener que estar en evolución constante. Y es casi imposible que en algún momento vuelvas a ser la misma que antes.

Cada una necesita sus tempos. Habrá quienes deseen volver a su vida anterior antes o después, otras que no van a querer de ninguna de las maneras. Como te he dicho antes, no hay dos maternidades iguales, tampoco dos estilos de crianza. Ser madre te une de alguna manera con el resto de las mujeres que también están criando a sus bebés. Es algo que tenemos que trabajar para que las diferencias que pueda haber entre las decisiones que tomamos cada una de nosotras no nos separen y que la capacidad que tenemos de entendernos y de apoyarnos las unas a las otras esté por encima de las opciones individuales. Dar el pecho o el biberón, dormir en una cama familiar o cada cual en su cama, llevar al bebé a una escuela infantil o que esté en casa... son decisiones que no nos diferencian de lo que es básico: somos madres atendiendo y cuidando a nuestros bebés lo mejor que sabemos y podemos.

¿Y el concepto de cuarentena?

Como has visto, ni lo he mencionado. Y ha sido adrede. El concepto de cuarentena es un concepto arcaico. Parece que al mes y medio después del nacimiento está estipulada una visita en la que el profesional de turno da por cerrado todo el periodo de posparto y, por lo tanto, te da luz verde para hacer todo aquello que hacías antes de estar embarazada. Parece que el puerperio ha terminado. Y de ninguna manera es así.

Puedes visitarte a las 6-8 semanas después del parto para que valoren cómo estás, para hacer seguimiento, para informarte o examinar el suelo pélvico, el abdomen... Pero esto no significa que el puerperio haya concluido. Tampoco significa que a partir de ese momento vayas a sentirte como si todo lo vivido ya estuviera integrado. A veces, en esta visita se da por cerrada la relación que has tenido con tu matrona o con la profesional que ha estado acompañándote durante todo el proceso de tener un bebé, y puede ser que tú sientas que aún no haya terminado, que necesites más acompañamiento, sobre todo en tu entorno, en que la vivencia de la maternidad suele ser muy nuclear.

¿Cuándo puedo bañarme?

Mientras que puedes ducharte el mismo día del nacimiento del bebé —mejor si lo haces acompañada— el baño se recomienda que se haga una vez que los loquios (el sangrado después del parto) ya no sean abundantes ni rojos, para evitar la posibilidad de infección.

¿Cuándo puedo empezar a hacer ejercicio?

Durante las primeras semanas, el cuidado del bebé y de ti misma puede ser suficiente para que la musculatura vuelva despacito a tener más fuerza. Los paseos que al principio serán cortitos y que, poco a poco, pueden ir alargándose también son una buena opción. Sobre las 6-8 semanas del posparto se recomienda que tu matrona te haga una valoración del estado del suelo pélvico. Si hay incontinencia urinaria, dolor, un tono muscular muy bajo o cualquier otra molestia, la derivación a una fisioterapeuta de suelo pélvico es indispensable. También si hay cicatrices, sea en el periné como por la cesárea. A partir de aquí, lo ideal es hacer un plan para que, si te apetece, vuelvas a ponerte en marcha. Recuerda evitar todos aquellos ejercicios que se llaman «de alto impacto»: correr, saltar... Seguro que puedes encontrar algunos que te gusten y no te dañen el suelo pélvico. Si tu matrona o fisioterapeuta de suelo pélvico ha valorado que está indicado, puedes empezar a reforzar también la musculatura del periné; ellas te enseñarán cómo. Es más, te diría que no lo hicieras sola las primeras veces, porque hacerlo mal puede tener consecuencias.

¿Puedo hacer dieta?

Durante el embarazo es fácil aumentar de peso. En realidad, se ha provisto así para tener reservas durante la lactancia. Y, a veces, estos kilos de más no se quieren ir.

Cada vez intenta evitarse más el concepto de dieta. Sabemos que cuando se hace dieta estricta se puede perder grasa con facilidad, pero también se sabe que se suele recuperar en poco tiempo.

Si tienes sobrepeso o sientes que no estás comiendo de la forma adecuada, te recomiendo que te pongas en contacto con un dietista-nutricionista que te guíe y te acompañe. Puede ser una oportunidad maravillosa para mejorar lo que coméis toda la familia, y cuando tu bebé empiece a ingerir otros alimentos, también será saludable para él o para ella. Cuando tenemos un bebé nos convertimos en agentes de salud. Los pequeños aprenden por imitación. Si te ve comer sano, es más fácil que coma sano también.

¿Tengo que tomar suplementos o vitaminas?

No es necesario tomar suplementos de ningún tipo a no ser que haya alguna deficiencia —como por ejemplo anemia, en cuyo caso deberías tomar hierro— o se haga una dieta vegetariana, con la que se recomienda tomar vitamina B12 (en el posparto y fuera de él).

Si estás lactando, es preciso valorar la necesidad de tomar yodo. En el capítulo «La lactancia» te lo explico.

En el mercado existen un montón de multivitamínicos comercializados para tomarse en el posparto, pero no hay ninguna evidencia de su utilidad. No van a hacer que se te caiga menos el pelo ni que tu piel luzca de una determinada manera. Son caros y la mayoría los vamos a excretar con la orina tal y como han entrado en nuestro cuerpo.

¿Mi cuerpo estará listo para mantener relaciones sexuales después de la cuarentena?

En el capítulo 9 te cuento muchísimas cosas sobre la sexualidad. Te avanzo una cosa: sabrás que estás preparada para mantener relaciones sexuales cuando tú lo desees. Y muchas veces es bastante después del mes y medio de posparto...

El posparto va mucho más allá de las primeras semanas después del nacimiento de tu bebé. La información y las redes con otras madres pueden ayudarte a no sentir que solo te está pasando a ti. Es un momento muy intenso, con altibajos constantes. Seguramente, si pones la prioridad en ti es más fácil vivirlo con intensidad y a la vez con tranquilidad. Y, si lo necesitas, pide ayuda.

CUIDADOS DE LA MADRE DESPUÉS DEL PARTO

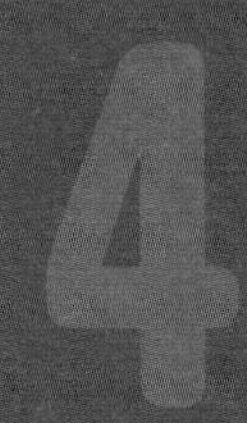

Después de un parto, ya haya sido vaginal como por cesárea, se deberán llevar a cabo una serie de cuidados para asegurar que la evolución de las heridas, si es que las hay, sea la correcta. Conocer los procesos físicos que van a producirse durante estos primeros días te va a dar herramientas para saber si lo que te ocurre está dentro de la normalidad o es recomendable que acudas a tu matrona o centro de salud para que te visiten.

Por lo general, 24 horas después del parto, el equipo sanitario que te ha acompañado hará una valoración de tu estado, del sangrado y, si las hay, de las heridas que presentes. Se aconseja que se vuelva a hacer otra valoración más o menos a la semana del parto y después, si todo está dentro de la normalidad, hacia la sexta u octava semana del parto. El número de visitas dependerá de cómo estés o de qué necesites.

DESPUÉS DE UN PARTO VAGINAL

El periné después del parto

Tu cuerpo está preparado para el nacimiento de tu bebé; por eso, las estructuras por donde este pasará tienen unas características específicas, tanto para ayudarlo a descender por ellas como para evitar que se produzcan lesiones en la zona. Es normal que cuando oigas hablar de la posibilidad de que la vagina o el periné puedan romperse se te pongan los pelos de punta.

En un parto fisiológico en el que se respeta la voluntad de movimientos de la mujer, ella tiene el control de su cuerpo y está acompañada por una matrona que fomenta esta normalidad, será más fácil que no haya heridas o, si las hay, que sean más superficiales. Cuando se usa anestesia peridural, se limita la movilidad; si no se deja que los pujos sean espontáneos,[1] es más

[1] Los pujos espontáneos son aquellos que se producen cuando la madre siente que tiene que apretar en el momento de la salida del bebé. Cuando es una profesional la que indica cuándo hacerlo se les llama «dirigidos». Solo podría ser necesario dirigirlos cuando la anestesia peridural ha paralizado el reflejo que permite saber a la mujer cuándo es el momento de pujar.

probable que haya desgarros más profundos y que los profesionales que acompañan el parto practiquen episiotomías.

Aun así, ¿y si te digo que la vagina tiene una capacidad maravillosa de cicatrización y que en pocos días está curada? Además, tiene pocos receptores nerviosos del dolor y, por lo tanto, no suelen ser lesiones especialmente dolorosas. Distintas son las lesiones de la piel, las externas, las que están en la vulva o en la zona que va de la vagina al ano; estas suelen ser más dolorosas.

Cuando se ha producido un desgarro profundo es más fácil que salgan hematomas y suelen molestar más. Hay más tejidos que se rompen. Suele costar que cicatricen y la sutura puede ser más aparatosa.

Sobre la episiotomía...

La episiotomía es un corte en los tejidos de entrada de la vagina con el propósito de que la salida del bebé sea más rápida. Solo debe hacerse si el bebé necesita salir rápido; si no es así, no está indicada.

Imagínate una sábana. Si no tiene roturas, aguanta bien que se tire de ella; podrías hasta colgarte de ella porque difícilmente se va a romper. Si a esta sábana le hacemos un corte, si tiramos de

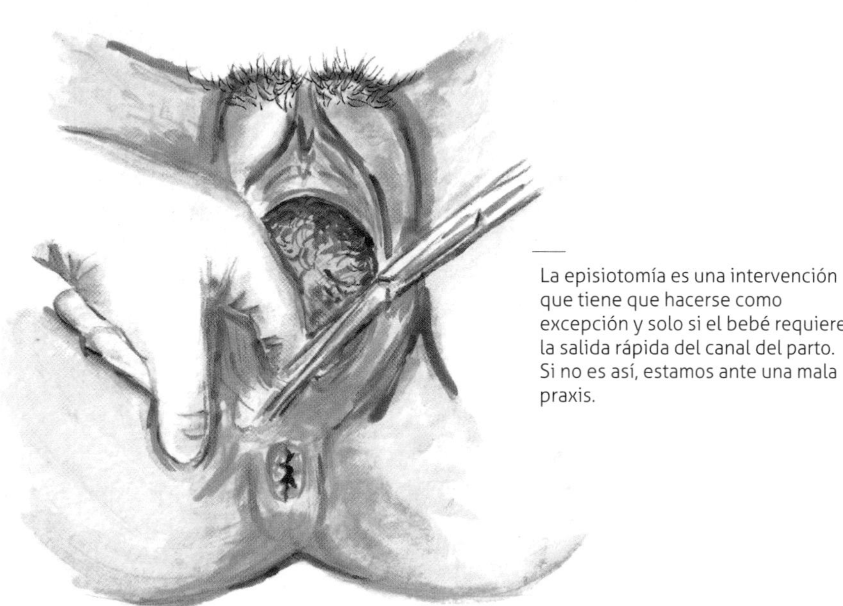

La episiotomía es una intervención que tiene que hacerse como excepción y solo si el bebé requiere la salida rápida del canal del parto. Si no es así, estamos ante una mala praxis.

ella, se va a partir en dos en cuanto tiremos un poco, porque el tejido cede más fácilmente. Sería lo mismo que pasa con la piel del periné.

Durante muchos años se ha usado con la justificación de reducir los desgarros graves del periné, pero la evidencia ha demostrado que no sirve para esto, más bien aumenta por tres[1] el riesgo de que haya un desgarro, que este sea más grave, más doloroso, con más riesgo de infección y de secuelas posteriores, como dolor durante las relaciones sexuales e incontinencia urinaria o fecal.

Su uso debería restringirse a aquellas ocasiones en que se presente una dificultad importante para el bebé y se requiera que el tiempo de expulsivo (de la salida de su cabecita) sea lo más corto posible. Por lo general, es cuando se usa algún tipo de instrumentación, como fórceps o espátulas.

Y ¿por qué se usa tan a menudo? Pues porque es una de las herencias que aún nos quedan de la medicalización excesiva de un acto tan fisiológico y normal como es un parto. Cuando los partos se llevaron al hospital y fueron los médicos quienes asumieron la autoridad, necesitaban, entre otras cosas, que los partos no se demoraran; el tiempo en un hospital es oro y, por lo tanto, cualquier intervención que sirviera para que el parto fuera más rápido era bienvenida. Además, hay una serie de factores —como la limitación de la movilidad, el uso de oxitocina sintética (hormona que provoca las contracciones uterinas), entre otros— que hacen que haya más dolor y, por lo tanto, que la mujer use con más frecuencia la anestesia peridural. La anestesia peridural aumenta el riesgo de la episiotomía.[2]

Se ha comprobado que si el parto lo acompaña una matrona, su uso es muy inferior que si lo hace un médico.[3] La intervención habitual en un parto debería ceñirse a respetar las decisiones de la mujer, promover la fisiología y valorar que el proceso siga dentro de los parámetros de la normalidad, y es la matrona quien está formada para ello. Solo en caso de complicación debería ser una ginecóloga quien valorara la situación.

Los puntos

Cuando se produce una herida superficial que no sangra, no suele ser necesa-

[1] https://www.cochranelibrary.com/cdsr/doi/10.1002/14651858.CD000081.pub3/full/es?highlightAbstract=episiotomy%7Cepisiotomi

[2] https://pubmed.ncbi.nlm.nih.gov/30594059/

[3] https://www.cochranelibrary.com/cdsr/doi/10.1002/14651858.CD004667.pub5/full/es#CD004667-abs-0015

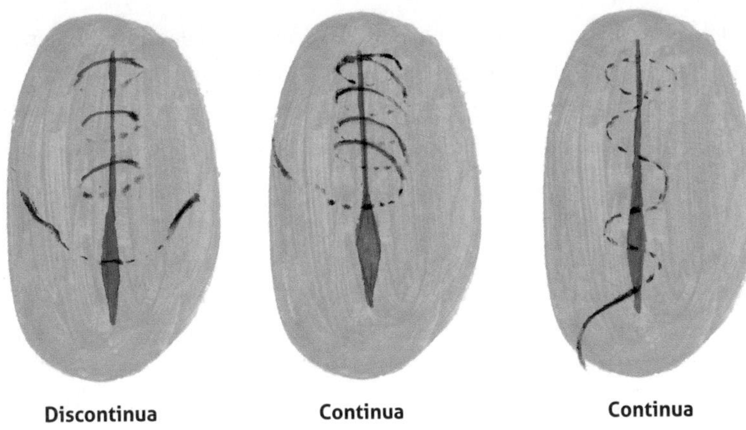

Tipos de sutura. En la imagen de la izquierda se ve cómo es la sutura por puntos sueltos, que se suele usar para coser la parte externa de la vulva. En la del centro, hay una sutura continua, que es la que se emplea dentro de la vagina. A veces, para coser un desgarro externo, se aplica sutura intradérmica, que es la de la imagen de la derecha, en la que no se ven los puntos por fuera.

rio coserla. Los desgarros que sangran suelen coserse.

Algo que muchas mujeres se preguntan es cuántos puntos les han puesto. Parece sencillo de contar, pero a veces no lo es tanto. El interior de la vagina se cose de forma continua, no son puntos sueltos. En cambio, en el exterior de la vulva se pueden dar tanto puntos sueltos como suturarse de forma continua, es decir, otra vez nos quedamos sin poder contar los puntos. Muchas mujeres, al obtener respuestas un poco evasivas por parte de la persona que las está suturando, se quedan con las dudas sobre qué es lo que les han estado haciendo durante ese rato. No siempre tener más o menos puntos va a hacer que la herida sea más o menos dolorosa. Pueden ser superficiales o sencillamente para frenar un pequeño sangrado, o más profundos, de forma que estén sujetando estructuras más internas.

Habitualmente, los puntos pueden ser molestos, pero no suelen ser incapacitantes y hay una mejora rápida en los primeros días. Es posible que entre el 3.er y 5.º día notes un poco más de molestia, una sensación de que pinchan al secarse. A partir del 6.º día, si molestan y aún no se han caído, ya se podrían sacar. Tu matrona puede hacerlo. No suele ser una técnica molesta. Podrías notar que te tira del punto y podría haber un dolor punzante durante un instante. Se suelen cortar con un bisturí y se estiran. Haciendo esto, las molestias desaparecen de inmediato, hasta diría que para muchas mujeres es un alivio que les saquen los puntos. Esto pasa sobre todo si hay algún punto demasiado tirante.

¿Cómo curar los puntos después de un parto?

Como cualquier herida en otro sitio del cuerpo, necesita limpieza y sequedad. Habitualmente, lavar la vulva —nunca la vagina— con agua y un jabón específico suele ser suficiente; lo ideal es hacerlo como mínimo una vez al día y siempre que hagas de vientre. Cuando hagas pis, si te aclaras bien la zona con agua y la secas bien, es suficiente. Para secarte es mejor usar una toalla de papel de un solo uso. Las toallas de tejido pueden tener gérmenes que propiciarían una infección; además, podrían dejar «pelusillas». A veces se recomienda usar un secador para asegurar que la zona esté seca. Yo no soy partidaria, ya que el filtro del secador suele estar muy sucio, con lo que el aire que pasa por él puede llevar tanto partículas de suciedad como bacterias y podría aumentar el riesgo de infección.

Si tienes dolor, puedes aplicarte frío. Hay un par de trucos que te pueden ayudar: el primero es llenar un preservativo con agua y un buen chorro de alcohol de 96°. Anúdalo como si fuera un globo y mételo en el congelador. Verás que, debido al alcohol, no se congela, de forma que, cuando esté bien frío, te lo puedes aplicar en el periné, que toque todas las zonas que duelan o estén inflamadas. Cuando ya no esté frío, lo puedes lavar y volver a poner en el congelador para otra ocasión. Atención si eres alérgica al látex: recuerda usarlo sin este componente.

Si no tienes puntos pero sí la vulva inflamada, con edema, puedes hacer este mismo procedimiento del preservativo o puedes poner unas compresas en una fiambrera, mojarlas con agua o infusión de tomillo y cola de caballo, y congelarlas. Al cabo de un rato, cuando aún se puedan separar pero empiecen a estar endurecidas, puedes aplicártelas sobre el periné.

Durante los primeros días no estés sentada justo encima de la vulva si tienes puntos, ya que puede ser que te moleste y, además, puede hacer que la vulva se hinche.

Si te apetece, da paseos cortos. Andar mucho también hace que la zona pueda irritarse con facilidad.

¿Cuánto tarda en curarse un desgarro?

Si es un desgarro de la vagina, es probable que en 6-8 días esté curado. Los puntos del periné de la zona vulvar se suelen sacar entre el 6.° y el 9.° día después del parto. Esto no quiere decir que la zona esté curada por completo; puede que notes escozor o una ligera molestia al tocar la zona donde se ha producido la lesión, aunque en pocos días suele estar regenerada del todo.

En algunas ocasiones cuesta más. Si hay un gran desgarro o justo está en una zona muy dolorosa —como es el clítoris— o algún punto se abre y se produce lo que se llama una «dehiscencia» (¡vaya palabras!), puede alargarse bastante el tiempo de curación.

Se me ha caído un punto, ¿tengo que hacer algo especial?

Es muy normal encontrarte los hilos de los puntos de la vagina en la compresa o cuando te seques la vulva.

Sigue lavándote la vulva con agua y un jabón específico un par de veces al día y secándote bien la zona. Parece que las compresas obstétricas son las que mejor van en estos momentos, ya que las que llevan plásticos —como las que encontramos en el súper— pueden irritar.

Si tienes la zona del punto inflamada, endurecida o más dolorida, es el momento de que te lo valore la matrona.

¿Cómo sé que no están infectados?

Al estar en una zona con constante humedad, que se infecten los puntos es algo que puede pasar. Si en vez de ir cada día mejor, tienes más dolor; si ves con un espejo que la herida del periné está enrojecida o cuando aprietas sale pus o está endurecida, es el momento de acudir de forma urgente a tu centro de salud. También si tienes fiebre de más de 38 °C.

¿Cuánto tiempo duran los puntos después del parto?

Por lo general, entre la primera y la segunda semana del posparto los puntos se van soltando o se van absorbiendo. Será preciso retirar algunos de ellos. Es la matrona quien suele hacerlo en la visita de la primera semana después del nacimiento de tu bebé.

Me duele cuando hago pis, ¿qué puedo hacer?

¡Qué incómodo es cuando hay alguna herida cerquita de la salida de la uretra, por donde sale el pipí! O cuando el pis toca alguna de las heridas de la vulva... Puedes sentir mucho escozor.

Hay un truco durante los primeros días después del parto para mitigar un poco esta sensación: ten en el baño una botella de agua, si puede ser con tapón de deporte, mejor. Cuando vayas a hacer pis, justo cuando empiece a salir, haz correr también el agua por la vulva. Verás que no escuece tanto. Algunas matronas aconsejan preparar una infusión de tomillo y cola de caballo, y tenerla en el frigorífico. Así está más fresquita y parece que es un poco más efectiva. Puedes usarla tantas veces como quieras. Cuando acabes de hacer pipí, aclárate bien la vulva con agua, sea en el bidé o con la botella, y sécate con papel higiénico o toallas de papel desechables.

Recuerda cambiar el agua de la botella a diario para evitar posibles infecciones. El hecho de que la orina entre en contacto con la herida no aumenta la posibilidad de infección.

Se me escapa el pis, ¿es por culpa de los puntos?

Es bastante habitual que durante los primeros días después del parto se te escape el pis: cuando rías, cuando tosas... o también de repente: tienes ganas de orinar y no puedes ni llegar al baño, el pipí sale sin poder hacer poco más que seguir corriendo hacia el retrete. Son situaciones muy incómodas que, además, suelen ser muy nuevas para la mayoría de nosotras. ¿Qué ha pasado? ¿Por qué no puedo controlar el pis?

La incontinencia urinaria puede deberse a varios factores. El primero es que acaba de distenderse el periné para dejar paso a tu bebé. Esto hace que sus músculos no tengan tanta fuerza; necesitan volver a su sitio y volver a poder contraerse de forma adecuada para mantener el esfínter uretral —es decir, por donde sale el pis— cerrado mientras te ríes, toses o llegas al baño.

A la vez, la vejiga de la orina también ha cambiado de sitio, ha vuelto al espacio que ocupaba antes del embarazo y puede necesitar un tiempo de adaptación.

Otro factor a tener en cuenta es que durante el embarazo se segrega una hormona, la relaxina, que ayuda a que crezca el útero relajando la musculatura y, sobre todo, los ligamentos. Esta hormona, poco a poco, dejará de estar en tu sangre, pero sus efectos siguen allí durante un tiempo. Relaja la musculatura abdominal para dejar crecer el útero y además afecta a la musculatura del periné. Por eso, las mujeres que tienen a sus bebés por cesárea también pueden tener escapes de orina los primeros días después del parto.

Si hay lesiones en la musculatura del periné por un desgarro muy profundo, puede que se agrave la situación. El hecho de haber tenido una cesárea también puede desencadenar una incontinencia, pues se han visto afectadas estructuras musculares, de la fascia y de los ligamentos.

Puede ser de ayuda programarse las micciones. No dejar que pase mucho tiempo entre una y otra para no tener sustos inesperados. Si das de mamar a tu bebé, es probable que tengas bastante sed durante las tomas y bebas mucha agua. Esto puede hacer que tengas aún más pis. Además, durante los primeros días del posparto se va a drenar mucho líquido que se acumula en el cuerpo durante el embarazo y, por lo tanto, se orina aún... todo a punto para tener un montón de escapes.

Durante las primeras semanas, estos escapes deberían ser cada vez más esporádicos hasta su total desaparición. Si no es así, conviene que tu matrona valore cómo está tu suelo pélvico y si es necesario que te derive a una especialista. Que se escape la orina no es algo que se pueda considerar normal, además, con un buen asesoramiento por parte de una profesional especializada, se suele recuperar del todo de esta situación.

Se me escapan gases y a veces hasta heces, ¿esto es normal?

¡Qué situaciones nos encontramos a veces cuando hemos parido! Para muchas será la primera vez que, de repente, no puedan controlar una ventosidad. Además, suele pasar en el momento más inoportuno.

Como en el caso de las pérdidas de orina, podría ser habitual los primeros días después del parto. A veces, puede tardar un poquitín más en controlarse que la orina. Este problema tiene que ir cada vez mejor y, en pocas semanas, desaparecer. Si persiste, conviene que tu matrona revise tu suelo pélvico o la musculatura del periné y, si es necesario, te derive a una fisioterapeuta especializada en suelo pélvico.

En alguna ocasión se pueden escapar también heces, sobre todo después de un parto muy largo o en el que haya habido un desgarro que haya llegado hasta el ano. Al igual que en el caso anterior, tendría que ser una situación limitada en el tiempo y cada vez ir a mejor. Si no es así, no dudes en ponerte en contacto con una unidad especializada en el tema lo antes posible.

No me atrevo a defecar... ¿qué hago?

A casi a todas nos ha pasado que la primera vez que hacemos caca después del parto nos da pavor... Sentir otra vez que algo nos mueve el periné, que se dilata, puede ser una sensación que puede provocar miedo después de haber pasado por un parto, y más todavía si hay heridas cerquita del ano o tienes hemorroides tras el parto o el embarazo. Tómate tu tiempo, intenta ir al baño cuando tu bebé esté tranquilito y alguien lo cuide.

Respira hondo, muy despacio, e intenta relajar al máximo la zona. Es probable que las expectativas sean mucho peores que la realidad; una vez hecho el trabajo, verás que es más fácil de lo que parecía. Lávate con agua y jabón neutro la zona, desde la vulva al ano y sécate con una toalla de papel desechable. Si tienes heridas o mucho dolor, coméntalo con tu matrona. Te puede pautar algún anestésico local para los primeros días.

Es importante no demorar el momento de ir al baño y priorizar que tu dieta sea rica en frutas, verduras, legumbres y cereales integrales, así como beber agua. El estreñimiento puede agravar la situación al ser las heces más duras. Además, el mismo posparto es un momento muy típico de estreñimiento. Si ves que no puedes hacer de vientre, no dudes en comentárselo a tu matrona por si fuera necesario tomar algún laxante o usar algún pequeño enema.

DESPUÉS DE UN PARTO POR CESÁREA

Si el parto ha sido por cesárea, se requieren unos cuidados especiales. La cesárea se considera una intervención mayor y justo después hay un periodo de convalecencia. En cualquier otro tipo de intervención de la magnitud de una cesárea se recomendaría reposo relativo, que te cuidaran mucho y que no se volviera a la vida activa hasta unas semanas después. Pero resulta que en una cesárea esto no funciona así. El mismo día de la intervención estarás haciéndote cargo de un bebé y, en nuestra cabeza, parece que a los pocos días ya tienes que estar del todo recuperada y activa.

Es posible que haya bastante dolor. Prácticamente para cualquier movimiento que hagamos necesitamos contraer la musculatura abdominal, con lo que coger al bebé, acunarlo o levantarte de la cama puede producir dolor. Por ello es importante que estés acompañada de alguien que te ayude

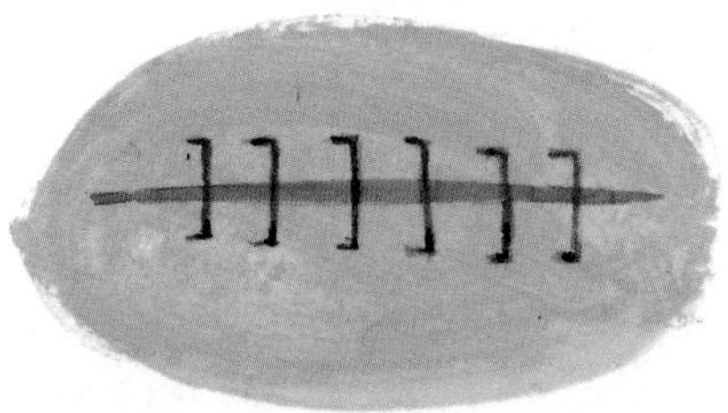

Grapas

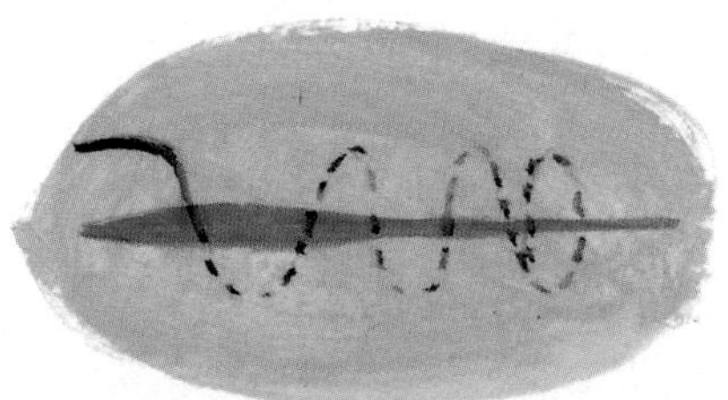

Continua

Sutura en la cesárea.
Habitualmente, para coser la cesárea se usa uno de estos dos sistemas: el de la izquierda es con grapas y el de la derecha con sutura intradérmica, en la que los puntos no se ven por fuera.

con el bebé, que te lo pase si es que necesitas cogerlo y que te ayude a encontrar posiciones en las que estés cómoda.

Tanto para acunarlo como para darle de mamar puedes ponerte una toalla doblada encima de la cicatriz de la cesárea mientras esté dolorida. Ayudará a que la presión o las pataditas que dé el bebé no toquen la zona. Es fundamental también que te pauten analgésicos y antiinflamatorios, que ayudarán a que te encuentres mejor.

Los puntos de la cesárea pueden ser de diferentes tipos. Se pueden usar grapas metálicas—que es preciso extraer al cabo de unos 7-10 días— o se puede usar un tipo de sutura que se llama «continua». En este caso no hace falta retirarla, los hilos se reabsorben solos. La cicatriz de la piel suele curarse en pocos días, en un par de semanas suele estar del todo cerrada, pero puede haber molestias en algún movimiento. Por ello, se recomienda que la valore al cabo de 6-8 semanas una matrona o fisioterapeuta experta en suelo pélvico.

Cuando estés en casa, es recomendable que te laves la cicatriz con agua y jabón una vez al día. No uses esponjas, que pueden estar contaminadas por gérmenes. Lo ideal es que lo hagas con la misma mano y, mientras la cicatriz esté muy tierna, te seques con una toalla de papel de un solo uso.

Si quieres, puedes dejarla al aire. Si la goma de la ropa te molesta o te da apuro que esté tan a la vista, puedes taparla con una gasa estéril, mejor si es sin esparadrapo. Los esparadrapos que se usan en quirófano, los que se colocan para tapar la herida, pueden lesionar la piel, sobre todo cuando se ponen muy tensos. Si este es tu caso, lava también la zona con agua y jabón, igual que la cicatriz, y, una vez secas, aplica algún antiséptico tipo clorhexidina al agua.

¿Se pueden abrir los puntos si hago algún movimiento?

Es muy raro que esto pase, porque la sutura de la cesárea es muy estable; sin embargo, si se abren los puntos no se debe a nada que hayas hecho tú. A veces, por diferentes motivos, los puntos de la piel pueden ceder un poco.

Si es así, no te asustes. Tápalo con una gasa y ponte en contacto con tu centro médico para comentarlo.

¿Cómo sé que la cicatriz de la cesárea está bien?

La cicatriz de la cesárea no debe estar enrojecida, abultada ni debe excretar ningún líquido. El dolor que puede presentarse durante los primeros días debe ir desapareciendo poco a poco. Si no es así, si ves que día a día no mejora, te recomiendo que te pongas en contacto con tu centro sanitario para valorar la situación.

Las cicatrices

Todas las cicatrices merecen tener un apartado independiente, todas; desde las provocadas por pequeños desgarros o rasguños de la piel de la vulva debidos a la salida del bebé, hasta las que son más profundas e implican estructuras que quedan por debajo de la piel, como el músculo u otros tejidos.

El tejido de la cicatriz no tiene las mismas características que los tejidos de la vagina o de la piel del periné. Es fácil que estén endurecidas y retraídas, y, con el tiempo, en vez de mejorar, aún pueden estar más duras y más pegadas a otros tejidos. Esto se puede traducir en un dolor en la zona, sequedad vaginal, dolor durante las relaciones sexuales —con o sin penetración—, dolor en la zona del bajo vientre, dolor en la defecación o incontinencia urinaria o fecal.

Se tiene la sensación de que cuando se ha tenido al bebé por cesárea el periné no estará tan afectado, pero no es así. En una cesárea se cortan o se desplazan muchas estructuras: músculo, peritoneo, fascia, útero... y la musculatura del periné está directamente relacionada con todos estos elementos, con lo que no es raro que se vea también afectada.

Además, cuando hay una herida, también afecta a los nervios que pasan por allí. Si tu bebé ha nacido por cesárea, es fácil que cuando toques la zona, aunque esté totalmente cicatrizada y haga meses del nacimiento, notes que está como acorchada, con una sensación de mucha sensibilidad en algunas zonas, mientras que en otras prácticamente no se notará nada.

En una cesárea es fácil que haya dolor en los extremos de la cicatriz. Durante la intervención, allí se hace mucha presión para que no se abra una vez cosida, y pueden ser puntos dolorosos. Por esto, una vez que las heridas estén curadas, es muy recomendable que acudas a tu matrona o a una fisioterapeuta especializada en suelo pélvico. Además de valorar la zona, de ver si hay algún tipo de contractura, tanto pueden hacer masajes como aplicar algunas técnicas que ayudan a que el tejido cicatricial sea más elástico, menos pegado a otras estructuras del cuerpo y, por lo tanto, devolver la movilidad y hacer que el dolor y las molestias desaparezcan.

LOS LOQUIOS

Los loquios son el sangrado que se produce en el posparto. Por un lado, la placenta, al desprenderse del útero, deja una herida que va a sangrar durante un tiempo; por otro lado, el útero ha estado recubierto en su parte interior por una capa de tejido que se llama «deci-

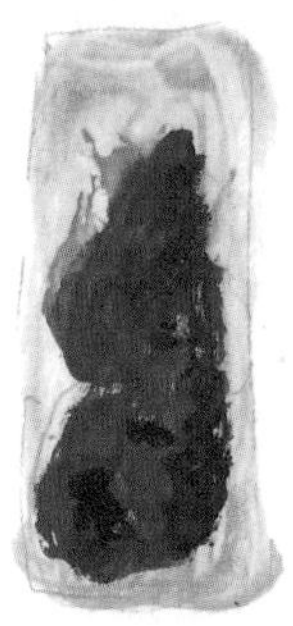
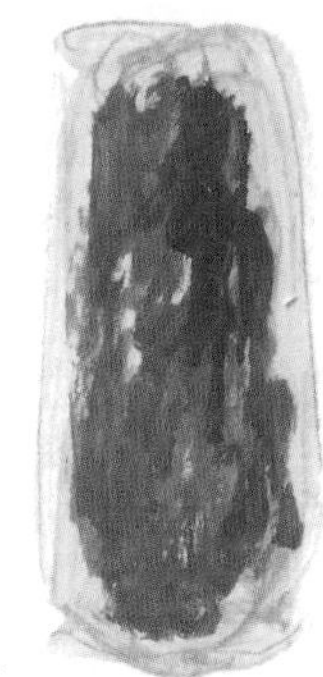
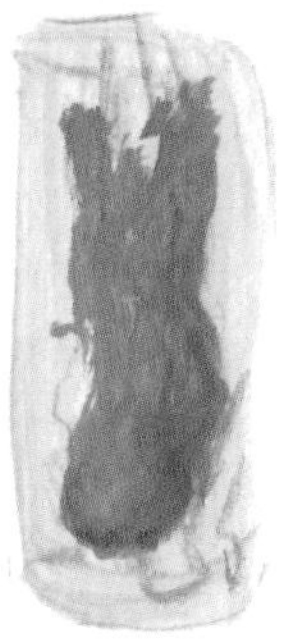
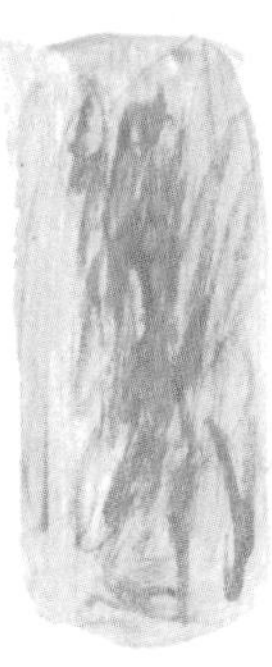

Los loquios van cambiando de aspecto durante las primeras semanas. Durante los primeros 3-5 días tienen un aspecto sanguinolento y se llaman «rubra»; entre el 4.º y el 10.º día tienen un aspecto más seroso (como la 4.ª compresa), y a partir de ahí, son blanquecinos o amarillentos y se llaman «alba».

dua» y que también se va a desprender durante las primeras semanas de posparto.

Durante los primeros días, tanto si se ha parido por parto vaginal como por cesárea, suelen ser abundantes, muy rojos y con algunos coágulos. A medida que pasan los días, se vuelven más rosados hasta que son casi blancos. Pueden durar entre 3 y 4 semanas. Después, suelen desaparecer unos días. Al cabo de este tiempo, es posible que vuelva a aparecer un sangrado rojo, parecido a una menstruación. Es lo que se denomina «partillo». Se suele producir justo antes de las 6 semanas del posparto. Es totalmente normal.

Los loquios tienen un olor característico, parecido al del parto. Es un olor fuerte pero nunca es un mal olor. Si en algún momento notas que huelen mal, como a podrido, puede ser que haya una infección. Te recomiendo que acudas a tu centro de salud para que descarten esta posibilidad. Una infección uterina es una situación que puede ser grave.

LAS COMPRESAS

Mientras haya heridas en el periné o presencia de loquios, se recomienda que se usen compresas obstétricas. Son compresas cuya composición suele ser de algodón o celulosa. No tienen plásticos, que irritarían el periné con facilidad, ni suelen tener la banda autoadhesiva para que no se muevan. Son bastante grandes para recoger bien los loquios y no tienen agentes desodorantes ni perfumes (componentes que no debería llevar ningún tipo de compresa).

Se recomienda que se cambien a menudo; conviene que la vulva esté en un ambiente seco para evitar infecciones. Puedes dejarlo todo preparado en el baño de tu casa: el paquete de compresas y un receptáculo donde tirarlas. Así, cada vez que vayas al baño, te será fácil cambiarla.

SIGNOS DE ALARMA EN EL POSPARTO

El posparto es un proceso fisiológico y habitualmente no tiene por qué haber dificultades. Aun así, conocer los signos de consulta puede dar tranquilidad a la hora de saber si tienes que visitar a tu matrona o equipo de salud.

Se consideran signos que se deben valorar:

- Sangrado
  - Aumento en el sangrado: en principio, los loquios irán disminuyendo de intensidad. Si no es así, se recomienda valorar a qué puede deberse.
- Mal olor
  - Tanto de la herida como de los loquios. El mal olor podría ser signo de infección. Conviene descartarlo.
- Fiebre
  - La fiebre podría indicar que hay una infección. Acude lo antes posible a tu centro de salud.
  - Cuando hay una congestión mamaria puede haber fiebre o febrícula. Tienes más información en el capítulo «La lactancia».
- Dolor
  - El aumento de dolor en los puntos, tanto en los del periné como en los de la cesárea, es algo para valorar.
  - En la zona del bajo vientre. Es donde los primeros días estará el útero hasta que no desaparezca debajo de la sínfisis púbica en torno al día duodécimo del posparto. Si hay dolor, es preciso valorar que esté dentro de la normalidad.
- Endurecimiento o secreciones de las heridas o cicatrices.
  - No es normal que supuren ni que estén duras y rojas.
- Zonas endurecidas del pecho, enrojecidas o dolorosas.
  - Tienes información en el capítulo «La lactancia». Conviene descartar una mastitis.
- Dolor de cabeza, edema, visión borrosa o dolor penetrante justo por debajo del estómago.
  - Durante el posparto aún se puede desarrollar una enfermedad que se llama «preeclampsia». Se

tiene la idea de que solo puede pasar durante el embarazo, pero no es así, porque puede presentarse en el posparto. Se trata de una enfermedad que cursa con tensión arterial alta y proteínas en la orina, entre otras cosas. Es potencialmente grave, ya que si evoluciona, puede llegar a provocar convulsiones y una situación muy grave que se llama «eclampsia», con fallo de diferentes órganos. La tensión arterial alta suele dar síntomas como el dolor de cabeza o la visión borrosa, por lo que si tienes alguno de estos síntomas se recomienda que acudas a tu centro de salud para que te valoren.

- Dolor o inflamación de una pierna.
  - Es necesario descartar una trombosis venosa profunda. En el posparto, el cuerpo se propone evitar al máximo lo que podría ser una de las situaciones más graves que puede tener: una hemorragia. Para ello, activa el sistema de coagulación. Se entra en lo que se llama una «situación de hipercoagulabilidad», que permite reducir la posibilidad de hemorragia, pero tiene un efecto secundario que conviene evitar: es más fácil que se generen trombos, es decir, coágulos, sobre todo en las piernas. Por ello, cierto movimiento —aunque sea andar un pelín por casa, tener las piernas en alto y no llevar pantalones ajustados— está recomendado durante las primeras semanas después del parto. Si en algún momento notas que te duelen las piernas, que tienes una línea roja como un cordón que recorre la pantorrilla o el muslo, hay que descartar que haya habido una trombosis.
- Síntomas de infección de orina: escozor al orinar, orinar a menudo y poca cantidad o que la orina sea muy oscura, son signos de infección de orina.
  - Tanto si has tenido un parto con anestesia peridural como si te han hecho una cesárea, te habrán sondado para sacar la orina de la vejiga. Esto aumenta el riesgo de infección de orina. Si piensas que puedes tener una, no dudes en consultarlo.
- Tener incontinencia de orina.
  - Durante los primeros días, si notas que haces pis constantemente hay que descartar lo que se llama «orinar por rebosamiento», es decir, la vejiga está tan llena que no es capaz de contraerse para vaciarse y va soltando orina constantemente sin acabar de vaciarse. Por lo general, también notarás moles-

tia a nivel abdominal. Conviene que acudas a tu matrona para descartarlo.
  - Como te he dicho antes, la incontinencia urinaria no es normal. Es más habitual que pase los primeros días del posparto; aun así, en pocos días tendría que estar solventada. Si no es así, conviene hacer una valoración del suelo pélvico.
- Tener incontinencia fecal
  - No es algo que deba normalizarse. Si te pasa, te recomiendo que acudas a un buen fisioterapeuta del suelo pélvico para que te ayude.
- Hemorroides dolorosas o sangrantes
  - No es raro que aparezcan al final del embarazo. Pueden ser una señal de que el suelo pélvico está débil o necesita mejorar sus condiciones. Medidas para evitar el estreñimiento —como el aumento del consumo de alimentos con fibras, el aumento de la cantidad de agua que ingerimos, y un poco de movimiento— pueden ayudar. También cómo nos sentamos en la taza del váter: ten un pequeño taburete de unos 20 cm donde apoyar los pies de forma que te queden las rodillas más altas que la pelvis. Así, anatómicamente es más fácil que las heces salgan sin tener que hacer tanta fuerza.
  - Si en algún momento el dolor es más agudo o hay un sangrado abundante, es importante que te valore un equipo médico.
- Si estás triste, tienes miedo de estar a solas con el bebé o de hacerle daño o tienes miedo de hacerte daño a ti misma
  - El posparto es uno de los momentos más intensos y complejos que se viven a lo largo de la vida. Se cree que todo será felicidad y alegría. Puede ser que se haya soñado con él durante mucho tiempo. Y, a veces, más de las que pensamos, aparecen sentimientos que nos hacen sentir mal, que son muy contradictorios con lo que pensábamos que pasaría. Y, encima, una siente que si habla de ellos la juzgarán o le dirán que, sencillamente, deje de sentirlo. Y esto no funciona así.
  - Si tienes la sensación de que pierdes el control, de que no eres feliz, si sientes algunas de las cosas que he enumerado antes, no dudes en ponerte en contacto con una psicóloga perinatal. No estás sola. No eres la única a la que le pasa, no es algo que tú hayas escogido sentir. Puede ser una enfermedad. Sa-

bemos que más del 15 % de las mujeres en el puerperio va a tener una depresión posparto. La buena noticia es que es una enfermedad que tiene cura y hay tratamiento para ella. Y es mucho más fácil si te pones en manos de una especialista. En el capítulo «Emociones y expectativas» te hablo un poquito más de ella.

El cuidado físico y emocional después del nacimiento del bebé, haya sido este por parto vaginal o por cesárea, es indispensable. Conocer con qué te vas a encontrar, cómo curarte las heridas si es que las hay y saber cuáles son signos de que algo no va bien, te va a dar seguridad. Rodéate de gente que te mime y te facilite todos estos cuidados. En la gran mayoría de las ocasiones, en pocos días vas a estar recuperada del todo. Otras veces se requerirá más tiempo, y el apoyo de los otros será más necesario.

No hay dos posparto iguales. No te compares con nadie que ya haya pasado por él. Cada una de nosotras necesita cosas distintas y tiempos diferentes.

EL BEBÉ

5

Para muchas de nosotras nuestro bebé ha sido el primero con el que realmente hemos tenido un contacto estrecho. Antes de tenerlo, habíamos visto algún bebé en la familia o de alguna amiga, pero estar, estar... no habíamos estado. En el momento en que se ponía a llorar se lo pasábamos a su madre o a su padre, y hasta aquí.

Tenemos la sensación de que los bebés solo duermen, comen y hacen pis y caca; así que, si sus necesidades están cubiertas, todo es fácil: duermen en su cuna, de noche se despiertan un poquitín, pero una vez alimentados y aseados van a seguir durmiendo plácidamente en el lugar que durante el embarazo les hemos montado, pintado y diseñado pensando que sería el sitio ideal para que durmieran.

Además, muchas veces, otras madres nos han contado lo bien que dormían sus bebés, lo fácil que era. Que se tiene que hacer así o asá para que el bebé esté tranquilo... Y luego viene el nuestro, que es el único que parece no seguir este ritmo...

Y ¿sabes qué? Que un bebé suele no querer dormir en su cuna ni quiere estar en ningún otro sitio que no sean tus brazos y, a veces, está alimentado, limpio, sin frío ni calor, y llora. Y, aunque sea desesperante, es normal. Absolutamente normal. Y esto no quiere decir que estés haciéndolo mal, sino que tu bebé se expresa con las poquitas habilidades que tiene para hacerlo de una forma eficaz. De la misma manera que, cuando no nos salen las cosas, los adultos nos frustramos y lo expresamos con palabras, los peques no tienen más herramientas que el llanto.

En este capítulo te contaré el comportamiento del bebé y las necesidades que tiene. Vamos a intentar verlas una por una.

EL SUEÑO

Lo dicho. Muchas de nosotras, antes de tener bebés, pensábamos que solo hacían un par de cosas: dormían, se alimentaban y, a lo sumo, había que cambiarlos. Es más, dormían y mucho, ¡y en su cuna!

Y, de repente, te encuentras con que tu hijo no es así. Duerme, sí, pero encima de ti. Come... come un montón, ¡al menos durante mucho rato! Sobre todo, es una sensación que se puede tener si se alimenta con lactancia directa al pecho. Y parece mentira, pero estas dos únicas actividades hacen que casi no se pueda hacer nada más en todo el día.

¿Y eso es así? ¿Cómo es que nos han contado que los bebés duermen en su cunita? ¿Cómo se lo tengo que enseñar?

Antes de seguir te diré que no te voy a dar ninguna receta mágica, solo intentaré explicarte por qué tu bebé te prefiere a ti que a la cuna e intentaré ofrecerte opciones para que puedas descansar un poquito mejor.

Para poder entender el comportamiento del bebé, necesito explicarte algunas teorías. Por un lado, cada vez hay más autores que afirman que nuestros bebés nacen antes de tiempo, y lo argumentan por dos motivos principales: el primero, andamos, lo que hace que nuestra cadera no pueda ser muy grande y debamos tener las piernas bastante juntas, con lo que no dejamos mucho espacio para que pase una cabeza por el hueco. Por otro lado, como especie, tenemos un tamaño de cabeza bastante grande y, por lo tanto, si esperásemos a que nuestro cerebro fuera lo bastante maduro, es posible que no cupiera por las caderas. Por lo tanto, nuestros hijos tienen que nacer antes de tiempo y por eso somos los animales que tienen las crías más inmaduras. Esto, que parece una desventaja, al final es algo muy interesante como especie, ya que el cerebro se va a moldear según lo que viva el bebé, sobre todo durante los primeros dos años de vida, por lo que somos una especie con una gran capacidad de adaptación.

El cerebro se va a moldear según lo que viva el bebé, sobre todo durante los primeros dos años de vida.

Y, ¿en qué notamos nosotras esta inmadurez? Pues en que el bebé es realmente dependiente hasta que es bastante más mayor de lo que nosotras esperábamos: tiene que alimentarse muchas veces a lo largo del día y de la noche, no sabe dormir solo, regula mal su temperatura —en contacto con el cuerpo de un adulto la regula mejor—, su respiración es más rítmica si está piel con piel con su cuidadora principal, etc.

Por otro lado, el bebé tiene muy claro que sin que alguien lo cuide día y noche no va a sobrevivir, por lo que es posible que todo su sistema de alarmas se active si no está literalmente encima de su madre. Es muy típico tener el bebé extasiado después de una toma y que, cuando queramos dejarlo en su cunita, se despierte solo con rozarla. Es como si la cuna tuviera pinchos. Y es algo absolutamente normal.

Él o ella no sabe que está en una casa donde no hay leones. Quiere estar pegado a ti todo el día porque sabe que así seguro que sobrevive. Y le da igual que haga calor o frío, que haya dormido mucho o poco, que estemos en un piso en una gran ciudad o en medio del campo, porque su sitio seguro eres tú. Y esto puede ser muy abrumador y muy intenso. La sensación de no poder hacer nada más, de estar todo el día pendiente del bebé, de no poder descansar y, además, de que parezca que sea el único bebé que hace estas cosas, puede desquiciar a la madre más informada.

A algunas familias les puede ayudar templar ligeramente la cama con una bolsa de agua caliente para que el bebé no note la diferencia cuando lo pongamos allí o dejarle cerquita alguna prenda que hayas llevado tú, para que piense que estás allí. Si funciona algo, es cualquier cosa que le haga pensar que estás allí, con él o con ella. Pero no te quiero dar falsas esperanzas, puede que estas indicaciones no sirvan.

En el posparto, uno de los objetivos fundamentales es descansar.

Cada familia tiene que decidir cómo criar a sus hijos. Tienes que ver dónde te sientes cómoda y cuál es tu opción. Pero también te aconsejaría que estuvieras abierta a cambiar de criterio si no acaba de funcionar lo que te has planteado. En el posparto, uno de los objetivos fundamentales es descansar. Y, aunque nos parezca mentira, a veces se descansa mucho mejor si no vamos contra lo que nos pide nuestro bebé.

¿Cómo vamos a dormir?

Lo normal para bebés y familias ha sido siempre dormir juntos. En realidad, no había muchas más opciones; las casas eran pequeñas, hacía frío y dormir todos juntos apañaba varios problemas a la vez: de sitio, de seguridad y de calor. Aún es una práctica mayoritaria en buena parte del mundo.

Desde hace relativamente poco tiempo hemos sacado a los bebés de nuestro entorno, de nuestra cama, porque pensamos que dormiremos mejor en camas separadas. Y a lo mejor para el adulto es así, pero no para el bebé.

El caso es que, sea por ser nuestra primera opción o por necesidad, dormir con el bebé, colechar, cada vez toma más importancia en nuestra sociedad. Para que todo vaya bien, deberíamos respetar las siguientes normas:

- El colchón debe ser firme, es decir, que no nos encontremos todos en el medio de la cama.

- El bebé tiene que estar colocado de forma que no pueda caer de la cama, sea porque la madre le pasa el brazo por detrás de la espalda o sea por tener un tope adecuado.
- Las personas con las que duerma el bebé serán adultas.
- Que los adultos no hayan tomado ni drogas ni alcohol, ni sean fumadores.
- Que no se practique colecho en un sofá ni en ningún sitio en el que el bebé pueda quedar atrapado entre cojines.
- Que no se use ropa de cama pesada y se opte por un pijama un poco más grueso para no tener frío.

Además de estas recomendaciones, hay más, extensibles a todos los bebés:

- El bebé debe dormir en la habitación de la madre o del cuidador principal durante el primer año de vida.
- La habitación debe estar bien ventilada.
- El bebé nunca debe dormir con cojines ni peluches.
- El bebé no debe dormir sobre su barriga.

Es habitual que cuando hablamos de colecho aparezcan también temores, por ejemplo, de aplastar al bebé. Los estudios apuntan que, sobre todo cuando se está con lactancia materna, el sueño de la madre también cambia, es mucho más fácil despertarse. Habitualmente, la madre va a despertarse en la misma posición en la que se ha dormido. Si duermes con tu pareja, puedes poner al bebé a tu lado, con el brazo que te queda debajo del cuerpo haciéndole de barandilla. De esta forma no va a poder moverse y podrás descansar mejor.

El bebé debe dormir en la habitación de la madre o del cuidador principal durante el primer año de vida.

Si te molestan la espalda o la cadera, puedes ponerte un cojín entre las piernas; verás que no va a tirar tanto.

Otra duda que va a surgir es cuándo va a ir a su cuna... pues no te la sé responder. Tienes que ver qué es lo que os va bien a ti y a tu bebé. Te diría que en el posparto es importante que priorices descansar con seguridad, y esto, muchas veces, se traduce en colechar.

A la vez te digo que si no es tu opción, si no estás cómoda, busques otras opciones. La mejor forma para dormir es aquella en la que tú te sientas bien, de esto no tengo ninguna duda.

¿Cuánto y cómo duermen los bebés?

Una vez que hayáis decidido cómo vais a dormir —repito, podéis cambiar de opinión en cualquier momento—, vamos a ver cuándo y cuánto duermen los bebés.

Pues empiezo diciéndote que no hay ninguna regla... Durante los primeros meses de vida, el sueño del bebé es totalmente errático, duerme según sus necesidades de sueño y de descanso. Los episodios de sueño suelen durar menos de una hora y, además, no tienen aún incorporado el ritmo circadiano, es decir, que les da igual que sea de día o de noche. Este es otro motivo por el que debes aprovechar para descansar cuando el bebé duerma. Pensar que la noche siguiente vas a poder dormir es adelantarse a los acontecimientos.

Además, se tiende a pensar que los bebés cada vez van a dormir más y «mejor», pero, por desgracia, no es así. Es muy posible que ocurra justo lo contrario: cuanto más mayores, menos van a dormir. Entonces ¿hay que enseñar a dormir a los bebés? Pues parece que no. Al ser una necesidad básica, ya vienen con este conocimiento, lo que pasa es que el sueño es evolutivo, va madurando mientras el bebé va creciendo, y a partir de los 5 años de edad empieza a parecerse al sueño de un adulto. Por lo tanto, seguimos cultivando la paciencia.

Y te preguntarás: «¿No se puede hacer nada de nada?». Parece que poquito. Aun así, si el bebé está tranquilo, si no hay muchos estímulos alrededor, si está cerca de ti es posible que le resulte más fácil enlazar un sueño con el siguiente y puedas descansar algunas horitas seguidas. Verás que hay días más fáciles y otros más complicados. Vuelvo a insistir en que aquí lo fundamental es que encuentres momentos de descanso también durante el día.

Parece que aquí las hormonas de la lactancia pueden ayudarte a que te sientas mejor. La prolactina es inductora del sueño, hace que tengas un sueño superficial para que te despiertes rápidamente y, a la vez, sea un sueño bastante reparador. Muchas madres cuentan que antes de estar embarazadas no podían funcionar si llevaban algunos días durmiendo 3-4 horas; en cambio, en el posparto, muchas pueden estar varios días así, sintiéndose cansadas, pero pudiendo funcionar. Con esto no te estoy diciendo que no descanses; más bien al contrario. Busca todos los huecos del día que puedas para echarte un ratito. Las cosas se ven de otro color cuando hemos descansado.

EL LLANTO

¡Qué difícil es aguantar el llanto de tu bebé! Es una de las cosas más complicadas a las que se enfrentan las familias. Además, como madre, parece que tengas la obligación de saber por qué llora tu bebé. Y la gran mayoría de las veces no lo sabemos, lo que nos hace más complicado atenderlo.

Poco a poco irás conociendo a tu bebé, pero al principio, durante las primeras semanas —o meses—, puede ser que no sepas muy bien por qué llora, qué le está pasando en cada momento. La comunicación con un bebé pequeño puede ser un poco más difícil de lo que nos han explicado.

Una vez dicho esto, también quiero aclararte que cuando el bebé llora quiere expresar que no está bien. Es decir, olvídate de lo que siempre se nos ha dicho, eso de que llorar es bueno para los pulmones o para que se acostumbre a estar solo o para dormir en su cunita. Llorar activa todos los mecanismos de alerta del bebé y muchas veces necesitará a un adulto para poder tranquilizarse.

Vamos poco a poco. Los bebés lloran para expresar un malestar, ya sea hambre, que están incómodos, calor, sobreestimulación o ganas de seguir en tus brazos cuando lo dejas en cualquier lugar que no sea encima de ti. Si es algo de todo esto, la solución parece bastante sencilla. Pero puede que siga llorando. También hay momentos del día que parecen peores, como el final de la tarde y las primeras horas de la noche: son las horas brujas, momentos en que todos en casa solemos estar cansados, no solo ellos, por lo que la gestión se hace un poco más difícil.

En estos momentos, una vez que se ha comprobado que no hay ninguna causa, que el bebé está bien, hay diferentes estrategias que os pueden ayudar:

- Si tu bebé se alimenta del pecho, diría que es la primera opción. Suele funcionar, aunque tengas la sensación de que no tiene hambre. La succión le tranquiliza, tiene el cuerpo de la madre calentito para él... suele ser lo más eficaz.
- Si usáis chupete, es otra opción.
- Cambiar de escenario: salir a la calle si te apetece o andar un poco, darle un baño...
- Usar la pelota de pilates. Aunque parezca mentira, a muchos bebés les encanta que estés sentada allí, botando suavemente.
- Cambiar de manos: es genial pedir ayuda o sencillamente dar al bebé un ratito a alguien que lo consuele. A veces, solo con esto, deja de llorar.
- Ponerlo contra el pecho de forma que su cabecita quede en el hom-

bro. Puedes acompañarlo con suaves golpecitos en la espalda o vaivenes del cuerpo.
- Portearlo: resulta soporífero para muchos bebés.
- Comprueba que no esté muy abrigado o muy ligero de ropa.
- Usa la imaginación, cada bebé es distinto, y es posible que dispongas de más recursos.

Y a veces poco más se puede hacer que estar con él o con ella y pasar el rato. Esto no va a pasar solo en estos momentos. Un día tu bebé se hará mayor y corriendo se va a caer y va a llorar. El abrazo que le vas a dar no le va a curar los rasguños que se haya hecho, pero sabrá que te tiene. Más adelante puede tener un día difícil en el cole o a lo mejor con algún amigo o amiga, y va a llorar, y tú seguirás allí, a su lado, sin poder cambiarlo todo —que es lo que nos gustaría—, pero haciéndole saber que puede contar con tu apoyo incondicional. Y a veces, este apoyo no se puede dar, porque estarás muy cansada, porque aguantar el llanto no es fácil. Y en esas ocasiones lo mejor que puedes hacer es que alguien cercano lo cuide por ti, pueda estar por él, en un sitio seguro.

Al poner límites, te cuidas a ti y a tu bebé.

Ser madre te expone a momentos que emocionalmente pueden ser muy duros. Al poner límites, te cuidas a ti y a tu bebé.

Algo que tienes que tener presente es que nunca, nunca, tienes que sacudir a un bebé. Soy muy consciente de que el llanto te puede desquiciar, de que llevar horas con un bebé llorando es algo que te sitúa en los límites de la paciencia. Aun así, si ves que te sobrepasa la situación, pide ayuda a alguien que esté tranquilo. Las sacudidas a los bebés pueden lesionarlos muy gravemente.

SOBRE LOS CÓLICOS

Los temidos cólicos. Se definen como «episodio de llanto inconsolable que dura más de 3 horas, más de 3 días a la semana a partir de la tercera semana de vida».

No se sabe muy bien la causa. Parece que se descarta el dolor, aunque culturalmente lo tenemos muy asociado al dolor intestinal. Es posible que sea porque al llorar, la barriguita del bebé se pone muy dura y traga mucho aire. Además, suele terminar el episodio con un eructo o ventosidades.

Parece que mantener el piel con piel, la lactancia materna a demanda, el porteo y el contacto físico irrestricto son las formas que más protegen de los cólicos.

EL PESO, LA TALLA Y LOS PERCENTILES

La ganancia de peso es algo que acapara mucha atención durante las primeras semanas de vida, sobre todo si la alimentación es con leche materna. Es una consecuencia secundaria de cómo se está alimentando el bebé, aunque no la única. A veces se le presta demasiada atención y otras demasiado poca.

¿Cómo debería aumentar de peso un bebé?

Los bebés pierden peso los primeros días después del nacimiento. Es algo absolutamente normal y están preparados para ello. Si el nacimiento ha sido por parto vaginal y sin que a la madre se le hayan administrado sueros, parece que se considera normal que el bebé baje hasta un 7 % de su peso al nacer. Así pues, un bebé que haya pesado 3.500 g podría bajar hasta 3.255 g. Si el nacimiento ha sido por cesárea o durante el parto se le han administrado sueros a la madre, podría ser que el bebé naciera con un peso un poco por encima del real debido a la retención de líquidos y, por lo tanto, la bajada podría ser mayor.

A lo mejor un 7 % te ha parecido poco. Muchas personas y muchos profesionales ponen el 10 % como barrera de normalidad. Y podría ser normal, ya que, en nuestro entorno, en muchos partos se van a usar sueros o los alumbramientos van a ser por cesárea. Aun así, que el peso no caiga estrepitosamente durante los primeros días es algo relevante. Si fuera así, es conveniente revisar qué está pasando, sea amamantado o no.

Entre el cuarto y el quinto día de vida se empieza a revertir la curva, y el peso empieza a subir. A partir de allí, se considera que entre la semana y los 10 días de vida el bebé volvería a estar en el peso del nacimiento. A veces cuesta un pelín más.

La idea es que durante los primeros 3 meses de vida aumenten de peso entre 25 y 30 g al día. Y a partir de los 3 meses, el aumento será menor.

Los expertos en el tema recomiendan pesar a las pocas horas de nacer (durante las primeras 24 h), a los 5 días de vida y a partir de aquí seguramente entre los 7 y los 10 días de vida. Si el aumento es el esperado, pesar al bebé mensualmente, y no muy a menudo porque puede dar mala información, ya que el aumento es tan pequeño que si el bebé ha hecho un pipí o una caca justo antes, el peso puede verse modificado. Así pues, si el aumento de peso no es el correcto, se recomienda que pasen un mínimo de 3 a 5 días, que se haga siempre en la misma báscula y que se pese al bebé desnudo.

A veces, si no hay más opciones, se puede pesar en la farmacia. Es importante aquí preguntar si la báscula está bien calibrada para que el peso que nos dé sea preciso.

Es importante recordar que pesar al bebé no hace que engorde. Para muchas madres, ir a pesar al bebé va a ser como pasar un examen, se puede llegar a vivir con mucha angustia. Aquí es fundamental que la profesional que te acompañe te explique qué está pasando, qué opciones hay para solventar el problema de peso y buscar entre las dos la forma para que tu bebé empiece a ganar el peso que le corresponde.

Para ver cómo evoluciona el peso del bebé se utilizan las curvas de percentiles. Puede ser que ya te lo hayan contado durante el embarazo. La definición de «percentil» es «aquella medida de posición en comparación con el resto de los bebés». Es decir, si mi bebé tiene un peso en el percentil 30, quiere decir que el 30 % de los bebés de la misma edad tiene un peso menor, y el 70 % tiene un peso mayor. Para identificar los percentiles de los bebés se ha hecho un estudio estadístico tras pesar a muchos bebés sanos, y así han ido clasificándolos según el percentil. Se ha visto que el crecimiento de las niñas y los niños es un poco distinto. Por eso es importante buscar los percentiles adecuados según edad y sexo. La Organización Mundial de la Salud (OMS) tiene publicados los percentiles que se consideran más fiables.

¿Es mejor que el percentil sea alto o bajo?

Pues no tiene nada que ver. Un bebé en el percentil 3 puede estar sanísimo, y un bebé en el percentil 90 también. Les pasa como a los adultos. Seguro que tienes amigas que justito pesan 50 kg y están estupendas, y otras que sobrepasan los 70 y también lo están. Ellas también están en percentiles diferentes. Y ¿por qué se pone tanta atención aquí? Los percentiles nos dan una idea de cómo va evolucionando el peso. Es decir, lo que tenemos que ver es que un bebé que hace una semana estaba en un percentil 80 y pasa a un percentil 40 no tiene ningún problema.

El percentil de peso tiene que valorarse siempre junto al de talla. Es probable que el percentil de talla de un bebé alto tenga también un percentil alto de peso. No hace falta que sean los mismos, solo que no sean muy dispares.

A veces se dice que como ha crecido de talla, no pasa nada si no aumenta de peso. Esto es algo totalmente erróneo. Si crece de talla, el peso también lo debe acompañar.

Tanto el percentil de talla como el de peso pueden variar. No siempre son los mismos. Puede que durante un tiempo el bebé esté en el percentil 30, después pase al 20 y luego suba al 40. Solo cuando hay una caída brusca de percentil es preciso revisarlo, también mirando otros parámetros, como es, sobre todo, cómo está el bebé.

EL CHUPETE

Se sabe que la succión tranquiliza a los bebés, mejora su digestión y les induce el sueño. ¡Un chollo!

Los bebés que se alimentan con lactancia materna directa ya tienen la necesidad de succión totalmente cubierta. En el caso de los que se alimentan con otros dispositivos, es recomendable que usen, además, algún tipo de chupete para poder satisfacer esta necesidad.

¿Quiere esto decir que los bebés que están con lactancia materna no pueden usar chupete? Los expertos recomiendan no ofrecerlo hasta que no hayan pasado algunas semanas, el bebé esté aumentando de peso con normalidad y la madre no tenga dolor durante la toma. ¿Y esto es una norma infranqueable? Pues creo que, aunque parece que podría ser útil, cada una es distinta y también nuestras circunstancias. Parece que lo ideal es esperar, pero si tú tienes claro que te puede ayudar, que te cuesta calmar al bebé, que puede ser un aliado, podrías probarlo y, si surgen problemas, retirarlo. Del mismo modo, si estás dando el pecho y tu bebé llora mucho, te recomiendo que acudas a tu pediatra y, antes que nada, a una profesional de la lactancia para que te ayude.

Pero el chupete también tiene su parte menos bonita: parece que está relacionada con la mala oclusión dental, entre otras cosas.

Por esto se recomienda seguir estas pautas:

- Usar un chupete lo más pequeño posible, con la parte que une la bolita que va dentro de la boca, y la parte exterior lo más fina que se pueda.
- Se debe revisar y cambiar con regularidad.
- Que no sea el bebé quien lleve el chupete siempre encima: por ejemplo, si lo usa para dormirse y después lo escupe, ya no debería volvérselo a poner.
- No debe estar disponible todo el día.
- Intentar retirarlo a partir de los dos años.
- No untarlo nunca con ningún alimento o preparado dulce.

ASPECTO DEL BEBÉ

Se dice que todos los bebés nacen preciosos y que están diseñados para que nos enamoremos de ellos. Y en cierto modo es así. Es verdad que a veces nos encontramos con que nuestro bebé no es como nos lo imaginábamos y no siempre nos enamoramos de él a primera vista. Aun así, casi siempre despiertan un sentimiento de protección inmenso. Y es que para su supervivencia, el bebé necesita que su madre o un adulto lo proteja y lo alimente.

En el capítulo 3 hemos hablado del bebé que acaba de nacer, del vérnix y del lanugo. Durante los primeros días, el aspecto del bebé va a sufrir varios cambios. Vamos a repasar cuáles son:

Ictericia

La ictericia aparece cuando los niveles de bilirrubina son altos. Qué fácil, ¿verdad? No te preocupes, te lo explico mejor: se sabe que mientras el bebé está dentro del útero fabrica un tipo de sangre un poco distinto que el que tenemos las personas que ya hemos nacido. Por eso, cuando nacen, durante los primeros días van a cambiar su sangre a sangre apta para vivir en el mundo exterior. Hasta aquí, sencillo. El caso es que la sangre lleva un componente que se llama «hemoglobina» y cuando se destruyen las células sanguíneas para dar paso a las nuevas, la hemoglobina de estas también se degrada, convirtiéndose, entre otras cosas, en bilirrubina. La bilirrubina es una sustancia que tiene un pigmento muy amarillo y se elimina sobre todo por el tubo digestivo; es decir, por las heces.

Es bastante habitual que los recién nacidos, durante la primera semana de vida, tengan unos niveles ligeramente altos de bilirrubina por todos estos cambios que hemos comentado. Pero, en ocasiones, diferentes circunstancias hacen que la bilirrubina alcance niveles demasiado altos. Es entonces cuando aparece la ictericia: el cuerpecito del bebé está amarillento y también el blanco de los ojos puede estar afectado. Los niveles muy altos de bilirrubina pueden ser peligrosos y, por lo tanto, es importante que se valore atentamente su aparición.

La ictericia puede aparecer cuando hay lo que se denomina una «incompatibilidad de grupo sanguíneo con la madre», en bebés nacidos por partos instrumentalizados, con infecciones o en bebés muy pequeñitos. Aun así, puede estar relacionada con la falta de alimento (recuerda que la bilirrubina se elimina por las heces. Si el bebé no come lo bastante, tampoco hará suficiente caca y, por lo tanto, no expulsará la bilirrubina).

En algunos casos, es necesario el ingreso del bebé y el uso de fototerapia. La fototerapia consiste en la exposición del bebé a una luz específica para que ayude a desintegrar las moléculas de bilirrubina y así reducir sus niveles. Si tu bebé necesita esta técnica, en el hospital podrías pedir que usaran mantas de fototerapia para poder estar piel con piel con él y amamantarlo o alimentarlo a demanda. Hace años era difícil conseguir que los hospitales ofrecieran este tipo de fototerapia, pero cada vez son más los que la tienen.

Cuando la ictericia no es patológica, es decir, no sobrepasa los límites de la normalidad, puede durar bastante tiempo.

A veces, se aconseja que se exponga al sol durante unos minutos al día, pero un bebé de semanas no debería estar expuesto al sol directo, ya que podría quemarse fácilmente la piel, y la luz indirecta del sol no baja los niveles de bilirrubina. Una alimentación adecuada y, si es necesario, el uso de fototerapia son lo que ayudará a disminuir esos niveles.

Descamación neonatal

La mayoría de los bebés suelen descamarse a partir de los primeros 2 días de vida. Es algo fisiológico y no está relacionado con la deshidratación. La piel se está acostumbrando al nuevo ambiente, que ya no es líquido, sino aéreo. Los bebés suelen empezar a pelarse en la zona de los tobillos y de los pliegues de la piel y, con frecuencia, les pasará por todo el cuerpo. El uso de cremas emolientes puede ayudar, aunque no es especialmente necesario.

Manchas

Mancha azulada de Baltz (melanocitosis dérmica congénita)

Es una mancha que suele aparecer en la zona del sacro del bebé. Es de un color azul-grisáceo. Parece que cuanto más oscuro es el tono de la piel, más habitual es que los bebés la tengan. Es totalmente benigna, no requiere ningún tratamiento y suele desaparecer entre los 4 y los 6 años de edad.

Mancha rosada o de color salmón

Son manchas totalmente benignas, a veces de color muy tenue. Suelen desaparecer sobre los 4-5 años de edad, aunque hay algunas que no se irán nunca.

Hemangiomas

Son manchas rojizas y limitadas producidas por un sobrecrecimiento de los vasos sanguíneos. A veces pueden tener un aspecto violeta. Tienden a desaparecer con los años.

Millium facial (o miliaria)

Son unos puntitos blancos o amarillentos en la carita del bebé, habitualmente en la nariz y la barbilla. Aparecen durante las primeras semanas de vida y desaparecen por sí mismos sin dejar rastro.

Granitos neonatales (exantema tóxico)

Son granitos, como de acné, que aparecen durante las primeras semanas de vida. Suelen ser rojizos con la cabeza blanca. Suelen desaparecer solos al cabo de un tiempo. Es importante no tocarlos, ya que podemos hacerle daño al pequeño.

Costra láctea

Se trata de una dermatitis seborreica muy común en los recién nacidos. Aparece en el cuero cabelludo en forma de costras amarillas, marrones o blanquecinas. Al bebé no le molestan para nada ni es necesario ningún tratamiento. En el mercado venden múltiples productos para reducirla, aunque son poco efectivos y a veces tintan la costra de color verdoso. La costra láctea no está relacionada con la alimentación del bebé y puede durar algunos años, aunque en la mayoría de los casos va a desaparecer antes del primer año de vida.

Inflamación de las mamas del bebé: leche de brujas

Hacia el segundo o tercer día de vida, puede observarse que el pezón del bebé está más grueso. Aunque muy poco desarrollado, algo de tejido mamario hay en los bebés de ambos sexos, es un tejido que ha estado expuesto a las hormonas de la madre, por lo que no es raro que las mamas estén ligeramente inflamadas, como si tuvieran una subida de la leche. Es importante no tocarlas para no estimular la producción de leche y, si se ponen rojitas, comentarlo con el pediatra.

Sangrado vaginal de la bebé

Es algo que se cuenta poco, pero puede pasar. Es posible que entre el tercer y el quinto día de vida encontremos unas pequeñas manchas de sangre en el pañal de la bebé. Y puede ser del todo normal. El pequeño útero de la niña también ha estado estimulado por las hormonas de la madre y, al nacer, bajan mucho los niveles de estas hormonas, con lo que puede haber lo que sería una falsa menstruación en forma de un pequeño manchado de sangre. Es algo que ya no volverá a repetirse hasta la pubertad.

DE CACAS Y PIPÍS

Antes de tener hijos, son palabras que pocas veces utilizamos y, seguramente, escandalizan a más de una... hasta que llega la maternidad y nos exponemos, una vez más, a situaciones que a lo mejor nunca nos habíamos planteado. Y allí estamos, hablando de pipís y de cacas...

El caso es que las micciones y las deposiciones nos dan idea, sobre todo durante las primeras semanas, de la alimentación del bebé. Por lo general, los bebés suelen hacer pocos pipís los primeros 3 días, aunque es indispensable que hagan alguno. A partir de ese momento, empiezan a hacer más, hasta 5 o 6 al día, como mínimo. Los pises tienen que tener un color paja clarito. Hasta el tercer día, a veces pueden aparecer unas manchas anaranjadas, de color teja. Son los uratos. Se trata de unas sales de ácido úrico. Son normales los primeros dos o tres días de vida, pero si aparecen más allá del tercer día, se recomienda valorar si el bebé está tomando todo el alimento que precisa.

En las deposiciones vamos a ver muchos más cambios. Durante los 2 primeros días van a hacer lo que se llama «meconio». Es una deposición negra, muy pegajosa. Esta deposición es la digestión de todo lo que ha ido tragando mientras estaba en el útero. Que expulse el meconio nos indica que el sistema digestivo está bien formado y que está empezando a tomar el calostro. Limpiar el culete lleno de meconio es toda una hazaña. Te puede ayudar untar el culito limpio con aceite de almendras dulces para que cuando haga el meconio la próxima vez este resbale mejor.

Hacia el tercer o cuarto día, las cacas van a ser más marrones, no tan pegajosas, más líquidas. Y a partir del quinto o sexto día ya van a tener el aspecto habitual: de color mostaza, bastante líquidas y con grumitos, a veces blancos. El olor suele ser dulzón.

Las deposiciones, sobre todo en bebés alimentados exclusivamente del pecho, pueden ser un indicativo de que se está alimentando correctamente. Cuando el bebé se alimenta con leche artificial o con parte de leche artificial, el aspecto puede ser más denso y más oscuro.

Los bebés, durante más o menos el primer mes de vida, tienen lo que se llama «reflejo enterogástrico» o «gastrocólico». Este reflejo se activa cuando llega alimento al estómago, y provoca que haga deposiciones en el mismo momento. Después del primer mes, el bebé va a empezar a tener que poner de su parte para hacer de vientre. Y aunque nos parezca una tarea fácil, todos los inicios pueden ser un poco complicados. Por eso muchos bebés al final de la toma están inquietos a esa edad; parece que rechazan el pecho si están en lactancia materna o que tengan dolores intestinales. Es lo que se llama «disquecia del lactante». En pocos días va a mejorar y se hará un experto.

Después de este periodo, algo que también puede ocurrir es que estén varios días sin hacer caca. Si el bebé está contento, tiene la barriguita blanda y come bien, puede ser una situación normal. Algunos bebés pueden estar hasta algunas semanas sin hacer deposiciones; pero prepárate para cuando las haga, va a ser una fuente.

En alguna ocasión, las heces de los bebés pueden tener un color verde, verde espinaca. Si es ocasionalmente y el bebé se encuentra bien, no tiene por qué ser un problema. Si es algo que pasa a menudo, se recomienda que se valore qué puede estar pasando.

Los mocos en las heces también son algo que hay que tener en cuenta. Suelen estar bastante presentes si están un poco resfriados, pero, si no lo están, podría ser un síntoma de inflamación del intestino y podría ser necesario que lo valoraran en pediatría. Por último, si en las deposiciones aparecen hilitos de sangre o manchitas negras también es algo que es preciso comentar con el pediatra o la enfermera de pediatría, ya que conviene descartar algún tipo de alergia o alguna fisura anal. Si el bebé se alimenta con leche materna y la madre tiene grietas o mastitis, las manchitas negras podrían ser restos de sangre de la madre. Es fundamental aquí revisar la técnica de lactancia y buscar la forma de que esta no lesione a la madre. Por otro lado, que el bebé haya tomado la leche de su madre con sangre, para el bebé no es ningún problema; aquí, a quien hay que ayudar, es a la madre.

Y ¿qué pasa cuando un bebé no hace caca? Pues que es fundamental conocer la causa. El estreñimiento, tanto en bebés como en adultos, no está relacionado con la frecuencia en la que se hacen las deposiciones, sino con cómo son. Las deposiciones duras indican que hay estreñimiento. Cuando un bebé no hace deposiciones conviene valorar dos aspectos: si no las ha hecho nunca, se tendrá que verificar que el ano esté perforado y que las deposiciones puedan salir de forma correcta. Aunque no es muy frecuente, algunos bebés nacen con el ano cerradito y precisan una intervención. Si ha hecho deposiciones alguna vez, convendrá aquí ver si consigue suficiente alimento. Si se alimenta de leche materna, hay que descartar que tenga alguna dificultad a la hora de comer. Por último, en bebés que se alimentan de leche artificial es más frecuente el estreñimiento. Aquí es fundamental valorar con pediatría qué pasos se deben seguir.

En ningún caso estaría recomendado estimular el ano del bebé para que haga caca. Hay quien lo ha hecho con una ramita de perejil o con la punta de un termómetro de mercurio. Es una recomendación que claramente ha pasado a la historia, ya que es fácil que le hagamos daño al bebé. Además, si se estimula el ano, se va a acostumbrar a precisar la estimulación para hacer de vientre.

Si ves que a tu bebé le cuesta hacer caca y se ha descartado que haya dificultades en la alimentación o estreñimiento, aquí te doy algunos trucos que pueden ayudar: parece que el piel con piel y el porteo son dos grandes aliados, ya que estar ratitos en estas posiciones y con la barriguita calentita puede dar tranquilidad y ayuda a expulsar las heces y ventosidades. Por otro lado, hacer masajes circulares suaves en la barriguita del bebé en la dirección de las agujas del reloj o doblarle las piernas encima de su barriguita también favorece las deposiciones.

El tema de las ventosidades también merece una mención. Porque los bebés las hacen, muchas, y muy sonoras, y normalmente no causan ningún problema. Tienen muy mala fama, pero en realidad no tienen por qué ser un problema. Pueden provocar incomodidad en algún momento dado, pero muchas veces se las acusa del llanto del bebé y en la mayoría de los casos son inocentes. Las mismas recomendaciones para ayudar a hacer de vientre pueden servir también para ayudar a expulsar ventosidades si crees que tu bebé tiene muchas. Si de verdad piensas que le provocan incomodidad, tendrías que revisar la alimentación, porque una técnica de lactancia o de alimentación con biberón inadecuada puede aumentar la posibilidad de tener más gases.

CAMBIO DE PAÑAL

Es algo que parece que todos sepamos... y, aunque es sencillo, algunos trucos sí que tiene.

¿Qué pañal elegir?

En el mercado encontrarás muchas marcas diferentes con precios muy distintos. Existen los pañales desechables de un solo uso y también los textiles. Los primeros no tienes que estar lavándolos y, en general, suelen absorber mejor. Los segundos son una clara apuesta por la reducción de residuos y la protección del medioambiente. En cualquier caso, es importante que el material del que estén hechos sea agradable para la piel del bebé y le proporcione un ambiente seco en los genitales y el culete. El pañal tiene que ajustarse, pero no apretar ni clavarse en la piel del bebé.

Una vez que decidas qué tipo de pañal eliges, es importante escoger la talla correcta. Cada marca tiene una escala de tallas distintas que, por lo general, se relacionan con el peso del bebé. Suelen ir de la talla 0 (para recién nacidos de menos de 2 kg) hasta la talla 6 (para bebés que pesan más de 14 kg). Aun así, es fácil que nos encontremos con que el bebé está entre dos tallas o que no le ajusta correctamente la talla que teóricamente le toca. No dudes en buscar la que le vaya mejor, que por un lado le ajuste bastante para que no haya escapes y, por el otro, no le apriete y le dañe la piel.

¿Cuándo se cambia el pañal?

Se recomienda cambiar el pañal cada vez que el bebé haya hecho pis o caca. Parece una respuesta obvia, ¿no? Pues, con los pañales tan absorbentes que existen, a veces no lo es tanto. Aun así, la mayoría de los pañales desechables tienen una tira en la parte delantera que cambia de color en contacto con la orina.

Es importante que la piel del bebé se mantenga lo más sequita posible para evitar que se irrite. El cambio del pañal es un buen momento para poder observarles la piel, tanto si está irritada como si el pañal se le ha clavado en algún sitio. En los primeros días también será un buen momento para ver cómo está la zona del cordón umbilical y curarla. Más adelante te explico cómo.

¿Cómo se cambia el pañal?

El cambio del pañal es algo que vas a hacer un montón de veces, en circunstancias muy diversas, y en breve lo dominarás a la perfección. Pero no está de más que te explique algunas cosas a tener en cuenta.

Antes que nada, debes tener claro dónde vas a cambiarle el pañal a tu bebé. Muchas veces se tiene un cambiador específico. Pero, a veces, en el posparto el cambio de pañal te pilla en momentos de mucho agotamiento, cuando cuesta levantarse e ir hasta otra habitación. En realidad, los bebés no necesitan un cambiador específico.

Hay cosas que te pueden ayudar a ser práctica y cambiarlo con toda la seguridad.

Para empezar, no dejes nunca a tu bebé solo en el cambiador ni en ningún sitio del que pueda caer al moverse. Nos parece que los bebés pequeñitos no se mueven, pero no es así: se mueven tanto hacia los lados como hacia arriba, lo que puede ser motivo de caída. Por eso es importante que, antes de empezar a desvestirlo, lo tengas todo a punto.

Lavarle los genitales y el culito al bebé cuando le cambiamos el pañal lo ayuda a mantener la piel sana, ya que retira los restos de orina y heces que podrían irritarla. Solo con agua ya es suficiente, no hace falta usar jabones ni agentes limpiadores, porque entonces arrastramos también la protección natural de la piel y podría irritarse.

Si estás en casa, con pasar una toalla de algodón o una gasa humedecida para retirar los restos de heces y pis, y después secarlo bien, será suficiente. En momentos en que el bebé haya hecho una caca enorme, otra opción es ir directamente al baño y lavarlo con el agua del grifo a la temperatura adecuada. Para saber cuál es, toca el agua con la parte interna del antebrazo. La tienes que sentir caliente y agradable.

Si estás fuera de casa, pueden ser útiles las toallitas de un solo uso. Suelen estar humedecidas con agua y algún agente limpiador. Es importante que te fijes en que no lleven alcohol ni jabones y que sean lo menos irritantes posible. Este tipo de toallitas suelen ser muy prácticas, aunque ecológicamente son muy poco recomendables. Otra opción es llevar toallas de algodón y un poco de agua para poder lavar el culito del bebé en cualquier sitio, aunque entonces se complica un poco más. Recuerda que si usas toallitas también es importante secar bien los genitales.

Algunos profesionales recomiendan las esponjas naturales. El problema que tienen las esponjas es que son difíciles de lavar y que pueden ser un caldo de cultivo de un montón de bacterias. Unas toallas pequeñas de algodón o cáñamo que eches a lavar después de usarlas, o durante los primeros días unas gasitas de algodón, son más seguras.

Hay cosas que es importante tener en cuenta. Cuando el bebé está desnudo del todo es más fácil que haga pipí. Por eso suele ir bien que lo cambies encima de una superficie impermeable. Si es un niño, el lío puede ser un poco mayor... Cuando se limpia la zona del ano también se estimula y, por lo tanto, no es raro que haga más caca. Aquí la rapidez será tu aliada.

Cómo lavar los genitales del bebé

Para lavar la vulva es importante que se haga desde la parte anterior hacia el ano. Así se evitan posibles infecciones. Abrir con cuidado los labios y pasar una toallita bastante humedecida puede ayudar a sacar los restos de esmegma. El esmegma es una sustancia blanquecina —a veces amarillenta— bastante espesa que está compuesta por las secreciones de los genitales. No se frota, solo se acompaña con la toallita. Verás que el clítoris está más hinchado. Es normal durante los primeros meses.

Es bastante habitual que los labios menores de la vulva estén un poco cerrados. Si esto permite hacer pis correctamente no es ningún problema. Con el tiempo se va a abrir. Si no se abre, el pediatra, más adelante, puede recomendar abrirlo de alguna otra manera. No conviene forzarlo, ya que se puede hacer daño a la bebé.

En los niños, no es necesario retirar el prepucio del pene. Durante los primeros años de vida es normal que no se pueda descubrir todo el glande cuando se intenta retirar el prepucio; en cambio, entre los 11 y los 16 años, la gran mayoría de los adolescentes van a poder retirar el prepucio del glande sin ninguna dificultad. En cambio, si se fuerza la retirada antes de tiempo, puede aparecer lo que se llama «falsa fimosis»; es decir, que por lesiones en la piel, esta se vuelve menos elástica, lo que, por lo tanto, puede dificultar más adelante que el prepucio pueda retirarse.[1] Consigna: no tocarlo. Verás que los testículos están muy gruesos. Es típico de los bebés de pocas semanas. Cuando le pongas el pañal, algo a tener en cuenta es que el pene apunte hacia abajo. Esto va a hacer que haya menos escapes.

Por lo general no es necesario aplicar ninguna pomada específica de pañal. Si la piel está sana, con la higiene es suficiente. Si ves que hay zonas enrojecidas o pasa mucho rato con el mismo pañal, usar cremas a base de óxido de zinc puede ser de ayuda. También se recomienda pasar ratitos sin pañal, aunque si el bebé tiene pocas semanas, es importante adecuar la temperatura de la habitación.

CUIDADO DEL CORDÓN UMBILICAL

Una vez cortado el cordón umbilical, se suele colocar una pinza o un cordón específico. Suele caerse entre la primera y la segunda semana de vida del bebé, aunque a veces puede tardar un poco más. Las primeras horas después de nacer tiene una consistencia como de gelatina. Poco a poco se va a secar y se va a volver oscuro.

Si te fijas, justo cuando se acaba de cortar se puede observar muy bien la vena, que es por donde le transmitías nutrientes y oxígeno a tu bebé, y las dos arterias, más chiquititas, por donde el bebé te devolvía la sangre para que la filtraras y se la volvieras a enviar llena de cosas buenas. El caso es que poco después de que se corte el cordón y se separe de la placenta, va a empezar a secarse.

Es importante que mientras no se caiga se mantenga seco. Algunos profesionales recomiendan rociarlo con gotas de alcohol de 60°; otros, limpiarlo con una gasita con suero fisiológico y luego secarlo bien, y también existe la posibilidad de que te recomienden que lo laves con agua y jabón, y, después de secarlo a conciencia, lo dejes al aire. En realidad, la evidencia científica dice poco sobre el tema. Parece que lo más importante es que se mantenga seco y que lo mires a menudo para asegurar que no se pone rojo ni huele mal.

Notarás que su olor es parecido al del cuero, pero no es mal olor. Si piensas que huele mal, conviene que lo valore el servicio de pediatría.

---

[1] Morales, J. C.; González, P.; Morales, A., *et al.*, «Necesidad de circuncisión o dilatación del prepucio: Estudio de 1.200 niños». *Archivos españoles de urología.* [Internet]. Agosto de 2008 [citado el 9 de mayo de 2021]; 61(6):699-704. Disponible en: <http://scielo.isciii.es/scielo.php?script=sci_arttext&pid=S0004-06142008000600006&lng=es>.

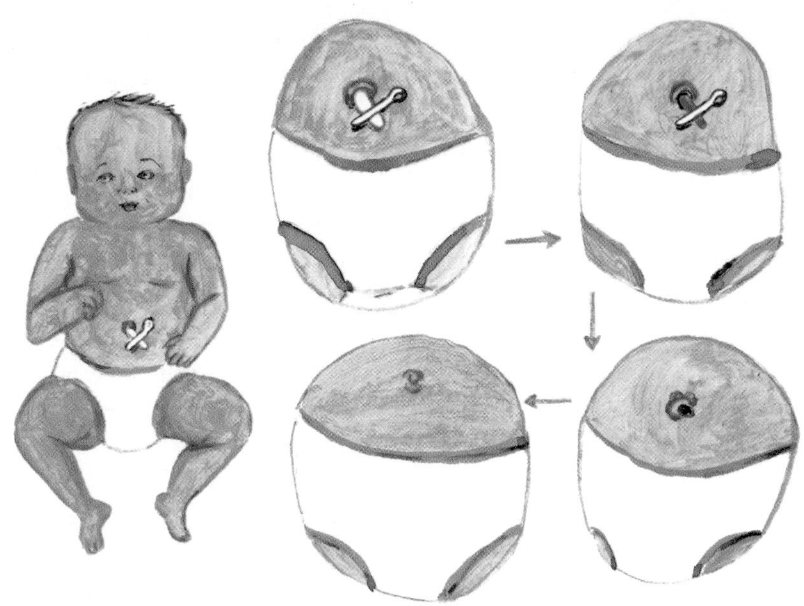

Después del nacimiento, el cordón umbilical suele estar pinzado con una pinza de plástico o con un cordón específico. Durante los primeros días tiene un tono blanquecino. Poco a poco se va a oscurecer hasta quedar marrón casi negro y con una consistencia de cuero. A medida que pasan los días, el punto de inserción con la barriguita del bebé es más y más fino, hasta que se cae. Una vez caído, puede quedar una pequeña herida que cura en pocas horas.

Es posible que veas que alrededor del cordón se va haciendo una costra e incluso que supure un poco. Podría ser del todo normal. Retírala cuidadosamente con una gasa humedecida con suero fisiológico o lávalo y sécalo bien después.

Aunque da un poco de reparo tocar el cordón, al bebé no le duele. Es como una uña o una piel muerta.

El cordón se va a caer por la acción de unas bacterias. En realidad, se cae por putrefacción. Ya sé que suena fatal y parece que no puede ser bueno, pero es la tarea de unos microorganismos determinados y para que puedan hacer su trabajo solo tenemos que mantenerlo seco. Por eso mismo se suele recomendar que solo bañes al bebé después de que el cordón se haya caído; podríamos bañarlo antes, solo que no se recomienda que la zona del ombligo se quede reblandecida por el agua ni húmeda, con lo que se hace más difícil.

Algunas familias optan por doblar el pañal de forma que no cubra la zona del ombligo para que quede más al aire. Es importante ver aquí la comodidad del chiquitín.

Cuando el cordón cae es posible que manche un poquito sanguinolento. Es algo del todo normal. También verás que la piel queda bastante tierna. Poco a poco se va a secar. Si persiste el sangrado, puede que el pediatra te ofrezca aplicar un poco de nitrato de plata para pararlo.

Poco a poco se va a formar el ombligo, que no es más que una cicatriz. Por cierto, la forma que tenga el ombligo de tu bebé no tiene nada que ver con cómo lo hayas curado o cómo se cortara el cordón umbilical.

EL BAÑO

El baño es algo que genera muchas expectativas. Seguramente es uno de los cuidados que muchas familias tienen más ganas de hacer, pero para un bebé pequeño no es algo fundamental. Puede ser una fuente de placer y relajación, pero nos encontramos con que a muchos bebés pequeños no suele gustarles. Es cuestión de ir probando cuándo es el mejor momento para todos y si es algo con lo que se disfrute.

¿Cuándo se puede empezar a bañar al bebé?

En principio se recomienda no bañar al bebé hasta que no se haya absorbido todo el vérnix, es decir, el unto graso que tienen al nacer. Tampoco se recomienda si el bebé tiene un peso muy justo, ya que con el baño podría tener frío más fácilmente y cuando son muy pequeños se termorregulan peor.

Muchos profesionales no recomiendan el baño hasta que no se haya caído el cordón umbilical. Pero si no se queda la zona sumergida y después se seca de forma adecuada, no es necesario esperar a que se le caiga.

¿Qué es necesario para bañar al bebé?

Hay dos cosas fundamentales cuando preparamos el baño: la seguridad y que no coja frío. Es indispensable que se esté pendiente del bebé mientras se le está bañando y no se pierda el contacto con su carita. Con 3 o 4 cm de agua tenemos suficiente para provocar un problema grave a un bebé de pocos días. En estas edades aún no son capaces de aguantar bien la cabecita y, por lo tanto, podrían no poder sacar la carita del agua si esta estuviera sumergida.

Ten a punto todo lo que puedas necesitar; en realidad, lo más importante es una toalla para envolverlo cuando acabes.

Puedes bañarlo en una bañerita especial, usar adaptadores para bañeras de adultos, en un barreño o en el fregadero, donde os sea más fácil, pero siempre vigilando con atención a tu bebé.

Otra idea que puede ser además muy agradable es bañarte tú con él. Se recomienda que no te sumerjas hasta que no hayas dejado de sangrar, para evitar infecciones. Pero una vez pasado este tiempo, un baño conjunto puede ser una forma agradable de contactar con el agua. Como hemos dicho antes, ten todas las cosas que pudieras necesitar cerquita, y te recomiendo que no lo hagas estando sola en casa, sino que te ayuden a entrar y salir de la bañera y que alguien esté alerta por si necesitas cualquier cosa mientras estás en el agua.

El segundo aspecto a tener en cuenta es evitar el frío. Es fácil enfriarse cuando se está mojado y es algo que los pequeños llevan muy mal. Si te apetece bañarlo, hazlo en una habitación en la que no haya corrientes de aire; si el ambiente es frío, caliéntala antes y evita que haya gente entrando y saliendo de la habitación, ya que las corrientes de aire enfrían mucho al bebé. Tener las cosas preparadas con anterioridad te ayudará a no tener que entrar y salir.

El agua debe estar a una temperatura agradable para el bebé. Muchas familias se compran termómetros maravillosos para medir la temperatura del agua. Si te apetece, genial. Pero hay un truco que nunca falla: una vez que has mezclado bien el agua de la bañerita para que toda tenga la misma temperatura, sumerge la parte interna del antebrazo. Si está caliente pero agradable, es que el agua está a la temperatura ideal.

No hace falta usar ningún tipo de jabón. Más bien te diría que es mejor que no lo uses, sobre todo si se baña bastante a menudo. Recuerda también que los olores les suelen molestar bastante. Además, no hay mejor olor que el propio del bebé.

Y ¿cada cuánto se tiene que bañar un bebé?

La respuesta es muy fácil: cuando quieras y, además, solo si te va bien.

El baño es una actividad más que se puede hacer con un bebé; su objetivo no es que esté limpio, ya que a los bebés se les lava constantemente cuando se han ensuciado. Es algo para disfrutar. Hay bebés que disfrutarán muchísimo del baño mientras que para otros será el drama más grande del mundo; los primeros pueden bañarse a diario y, si hace calor, varias veces, y a los segundos no hace falta bañarlos, al menos no diariamente. Recuerda que no los bañamos porque estén sucios y, por lo tanto, solo con agua será bastante. Si quieres usar lociones específicas, no lo hagas a diario, ya que pueden llevarse la flora de su piel.

Lo que suele ocurrir es que durante los primeros días no les apetece mucho y el baño termina en un mar de lágrimas. Es bastante habitual. Poco a poco les gustará cada vez más.

Hay familias a las que les gusta usar el baño como rutina de tarde-noche. Si os va bien, el bebé sale relajado del baño y os gusta, genial. Si te estresa tener que hacer algo a diario, a una hora determinada, no hace falta hacerlo.

Por otro lado, el baño es algo que puede hacer alguien que no seas tú, sea tu pareja o la persona que esté apoyándote. Tú puedes aprovechar para descansar después de un día agotador.

Otros bebés van a empezar el baño con ganas y contentos, y al sacarlos del agua empezar a llorar, lo que convertirá el ratito de secarlos y vestirlos en un drama. Si te pasa esto, puedes envolverlo con una toalla y hacer un poquito de parón para tranquilizarlo: darle el pecho; ofrecerle el chupete, si es que lo usa; darle un poquito de biberón, si es que lo toma; acunarlo... Cuando esté tranquilito, puedes seguir con lo que estabais haciendo.

¿Hidratación después del baño?

El bebé se hidrata con la alimentación. La leche, sea materna o sea artificial, lleva más de un 80 % de agua y es esta la forma con la que se hidrata la piel. Aun así, está muy extendida la idea de que después del baño hay que aplicar alguna crema hidratante al bebé. Si te apetece y al bebé le gusta, adelante, no hay problema. Puede ser un buen momento para hacerle un pequeño masaje, si es que le gusta. Suelen aguantar pocos minutos. Recuerda que cuando aplicamos una crema o un aceite al bebé lo estamos mojando de nuevo y, por lo tanto, conviene hacerlo en un sitio cálido y sin corrientes de aire.

La crema o aceite conviene que sean específicos para bebés, ya que su piel es aún inmadura y absorbe muchos componentes. No deben tener olores fuertes ni sustancias irritantes para la piel. El aceite de almendra o caléndula puede ser aquí un buen aliado.

CORTAR LAS UÑAS

La rapidez de crecimiento de las uñas de los bebés es increíble, sobre todo las de las manos. Además, son uñitas que parecen cuchillas y es fácil que el bebé vaya todo arañado. Vamos a ver cómo se hace.

Escoge el utensilio que te guste más:

- Tijeras: conviene que sean rectas y con las puntas romas para evitar accidentes.
- Cortaúñas: elige uno muy pequeño para que se adapte mejor a las uñitas de los más pequeños.
- Lima: es importante que no deje restos. Por lo tanto, se aconsejan aquí las limas de cristal o metálicas.

Lo mejor es hacerlo cuando el bebé esté dormido o muy tranquilo, por ejemplo, mamando.

Si has escogido tijeras o cortaúñas, retrae con mucha suavidad la piel de debajo de la uña para evitar accidentes. Si quedan bordes afilados, límalos después.

Verás que las uñas de los pies no crecen tan rápidamente. A veces parece que estén por debajo de la piel. Poco a poco madurarán y van a sobrepasarla.

EL PORTEO

El porteo permite en muchas ocasiones volver a tener dos manos. Ya sé que cuando aún no se tiene al bebé es un concepto que cuesta entender, pero en cuanto lo tengas, entenderás a la perfección lo que te quiero decir. Durante varios meses nos encontramos con que tenemos siempre al bebé encima, que no podemos dejarlo en ningún sitio. Literalmente.

El porteo puede servir tanto para dar una vuelta como para estar en casa o como una ayuda más para calmar a un bebé que está llorando. Te permite moverte, hacer algo más —si es que quieres y te apetece— con las dos manos. Habitualmente a los bebés les encanta. Suelen quedarse dormiditos en el fular o la mochila durante bastante rato. Además, es una herramienta fantástica para todo el mundo, ya sea para ti, para tu pareja o para cualquier persona que se haga cargo del bebé.

Hay muchísimas formas de porteo. Te recomiendo que te pongas en contacto con una persona que conozca bien el mercado y que te enseñe cómo usarlo. Algo fundamental es que el porteo sea ergonómico, es decir, cómodo y adecuado tanto para el bebé como para ti. Para ello, además de los consejos de la persona experta en el tema, hay algunos que me parecen importantes:

- Asegúrate de que tu bebé tiene la nariz y la boca despejadas, que no haya ningún elemento que los apriete contra tu cuerpo.
- Si el bebé va delante de ti, conviene que esté mirando hacia ti para que mantenga una buena postura.
- Si la posición del porteo es incorporada, tiene que ir sentado, no colgado; con las rodillas, como mínimo, a la misma altura que la cadera.
- El sistema de porteo tiene que acomodar la espalda del bebé en forma de C.
- Comprueba con regularidad que el sistema de porteo esté en óptimas condiciones y sea apto para la edad y el peso del bebé.
- Es fundamental que tú estés cómoda porteando. Busca el sistema que mejor se adapte a ti.

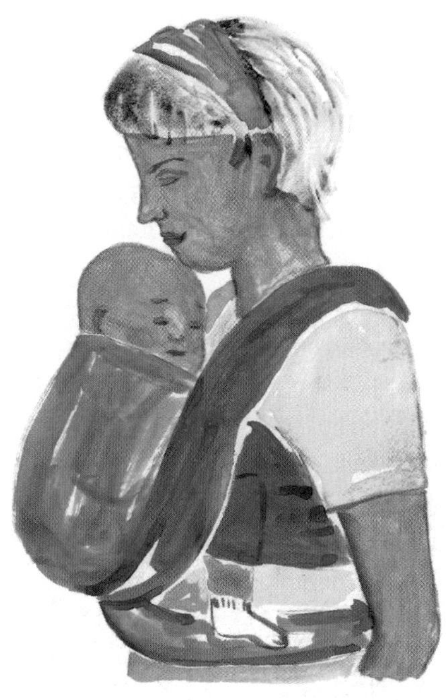

Es importante que el porteo del bebé sea seguro tanto para él o ella como para ti. Por ello, fíjate bien en esta imagen: la cabecita del bebé está a la altura de tu mentón, su nariz está despejada y visible, la espalda del bebé está redondeada, su caderita y sus piernas hacen una forma de M, con las rodillas por encima de su culito; todo su cuerpo está pegadito a ti y la tensión del fular es la adecuada: ni muy tenso ni muy suelto.

- No hagas nada peligroso mientras porteas, como cocinar o ir en coche.

Hay bebés a los que parece que no les gusta nada el porteo. Y puede ser que sea así. Lo más habitual es que las primeras veces —como en todo— sea más difícil y al inicio el bebé esté más inquieto. A veces, que al bebé no le guste el porteo puede estar relacionado con alguna molestia en su espalda. Algunos fisioterapeutas recomiendan una valoración del bebé si esto sucede.

Muchas veces, a la hora de dar una vuelta se inicia el trayecto con el cochecito y después se pasa al sistema de porteo o al revés. Tener opciones siempre puede ser de ayuda y, en ocasiones, el cochecito se convierte en un sistema de llevar las bolsas en lugar de al bebé.

Algo que es preciso recordar si usas cochecito es que no lo debes cubrir con una mantita o con una muselina si el bebé está durmiendo dentro. Si tapas el cochecito, no pasa aire, y si el cochecito está al sol —aunque nosotras estemos andando— puede hacer que suba mucho la temperatura interior y que el bebé tenga hipertermia.

EL COCHE

Otra forma de desplazarse, cómo no, es el coche. Y aquí vuelve a haber elementos que hay que tener en cuenta porque son fundamentales para la seguridad del bebé, que es mucho más vulnerable que cualquier otra persona a los frenazos y a los golpes. Y es así porque los bebés tienen la cabeza mucho más grande que los adultos, en comparación con el resto del cuerpo y, por lo tanto, son mucho más susceptibles a la hora de sufrir un accidente. Por esto es indispensable que vayan a contra marcha cuanto más tiempo mejor.

La Dirección General de Tráfico ha publicado 6 reglas de oro:[1]

- Utiliza siempre sistemas de retención desde el principio hasta que, como mínimo, el niño o la niña mida 135 cm.
- Coloca la silla el mayor tiempo posible en sentido contrario de la marcha.
- Utiliza siempre el sistema de retención infantil adecuado a la altura y el peso del niño o de la niña.
- Asegúrate de que la silla esté bien anclada al vehículo y de que el bebé vaya bien sujeto.
- ¡Vigila los trayectos cortos! Es cuando se produce el mayor número de accidentes y errores de colocación.
- Ponte siempre el cinturón de seguridad.

Cuando vayas a realizar un viaje en coche con el bebé, tómatelo con calma. Lo que antes de tener un hijo se hacía en un tiempo, ahora puede suponer algo más. Busca sitios para salir del coche y descansar un poco de vez en cuando. Si el bebé está llorando mucho, nunca lo cojas si estáis en marcha. Espera a estar bien estacionados. Y nunca, nunca, dejes a un bebé solo en el coche, aunque sea durante unos pocos minutos.

EL SÍNDROME DE LA MUERTE SÚBITA

Asusta, asusta solamente el nombre. El síndrome de la muerte súbita es algo muy muy raro, muy excepcional, pero muy grave. Se trata de la muerte de un bebé de menos de un año sin ninguna explicación. Aún no tenemos muy claro cuál es la causa de este síndrome. Las tasas van desde el 0,3 por cada mil bebés al 4 por mil.

Parece que hay ciertos factores que podrían protegerlo de este síndrome:

- Que el bebé duerma en tu habitación.
- Que donde duerma no haya cojines, cintas, peluches que podrían tapar su carita.
- Que no se fume en casa, aunque el bebé no esté presente, ya que las

[1] https://www.dgt.es/Galerias/seguridad-vial/educacion-vial/recursos-didacticos/infancia/2015/Sistemas-de-Retencion-Infantil-DGT.pdf

partículas del humo —o del vapeo— se depositan en ropas, sofás, etc., y se van desprendiendo.

- Que el bebé no duerma con personas que fumen o tomen algún tipo de droga.
- Se recomienda que se coloque el bebé para dormir sobre su espaldita si duerme solo. Si duerme acompañado y está haciendo piel con piel o de ladito tomando el pecho, no habría problema.
- Que no se abrigue mucho al bebé.
- Parece que la lactancia materna también es un factor que podría protegerlo de este síndrome.

Recuerda que cada bebé y familia sois distintos. De todo lo que he explicado en este capítulo es importante que veas lo que a ti te va bien. Intenta no compararte con otras familias. Estoy convencida de que ellas también tienen mil dudas, a veces les sale bien y otras no tanto. La idea es ir pasando día a día e ir aprendiendo en el camino.

Si estuviera a tu lado te diría que las cosas no siempre nos salen bien. Hay días que parece que todo es fácil, que sale rodado. El peque está tranquilo, duerme, el baño es maravilloso. Y otros que parece que no sepas cómo abordarlo. Esto también es la maternidad, con sus caras, sus luces y sus sombras. Y, si lo necesitas, pedir ayuda y buscar apoyo a tu alrededor es fundamental. Para criar a un bebé se necesita una tribu. Es así como los humanos lo hemos hecho siempre. Hace muy poquitos años que vivimos en casas con la familia nuclear, sin estar con un montón de gente alrededor, y seguimos necesitando que nos echen una mano.

No todas las soluciones funcionan para todas. Y esto no quiere decir que no lo estés haciendo bien. Mira qué te hace feliz. Busca qué hace feliz a tu bebé. Y ya lo tienes.

6

LA LACTANCIA

INTRODUCCIÓN

Cuando hablamos de la alimentación del bebé durante los primeros meses, se presentan 3 opciones: lactancia natural o materna, lactancia artificial y lactancia mixta —que sería la combinación de ambas—.

Sé que es un tema controvertido. Muchas mujeres, escojan la opción que escojan, en algún momento de su maternidad se sentirán juzgadas o con la necesidad de justificar por qué alimentan de un modo u otro a su bebé. Y la tozuda sociedad insiste en hacer sentir que hay dos tipos de crianza, ambas basadas en la alimentación. Es algo totalmente irreal.

Como te he dicho en otras ocasiones, sentirse culpable de no haber escogido una forma de alimentación u otra no es de recibo. Además, muchas veces nos vemos abocadas a un tipo de alimentación por la falta de apoyo a nivel social o a nivel profesional. Tener información y conocer todas las formas posibles de alimentar a tu bebé te va a ayudar a decidir de forma un poco más fácil qué quieres hacer tú.

Sentirse culpable de no haber escogido una forma de alimentación u otra no es de recibo.

Habrá quien lo tenga claro desde antes del embarazo. Otras decidirán según los beneficios en la salud. Pero en el juego entran más factores: las necesidades económicas, la posibilidad de llevar a cabo una lactancia cuando se tiene que volver a trabajar pronto, las dificultades que van surgiendo a lo largo del tiempo, el apoyo que se tiene, etc.

Y después está lo que te vas encontrando por el camino. Puede que tuvieras decidido que no amamantarías a tu bebé y cuando lo tienes en brazos decides que sí. A otras les va a pasar al contrario o van a tener dificultades que van a requerir una lactancia mixta o pasarse a la artificial. Son circunstancias en las que no siempre se tiene la posibilidad de decidir al cien por cien. La alimentación del bebé se produce en un contexto de novedad, cuando se está en plena adaptación a esta nueva vida. Y algo nuevo en momentos de tantos cambios puede no resultar sencillo.

No te voy a hablar de los beneficios de la lactancia materna. Sé que mucha gente se va a sorprender por que no lo haga. Sabemos que el principal motivo para amamantar a los bebés es justo por desear hacerlo, por querer vivir la experiencia, y con esto me parece ya suficiente, igual que me parece suficiente no tener ganas de vivirla como para decantarse por la leche artificial. Son dos posibilidades que tenemos, válidas las dos. O las tres, si se decide al final llevar a cabo una lactancia mixta, donde se combinan los dos tipos de lactancia.

Lo importante aquí es que te sientas acompañada y respetada en tus decisiones, que sientas que si necesitas ayuda en algún momento, puedes recibirla sin tener que aguantar consejos desactualizados o miradas de reprobación.

Es tu bebé y es tu cuerpo, y solo tú tienes el poder de decidir qué hacer.

LA LACTANCIA MATERNA

Las estadísticas nos dicen que una gran mayoría de las mujeres empiezan la lactancia al poco de haber nacido su bebé, pero que a los pocos días la dejan. ¿Y por qué pasa, si es lo que parece que desean muchas mujeres?

La lactancia materna o lactancia natural es un acto instintivo para el bebé, pero para la madre no lo es. Es un acto aprendido. Como humanas, hemos vivido en comunidades más o menos grandes, cerca de otras personas que estaban amamantando. Se convivía con hermanas o con primas o con otras mujeres que tenían bebés y los amamantaban. Se veía cómo era amamantar, qué era lo que solía pasar y se sabían los trucos para que fuera todo bien.

La lactancia materna o lactancia natural es un acto instintivo para el bebé, pero para la madre no lo es.

Pero de golpe nos quedamos sin todo este conocimiento. Por un lado, cada vez hay menos gente en casa, menos posibilidad de ver cómo es la normalidad en la lactancia y, por lo tanto, menos conocimiento que se transmite de generación en generación y, por otro lado, la industria de la alimentación de bebés entró con fuerza a mediados del siglo pasado, con lo que se perdió la cultura de la lactancia.

Alba Padró, en su libro *Somos la leche*, pone un símil que a mí me parece maravilloso. De pequeñas y pequeños, todos hemos visto cómo se conduce un coche, cómo es un coche, que necesita gasóleo o gasolina para funcionar, que tiene 4 ruedas, que hay una palanca que es el cambio de marchas y también 3 pedales. Un volante que maneja la persona que conduce y también unos espejos para ver qué está pasando detrás. Casi todas sabemos antes de los 18 años que el cinturón es indispensable, que los semáforos regulan el tránsito y que hay autopistas donde se puede correr más que en la ciudad. A los 18 años se hace un curso, primero teórico y después práctico, se pasa un examen y aún faltará un año entero para poder conducir con las mismas condiciones que el resto de los conductores. Pero con la lactancia, todas estas cosas nos las hemos perdido. Muy pocas de nosotras habremos mantenido un contacto largo y directo con mujeres que están amamantando. A lo mejor hemos visto a una hermana, pero no sabemos qué pasa por la noche o cómo los bebés pueden estar pegados al pecho de la madre tooooodo el día. O que el concepto de ir al baño cambia estrepitosamente cuando tenemos un bebé, y muchas veces se va con este enganchado en la teta...

En el capítulo 2 te explico cómo funciona el pecho, cómo cambia a lo largo de nuestra vida y durante el embarazo. También qué es el calostro y cuándo se producirá la subida de la leche. Un resumen muy escueto es que el pecho funciona bajo la ley de la oferta y la demanda, es decir, cuanta más leche se le demande, más leche va a producir; y que se considera establecida cuando el bebé aumenta de peso de forma adecuada, no se tiene dolor al amamantar y es una experiencia placentera para los dos.

Vamos a ver en este capítulo qué tenemos que tener en cuenta para propiciar que la lactancia se establezca con mayor facilidad.

La importancia de la primera toma

Pocas cosas en la lactancia materna tienen tanta evidencia científica como que las primeras dos horas son claves para iniciar la lactancia. Sabemos que durante este periodo de tiempo es fundamental que no haya ningún tipo de separación a no ser por una causa médica que lo justifique. Durante este tiempo, estar piel con piel, es decir, tu bebé desnudo encima de tu torso, también desnudo, va a ayudar muchísimo a que la lactancia se establezca de manera eficaz.

Las primeras dos horas son claves para iniciar la lactancia.

Se recomienda que la primera toma sea sin interferencias de otros, que el bebé, solo o con tu ayuda, se agarre por primera vez al pecho. Es un momento especial para vosotros dos. Esta primera toma puede tardar un poco en conseguirse; tenemos tiempo, una hora entera. El bebé se mueve despacito, descansa, vuelve a ponerse en marcha... Si ves que va pasando el tiempo y necesitáis un poco de ayuda, no dudes en pedirla. Las profesionales que te han acompañado durante el parto pueden brindártela sin interrumpir el piel con piel ni poner las manos, sino con indicaciones para que vosotros dos podáis lograrlo.

¿Y si no se ha podido hacer durante las primeras dos horas?

A veces suceden imprevistos, a veces hay que separarse. Pues en estos casos te diría que cuando tengas la oportunidad de estar con tu peque, te lo pongas piel con piel, con tranquilidad, sin ofrecerle directamente el pecho. Y que dejes que busque, que te huela la piel, que te lama. Y poco a poco, cuando lo veas preparado, le ofrezcas el pecho. Es importante que si la separación es superior a estas dos horas empieces a estimularte el pecho si tu deseo es amamantar. Lo puedes hacer a mano o con sacaleches. Recuerda que en estos momentos casi no va a salir nada. El calostro se produce en muy pocas cantidades y, por lo tanto, puede que salgan unas gotitas o tan solo se moje el pezón un poco. Más adelante te explico cómo hacerlo.

La subida de la leche

Entre el 3.er y el 5.º día de vida del bebé se produce lo que se llama la «subida de la leche». En algunos países se la conoce como la «bajada de la leche». La leche se empieza a producir en más cantidad, y el calostro dejará paso primero a leche de transición y después a leche madura. En este momento, si te fijas, ya no es tan pegajosa ni amarillenta y va adquiriendo un color más blanquinoso y se vuelve más fluida.

Cuando se produce la subida de la leche, la glándula mamaria se pone a funcionar a todo trapo. Esto significa que la glándula va a estar irrigada por más sangre, con lo que puede ser que notes que tienes los pechos más grandes y más calientes.

El mecanismo que despierta la subida de la leche es la salida de la placenta del cuerpo. Da igual por dónde salga, por la vagina en un parto vaginal o por la herida de la cesárea.

El vaciado del pecho por parte del bebé y la aplicación de frío suelen ser suficientes para tener a raya una subida fisiológica de la leche. Esta tensión mamaria suele durar un par de días.

En algunas ocasiones, puede producirse lo que se llama «ingurgitación».

Esta situación ya no se considera fisiológica. Se caracteriza por un edema

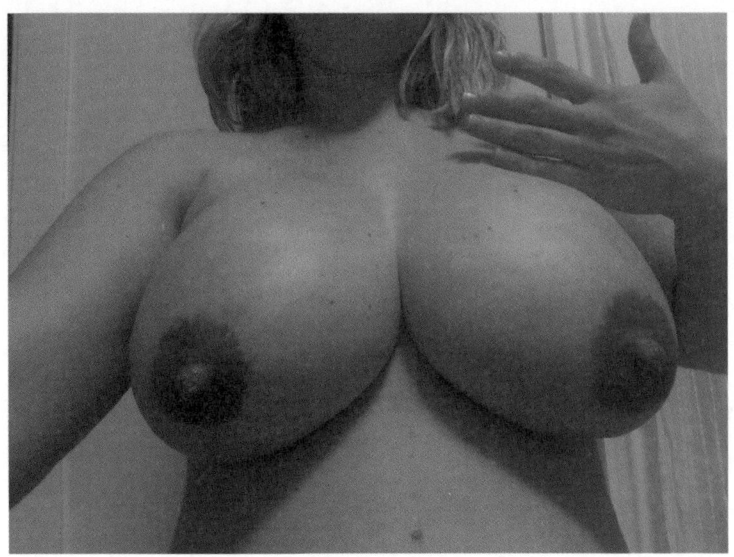

En la ingurgitación, el pecho aumenta mucho de volumen, está caliente, con las venas muy marcadas y, a veces, enrojecido. En algunas ocasiones, hay dificultad hasta para bajar los brazos.

muy grande de los pechos; es decir, están muy hinchados. Esto significa que, por un lado, los conductos están comprimidos, por lo que a la leche le cuesta mucho fluir, y, por el otro, es difícil que el bebé se pueda agarrar de un pecho tan duro. Es como si quisiéramos agarrarnos con la boca a un globo lleno de aire. El pecho suele doler y a veces también tenemos décimas o fiebre de hasta 38,5 °C. Puede ser que la ingurgitación sea tan grande que se vean afectadas hasta las axilas, tanto por el volumen que pueden llegar a tener los pechos como porque algunas mujeres tienen tejido mamario en las axilas que se puede inflamar.

Si te encuentras en esta situación, hay un masaje que puede ayudar a que el bebé se agarre y a la vez rebaje la tensión mamaria. Se llama «presión inversa suavizante». Consiste en presionar toda la areola con los dedos hacia las costillas durante 40-60 segundos. Es importante que toda la zona se presione para que quede más blandita.

A continuación, podemos poner al bebé a mamar con más facilidad. El frío seguirá siendo nuestro aliado, al igual que los antiinflamatorios que hayan podido pautarte. Un truco que suele funcionar muy bien es aplicar hojas de col. Ya, ya sé que suena un poco extraño, pero hay estudios que las reco-

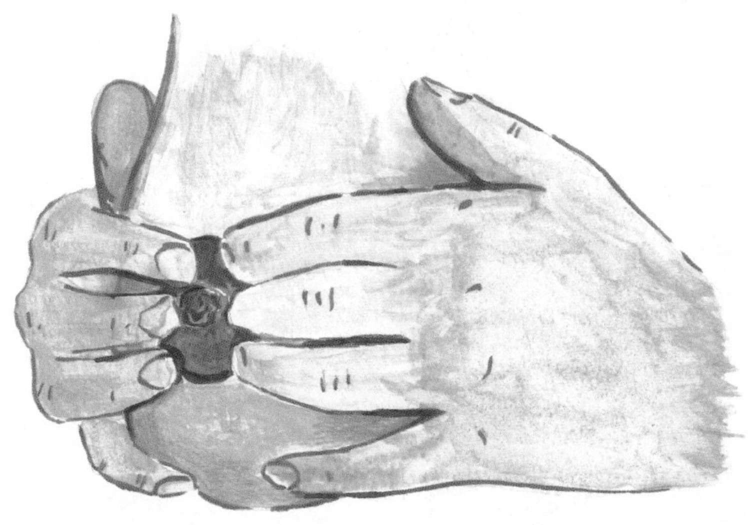

Para realizar la presión inversa suavizante, presiona la areola hacia las costillas durante un minuto, gira las manos y hazlo de nuevo para que toda la areola quede más blandita.

miendan y muchas mujeres me han contado que de verdad les ha ido bien. Limpia la hoja de col, pásale un rodillo para que se rompan los nervios y aplícala sobre el pecho. Si en el pezón tuvieras grietas, intenta que no entren en contacto con la hoja. Cámbiala cuando se caliente.

Si ves que la ingurgitación va a más y no te encuentras bien, no dudes en ponerte en contacto con tu matrona.

Técnica de lactancia

Voy a ponerme un poco más teórica. Cuando hablamos de técnica parece que sea algo que solo tienen que saber las profesionales que nos acompañan. Pero no es así. En realidad, en unos pocos días vas a ser la que más sepa de la técnica de la lactancia que tendréis tu bebé y tú. Vamos a resolver todas tus dudas con unas cuantas preguntas:

¿Cuándo se da de mamar al bebé?

En general, se recomienda dar de mamar cuando empieza a presentar signos de hambre. Los signos de hambre pueden ser muy sutiles. Puedes ver que gira la cabecita de un lado al otro, que saca la lengua. A veces, lo hacen hasta medio dormidos.

Hay un dicho popular que dice que «quien no llora no mama», pero el llanto es un signo tardío de hambre. Cuando el bebé llora significa que ya está sobrepasado y es posible que sea un poco más difícil que coja el pecho.

Es mucho más fácil que en cuanto veas que empieza a buscar el pecho se lo ofrezcas. Él o ella tendrá la paciencia de buscarlo y de agarrarse.

En algunos momentos, sobre todo durante los primeros días, la lactancia no funciona a demanda, funciona a oferta. ¿Qué quiere decir esto? Pues que nos tenemos que avanzar un poquito. A veces, los bebés recién nacidos o que tienen un peso bajo pueden tener dificultades para pedir que se les ponga al pecho. Se quedan dormiditos y les falta un poquito de energía para despertarse y mamar. Por ello, tenemos que asegurarnos de que lleven a cabo entre 8 y 12 tomas al día. Si vemos que no las reclaman durante los primeros días, cuando aún están por debajo del peso del nacimiento o han tenido un peso por debajo de los 3 kg, estimular al bebé para que mame es algo importante a la vez que agobiante. Muchas veces nos encontramos con que todo el mundo nos felicita porque nuestro bebé duerme mucho. Atención si es así: dormir no engorda, por mucho que digan. Si tu bebé tiene pocos días y duerme mucho, algo tenemos que hacer para activarlo. Más adelante te cuento trucos para despertarlo.

Si tu bebé tiene pocos días y duerme mucho, algo tenemos que hacer para activarlo.

¿Cuánto dura una toma?

Es la pregunta del millón... y no sé la respuesta. Cada bebé es distinto y también cambiará según la edad que tenga. Durante la toma, va a hacer varios movimientos con la boca para conseguir que salga la leche. Las primeras succiones suelen ser rápidas, poco profundas. Sirven para estimular el reflejo de eyección de la madre. Al cabo de algún minuto, sus movimientos serán mucho más lentos y profundos, casi va a mover las orejas. Si nos fijamos en ese momento en el cuello, veremos que empieza a hacer el movimiento de tragar leche, y también se puede oír.

En una toma se deberían producir estos dos tipos de movimientos de forma intercalada. Algunas tomas serán cortitas, otras, más largas, pero si no vemos que el bebé traga no podemos definirla como toma realizada. Pero si el bebé está mamando activamente e l pecho, no es conveniente limitar las tomas si deseamos una lactancia materna exclusiva. El único que sabe cuánto tiempo necesita para tomar suficiente leche es él. Solo en el caso de que no succione o de que las succiones sean muy superficiales y rápidas deberemos valorar si tenemos que hacer algo más para que la toma sea más eficaz.

Durante los tres primeros días, cuando aún no se ha producido la subida de la leche, es posible que las tomas sean más cortas y que no se oiga que traga. El calostro sale despacio y en pequeñas cantidades. Después de la subida de la leche, sobre el cuarto día de vida, oír cómo traga nos asegurará que está recibiendo la leche de forma adecuada.

¿Cuáles son la postura y la posición correctas?

La postura es la manera en que la madre está colocada durante la toma. La buena será aquella que te permita dar de mamar de forma cómoda a tu bebé. Recuerda que es algo que vas a hacer durante muchas horas al día.

En cualquier postura que elijas, debes tener la espalda bien apoyada y debes aguantar el peso del bebé de forma pasiva, es decir, sin hacer fuerza, sea porque tienes los brazos apoyados en almohadas o porque el bebé se apoya directamente en tu cuerpo o en la cama.

No hace falta cambiar de posturas de forma rutinaria. Lo más habitual es usar un par de ellas. Conocerlas te va a dar ideas, pero la buena, la que realmente es la más adecuada, será la que te sirva a ti.

La posición se fija en cómo ponemos al bebé, cómo está colocado respecto al cuerpo de la madre. Debe estar cómodo, con la cabeza libre para que la pueda echar para atrás. Es mucho más cómodo para él mamar con la cabecita ligeramente hacia atrás. A nosotras nos pasa igual. Si coges un vaso de agua y te pones a beber, fíjate en qué haces: echas la cabeza para atrás para tragar mejor. Pues al pequeño le pasa lo mismo. Además, si alguien nos empuja la cabeza desde el cogote, nos molesta muchísimo y tenemos el reflejo de separarnos. A los bebés también les pasa.

Vamos a ver unas cuantas posturas:

Postura de cuna: Es la más conocida. Es aquella en la que la madre está sentada y el bebé está en posición transversa. Los brazos de la madre abrazan al bebé para sujetarlo. Aunque seguro que es la postura que más hemos visto, se sabe que no es la más habitual, al menos no lo era antes de la entrada del biberón en nuestra sociedad. Algunos estudios indican que podría ser una de las posturas que producen más molestias. Hay dos aspectos fundamentales a tener en cuenta con esta postura: la primera es que el bebé debe apoyar la cabecita en la parte del antebrazo más cercana a la muñeca, nunca en el pliegue del codo. Si te fijas en dónde tienes el pliegue del codo verás que está muy lejos de tu pezón. Que tu bebé tenga la cabecita allí va a ocasionarte dolor al estirarte el pezón para poder succionar de la areola. Con esta postura, el pezón no estará elongado dentro de su boca, sino que lo tendrá que torcer para conseguir que llegue al final del paladar. El segundo punto fundamental es que tus brazos estén apoyados, que no estés haciendo fuerza aguantando el peso de tu peque mientras mama. Puedes usar almohadas o cojines. Algunas optan por usar cojines de lactancia. Asegúrate de que el bebé no está demasiado subido. Algunos cojines específicos hacen que los bebés estén muy altos y esto puede ocasionar dolor. Más adelante te explico cómo saber si el bebé está demasiado alto o no.

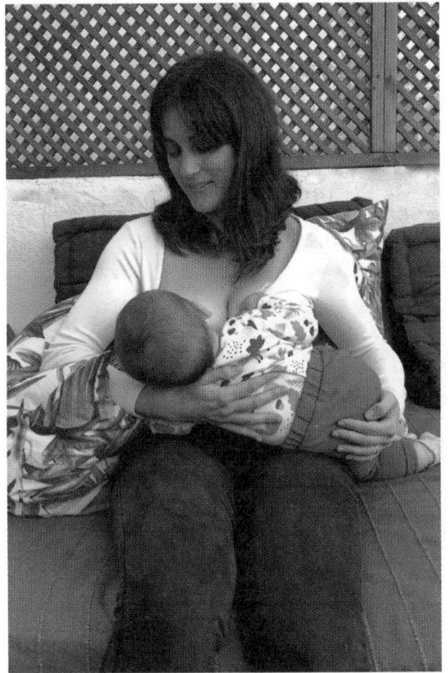

Fíjate en que el bebé tiene apoyada la cabecita en el antebrazo de su madre, cerca de la muñeca, nunca en el hueco del codo. La madre tiene la mano en la espalda del pequeño y no en el culete. Por último, la madre tiene el codo apoyado en un cojín, que le ayuda a sustentar al bebé.

Postura tumbada: Esta postura es ideal para descansar y también para los primeros días si la vulva está muy hinchada o dolorida. Si el nacimiento ha sido por cesárea, se puede poner una toalla doblada en la zona de la cicatriz, de forma que se amortigüen al máximo las pataditas que podría dar tu bebé.

- De lado: Te tumbas de lado y el bebé está estiradito también de lado sobre el colchón y mirando hacia ti. Ofrécele el pezón a la altura de su naricita y cuando haga el movimiento de echar la cabeza hacia arriba, acércatelo desde la espalda con la mano que tienes más libre. Apoya la cabeza en una almohada y pasa el brazo que te queda debajo por detrás de tu bebé, como si hicieras una especie de barandilla. Es una posición segura para amamantar y dormir. Para que estés más cómoda, ponte una almohada entre las piernas. Esto hará que tu cadera no esté tan girada y no te moleste la espalda. Para dar el otro pecho, tienes dos opciones: o darte la vuelta y repetir la operación o, si tienes bastante pecho, girarte un poquito más hacia tu bebé para que el pecho que ha quedado por encima le quede a mano. Si estáis los dos cómodos así, podéis seguir.
- Sobre tu espalda: En esta postura hay que estar un poco incorporada, con alguna almohada bajo la espalda para estar con un ángulo de unos 30 grados. Puedes poner a tu bebé a lo largo de tu cuerpo o un poco oblicuo, sobre todo si tienes la cicatriz de la cesárea y te molesta. Puedes ponerte a tu bebé encima del pecho y que él lo busque, o acercártelo cogiéndolo por las axilas. Una vez que ya se ha enganchado, pásale el brazo del mismo pecho que le estás dando por la espalda, de forma que quede bien

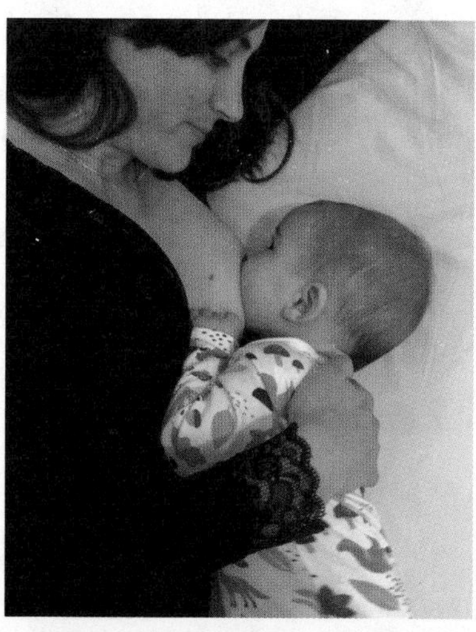

Fíjate en cómo la pequeña tiene la cabecita ligeramente echada hacia atrás. Para conseguirlo, el truco es que esté bastante bajita, con la nariz a la altura del pezón antes del agarre.

estable. Ponte unas almohadas debajo de los codos; así no harás fuerza con los brazos y podrás dormirte con calma. También te puede resultar cómoda una almohada debajo de las rodillas. Algunos autores lo llaman «postura biológica» (*biological nurturing*, en inglés).

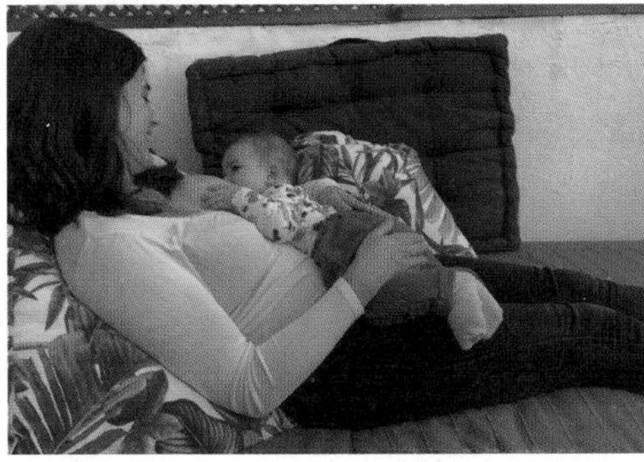

La madre está tumbada, más o menos en un ángulo de 30-40°; la pequeña está tumbada encima y el brazo de la madre le hace de sostén. Tiene un cojín debajo del codo para evitar estar en tensión y poder relajarse mientras la amamanta.

Postura de caballito: Puede servir cuando hay algunas dificultades, por ejemplo, dolor o que al bebé le cueste mantener el pecho dentro de la boquita durante la toma. Consiste en estar sentada, con la espalda en ángulo recto respecto a las piernas. El bebé puede estar sentado sobre el mismo muslo que el pecho que le vayas a ofrecer o, si ya es más grandecito, sobre la otra pierna. Puedes cogerlo desde las axilas y acercarlo de forma que tu pezón le quede al nivel de la nariz. Una vez que está prendido del pecho, le puedes pasar el brazo por detrás de la espalda para que esté bien estabilizado. Recuerda poner almohadas debajo del codo para no cansarte.

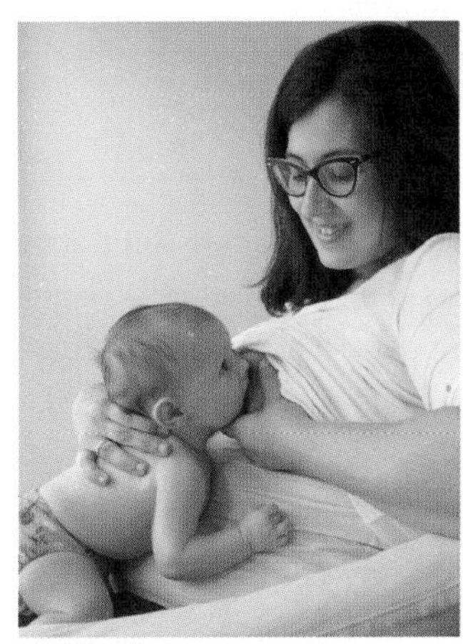

La madre sujeta el bebé desde la parte superior de la espalda, dejando la cabeza libre para que la pueda echar hacia atrás. Al inicio de la toma ayuda agarrarse el pecho.

Rugby: Es una postura que se explica mucho, aunque no se usa demasiado. Puede ser la ideal para amamantar a dos gemelos a la vez. Consiste en estar sentada y ofrecer el pecho de forma que la barbilla del bebé quede en la parte exterior de este; es decir, que no cruce el cuerpo de la madre, sino que su cuerpo y sus piernas queden hacia atrás. Es difícil sujetar al bebé de forma adecuada.

En el caso de gemelos, suele necesitarse un cojín de lactancia y, como hemos dicho antes, tenemos que ser cuidadosas con que el bebé no quede muy alto, para evitar molestias durante la toma.

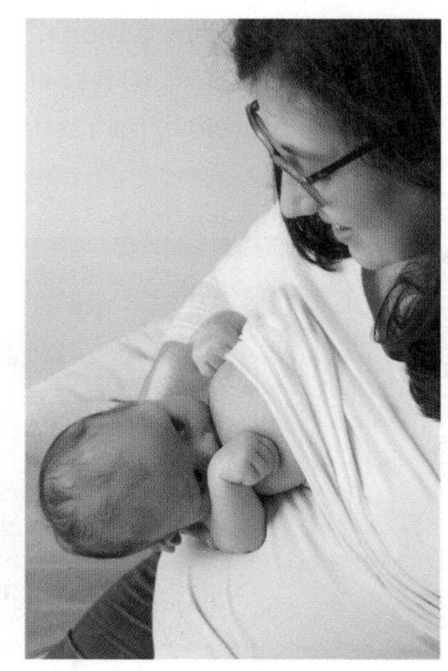

La madre sujeta al bebé desde la parte superior de la espalda. Puede ayudarte estar ligeramente separada del respaldo del sofá o la silla en la que estés, para que el bebé no se empuje con él. Suele ser necesario un cojín para sustentar el peso del pequeño o la pequeña.

Posturas de drenaje del pecho: A veces, durante la lactancia se producen obstrucciones. Hay partes del pecho que quedan duras o que cuesta que se vacíen. Si este es tu caso, se recomienda usar aquella postura en la que el mentón del bebé «apunte» hacia la zona endurecida. Si está en la parte interna, externa o inferior del pecho, las posturas que te he explicado irán de maravilla, pero, si, por ejemplo, quedan más en la zona superior del pecho, entonces puedes usar la postura de la loba, que consiste en estirar al bebé en la cama y ponerte encima de forma que pueda colocar la barbilla hacia la zona obstruida. Aquí la gravedad también va a ayudar.

Mil y una posturas: Te he contado algunas de las posturas más habituales. Pero esto no acaba aquí. Tu bebé crecerá y vais a ver entre los dos cuáles son las posturas que os gustan más. Cuando la lactancia esté establecida, podrás darle de mamar porteando, jugando, dentro de la bañera... en mil y una situaciones. Prueba, no te cortes. Recuerda que hay 3 reglas de oro: que no te duela, que los dos estéis cómodos y que el pequeño o pequeña se alimente correctamente.

El agarre

Vamos a centrarnos un momento en el agarre del bebé.

El bebé, para hacer una toma eficaz, debe ser capaz de agarrar la areola de forma que el pezón le quede al final del paladar, al fondo de la boca. Tu pezón va a quedar en un punto entre el paladar duro y el blando. Si echas la lengua hacia atrás, encontrarás el punto que te digo.

Sabemos que el bebé no mama del pezón, mama de la areola. El pezón es un simple punto que se eleva para indicar que por allí sale la leche. Por lo tanto, no es un problema si tienes un pezón muy salido o planito. Lo que tiene que trabajar el bebé para mamar adecuadamente es la areola. Para conseguir mamar con eficacia y que además no nos duela, necesitamos que el bebé abra bien la boca y, una vez que esté agarrado al pecho, se vean la nariz y el mentón bien pegaditos a este, que sus mejillas estén hinchadas y sus labios evertidos, sobre todo el inferior.

El bebé no mama del pezón, mama de la areola.

Para conseguirlo, coloca al bebé de forma que tu pezón le quede a la altura de la nariz o justo debajo de ella. Verás que, con el roce, irá buscando el pezón a la vez que abre la boca. Cuando tenga la boca bien abierta, acércatelo desde la parte superior de su espalda para

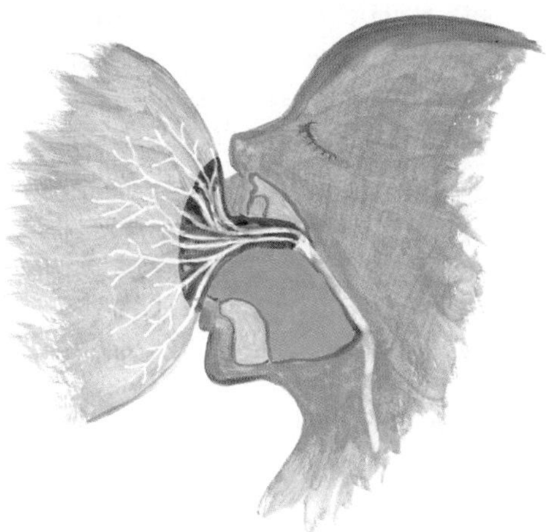

Fíjate en cómo tu pezón va a llegar al final de la boca de tu bebé. Su lengua va a recogerlo y va a trabajar la zona de la areola, no la del pezón. Para que pueda hacer este movimiento y a la vez mantener la boca abierta, su cabecita estará ligeramente echada hacia atrás.

que coja un buen trozo de la parte inferior de la areola.

Te darás cuenta de que cada pecho es distinto. No hay una sola persona con los pechos iguales. Es posible que un pezón apunte hacia abajo y el otro hacia el exterior, por ejemplo. Por lo tanto, el bebé estará puesto de forma distinta según el pecho. Si te fijas en su nariz y en tu pezón, no te vas a equivocar. Por esto, lo que se dice de que el bebé tiene que estar barriga con barriga no es verdad. Si tengo los pechos caídos o mis pezones apuntan hacia abajo, es posible que el bebé esté bastante boca arriba y muy bajito; si mis pezones apuntan hacia delante, tendré que tener al bebé más de frente.

Cada bebé va a mamar de forma distinta. Hay bebés que en apariencia se están agarrando bien, pero sus madres tienen dolor; en estos casos es fundamental buscar ayuda con una experta en lactancia. En otros casos ocurre justo al revés: la técnica de lactancia no es la ideal, pero no hacen daño a su madre, aumentan de peso adecuadamente y están cómodos haciéndolo así. Puede ser que sea su forma de mamar y no tiene por qué ser incorrecta.

Recuerda que un poco de dolor en la toma puede ocasionar grietas y heridas.

Parece que durante los primeros 15-17 días podría ser normal notar un ligero pellizco justo al iniciar la toma, que no durará más de algún segundo. Las hormonas del embarazo son las causantes de esta molestia. Pero debe desaparecer enseguida y tu pezón debe salir elongado -pero no aplastado— de la boquita de tu bebé.

La toma se termina cuando el bebé se suelta. Como te he comentado antes, pueden ser unos minutos o alargarse más, seguramente no más de 40-60 minutos. Si en la mayoría de las tomas tarda más, estaría recomendado que una experta en lactancia valorara qué está pasando.

Otros signos que nos indican que tu bebé se está alimentando de la forma correcta son las cacas y los pipís. En el capítulo anterior te cuento cómo tienen que ser tanto las cacas como los pises.

Días de vida	1.º	2.º	3.º	4.º	5.º	6.º	7.º	8.º	9.º	10.º
Micciones	1	1-2	2-4	2-4	>5-6	>5-6	>5-6	>5-6	>5-6	>5-6
Deposiciones	1	1-2	1-2	0-2	>2	>2	>2	>2	>2	>2

En la tabla anterior tienes una referencia para bebés alimentados solo con leche materna, porque si en algún momento han tomado leche artificial, podrían no seguir esta pauta.

Se recomienda que el quinto día de vida vayas a pesarlo al centro de salud y vuelvas entre el séptimo y el décimo día para verificar la ganancia de peso.

Una de las dificultades en el inicio de la lactancia materna es la falta de confianza en si la lactancia está funcionando. Y es que en el pecho no tenemos un sistema de contaje de la cantidad de leche que sale ni sabemos si el bebé está tomando mucha o poca leche. Nos regimos por otros signos, como son: que el bebé se va quedan-

Resumen	
Normalidad	**Se podría necesitar valoración**
– Durante el embarazo ha habido cambios en tu pecho, y entre el tercer y el quinto día de vida del bebé has tenido la subida de la leche. – No hay dolor durante la toma, y el pezón sale elongado, pero no aplastado ni dañado de la boca del bebé. – El bebé hace entre 8 y 12 tomas en 24 horas y se suelta del pecho por sí mismo. – A partir del cuarto día de vida, oyes a tu bebé tragar. – La pérdida de peso al quinto día de vida no supera el 7 % del peso del bebé al nacer. – Los pipís tienen un aspecto normal, así como las cacas (según la tabla anterior). Se podría necesitar valoración.	– Durante el embarazo no ha habido cambios en tu pecho. Después del quinto día de vida del bebé no has notado la subida de leche. – Tienes dolor durante la toma o el pezón sale aplastado o dañado de la boca del bebé. – El bebé no llega a realizar 8 tomas al día o hace más de 12. No se suelta del pecho o no se engancha. – No se oye al bebé tragar a partir del cuarto día de vida. – La pérdida de peso al quinto día de vida supera el 7 % del peso al nacer. – Hay menos pipís o están muy concentrados. Aparecen manchas de color teja en el pipí (uratos) más allá del tercer día. No hace deposiciones o hace en muy poca cantidad.

do cada vez más tranquilo a medida que va mamando; que el pecho parece que no está tan lleno después de la toma que antes de empezarla; que el agarre no duele; que el pezón está sano y no está aplastado al acabar la toma.

Cuando surgen dificultades

No se engancha al pecho en las primeras horas

A veces, después de un nacimiento muy largo —o al revés, muy rápido—, puede ser que el bebé no se enganche al pecho. Van pasando estas primeras dos horas de vida y no ve la necesidad de buscar el pezón. Es fundamental aquí que esté piel con piel para que no pierda calor y para que avive los instintos al máximo. Si vemos que después de estas dos horas no ha conseguido agarrarse al pecho, podemos usar la técnica del sándwich, de forma que le facilitemos la entrada del pezón y la areola dentro de la boca. También podemos extraer de forma manual algo de calostro, recogerlo en una jeringuilla y ofrecérsela con el método dedo-jeringa. Más adelante te explico cómo se hace.

¿Cómo despertar a un bello durmiente?

Despertar a un bebé pequeñín es algo más complicado de lo que podría parecer. Además, muchas veces, una vez despiertos pasan al llanto inconsolable rápidamente, con lo que es difícil ponerlos al pecho. Te doy una serie de trucos a ver si alguno te sirve:

- Póntelo desnudo piel con piel. Desnudar al bebé y que esté piel con piel contigo, tapaditos los dos, puede ayudar a que tenga más ganas de mamar.
- Cámbiale el pañal. No suele fallar, aunque por lo general no les gusta nada.
- Ponle un dedo bien limpio en la boca, de forma que la yema del dedo toque el paladar. A veces, estimular el reflejo de succión puede ayudar a hacer luego el cambiazo por el pecho.
- Una vez que esté en el pecho, haz compresión mamaria; es decir: con la mano en forma de C, aprieta el pecho desde las costillas hacia la areola para que le sea un poco más fácil conseguir leche.
- Si no hay forma, puedes darle un poco de suplementación, sea de tu leche extraída o de leche artificial con el método dedo-jeringa.

¿Cómo suplemento a mi bebé?

Muchas veces, cuando es necesario suplementar a nuestro bebé, nos vienen a la cabeza la leche artificial y el biberón.

Y está claro que son opciones que están allí y que se pueden usar. Pero existen otras que podrían ser más afines a la lactancia materna. Puedes intentar, si quieres, suplementar a tu bebé con tu propia leche. No es fácil, al principio. Recuerda que los primeros días tendrás calostro, con lo que las cantidades que se consiguen son suficientes, aunque suelen ser muy pequeñas. La mejor forma de extraerse calostro es manualmente. No es difícil, es cuestión de práctica. Recógelo poniéndote una cucharilla justo debajo del pezón y pásalo a una jeringa. Busca una jeringa pequeña, de 2 o de 5 ml, no más; recuerda que las cantidades son pequeñitas. El hecho de que el suplemento sea de tu propia leche hará que también vayas produciendo cada vez más, de forma que cuando se pueda retirar, la operación sea más fácil.

Sea cual sea el suplemento, se puede ofrecer de muchas formas. Cuando son pequeñas cantidades, el dedo-jeringa suele ser un método fácil e interfiere poco con la lactancia. Se trata de estimular el reflejo de succión del bebé con un dedo mientras se le va dando la leche con una jeringa.

Otra manera puede ser con un vasito pequeño, de donde el bebé va a lamer para conseguir la leche.

Está claro que el biberón también se puede usar, pero hay que tener en cuenta algunas consideraciones. El

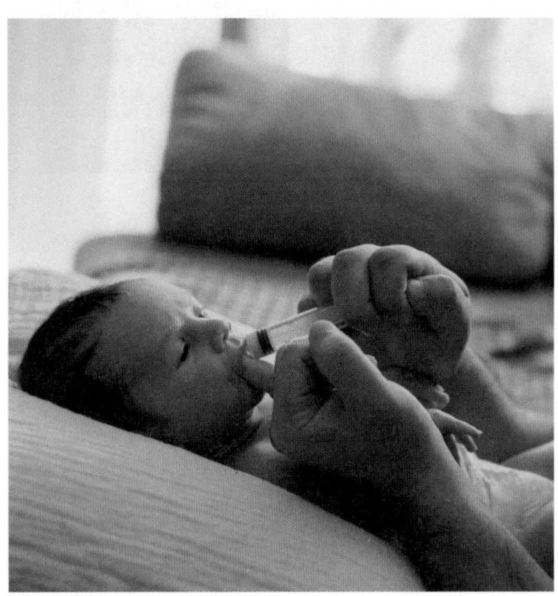

Para suplementar con el método dedo-jeringa, sitúa al bebé recostado sobre tus piernas o en una almohada, en una postura elevada con un ángulo de 45°. Ponle tu meñique dentro de la boquita, de forma que el pulpejo toque el paladar del bebé, para estimular la succión. Cuando empiece a succionar, sitúa la punta de la jeringa en la comisura de los labios y, despacito, deja caer la leche. Cuando pare de succionar, para de introducir leche.

Método Kassing

- Bebé incorporado.
- Biberón en posición horizontal, asegurando que la tetina no se llene de aire.
- Ofrecerlo al bebé estimulando el reflejo de búsqueda (tocar mejillas, nariz, labio superior...) hasta que abra bien la boca.
- Colocarlo dentro de la boca del bebé.
- Cada 7-8 succiones, retirarlo de la boca del bebé y repetir la operación.

Es importante usar una tetina de base ancha y blandita para que los movimientos orales del bebé sean lo más fisiológicos posibles.

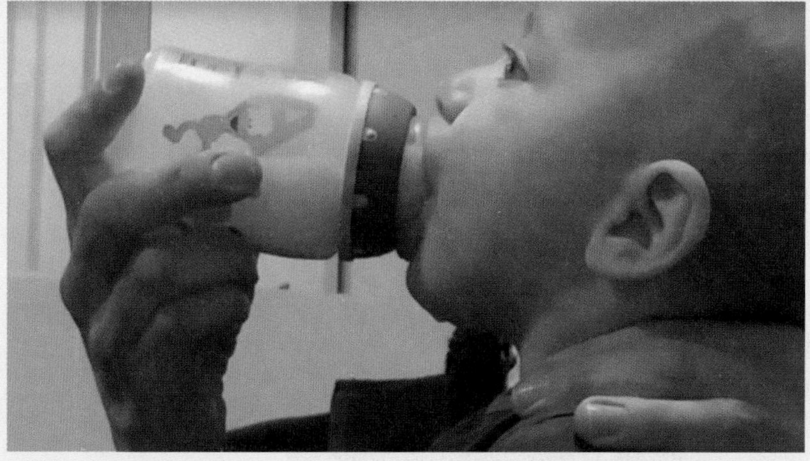

En el método Kassing es importante que el bebé esté bien erguido y que el biberón se ofrezca lo más horizontal posible, siempre evitando que entre aire en la tetina.

problema principal es que permite tomar grandes cantidades de leche en muy poco tiempo y esto puede hacer que, por un lado, tome demasiada —y el bebé se quede exhausto durante algunas horas, cosa que no nos conviene si queremos que mame a menudo— y, por otro, se acostumbre a un flujo que el pecho no suele tener. Por esto, si te decantas por suplementarlo con biberón, puedes hacerlo con el método Kassing.

Tengo dolor durante la toma, ¿qué tengo que hacer?

Es imprescindible valorar la toma. Puede ser un problema de técnica o a veces hay alguna otra implicación. El bebé puede tener dificultad al mover la lengua, ya sea por un frenillo corto, una contractura de la base de la lengua o de la espalda. Una experta en lactancia sería la persona más indicada para valorar esta situación.

Recuerda que si aparentemente todo está bien pero el dolor persiste, es que se tiene que mejorar la toma.

Apareció una grieta, ¿cómo la curo?

Las grietas son heridas que aparecen en el pezón y que pueden ser muy dolorosas. Se producen por un mal agarre, por lo que sería ideal que una profesional valorara la toma y te ayudara a buscar la manera de que no te duela. Hasta que no cicatrice del todo, puedes lavar dos o tres veces al día el pezón con agua y jabón neutro para la piel y dejar la herida al aire. En ocasiones pueden aliviar el dolor los parches de glicerol. ¡Atención, que hay parches como los de hidrogel que no son adecuados para heridas abiertas en el pezón!

La piel del pezón es muy agradecida y en muy pocos días se suele curar. Si las grietas persisten más de 5-7 días, te recomiendo que te pongas en contacto con tu experta en lactancia para que descarte la posibilidad de infección.

¿Las pomadas como la lanolina son eficaces para curar las heridas en el pezón?

No, para curar una herida o una grieta en el pezón se recomienda, antes que nada, valorar bien la técnica de lactancia. Es importante buscar la causa. Una vez solventada, lavar la grieta con agua y jabón un par o tres de veces al día. En pocos días debería estar curada. Si no es así, hay que descartar la posibilidad de que haya una infección.

¿Cómo evitar una mastitis?

Las mastitis son inflamaciones del pecho, por lo general asociadas a una infección. Suelen ser multifactoriales, pero hay algunas causas que son más habituales. Una buena técnica de lactancia, en la que el bebé pueda drenar bien el pecho sin causar dolor, será la mejor manera de evitar una mastitis.

El uso de antibióticos durante el parto o la cesárea así como el agotamiento materno pueden ser factores de riesgo de mastitis.

¿Qué hago si tengo una obstrucción o un inicio de mastitis?

Muchas veces empiezan de la misma manera. Si presentas una obstrucción o una zona enrojecida o dolorosa en el pecho, intenta drenarlo al máximo. Pon al bebé a mamar con el mentón hacia aquella zona, ya que es la parte que se

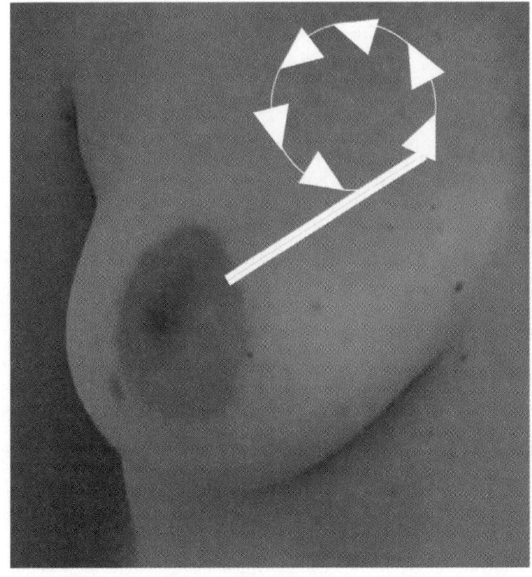

El masaje circular para deshacer la obstrucción suele tener forma de 9.

va a drenar mejor. Aplícate frío local y haz un masaje circular sobre la zona que acabe hacia el pezón.

Si persiste, un médico podría pautar algún antiinflamatorio para ayudar a desinflamar la zona.

Por lo general, con estas acciones estos cuadros suelen mejorar. Si después de 24-48 horas persiste el bulto o hay malestar general o fiebre, sería el momento de acudir a un centro médico para que valoraran la situación.

¿Todas las mujeres van a tener leche?

Hace años se transmitía la idea de que muy pocas personas tendrían suficiente leche para amamantar a sus bebés. Después se pasó al discurso de que todas tenemos bastante leche; si la técnica es la adecuada, es imposible no tener. Y esto no es del todo cierto.

Hay algunas enfermedades que, si no están bien controladas, pueden afectar a la producción de leche, como es el hipotiroidismo. Otras enfermedades o situaciones que hayan causado periodos prolongados de amenorrea (falta de menstruación) también podrían repercutir en la producción de leche. También pueden afectar a la lactancia una anemia grave o una deshidratación. En cualquier caso, suelen ser situaciones del todo reversibles cuando se solucionan.

Podría haber también una dificultad en la producción de leche, en algunas ocasiones, cuando la glándula mamaria no está del todo formada. Es una situación que se llama «hipoplasia mamaria», en la que los pechos tienen una forma tubular característica y no hay modificaciones del pecho durante el embarazo.

¿Tengo que prepararme el pecho de alguna manera?

El pecho va a sufrir muchos cambios durante la lactancia. Se prepara solo. Lo que sabemos que puede ayudar es la información y el apoyo. Son tu mejor baza.

¿Puedo comer de todo?

Sí, no hay alimentos prohibidos durante la lactancia. Los alimentos que tú comas no van a provocar gases ni malestar a tu bebé. Solo se aconseja evitar los pescados grandes, igual que durante el embarazo, porque tienen gran cantidad de metales pesados, así como la cabeza del marisco.

¿Tengo que suplementarme con alguna vitamina?

Durante la lactancia, el cuerpo de la mujer va a ahorrar muchos nutrientes, de forma que, por ejemplo, es el momento de la vida en que menos hierro se va a necesitar, ya que la mayoría de las mujeres que amamantan no van a tener la menstruación durante un buen tiempo. Por otro lado, el riñón recupera el calcio y el intestino lo absorbe mejor, con lo que también es mucho más eficiente. El yodo es el único elemento que valorar para precisar si es necesario suplementarlo o no. En zonas pobres en yodo, como es el caso de la península ibérica, se recomienda cocinar con sal yodada y tomar 3 lácteos no ecológicos al día. En las granjas en las que se crían animales de forma no ecológica, los piensos pueden estar suplementados con ciertas sustancias, como el yodo, y, además, las ubres de las vacas se limpian con soluciones de yodo, que la piel absorbe y que pasan a la leche. Si no se quieren o no se pueden tomar lácteos, se recomienda suplementarse con 200 mcg de yodo durante la lactancia. En otras zonas, donde la falta de yodo no es un problema, no se recomienda esta suplementación.

Por todos estos motivos, no es necesario usar suplementos multivitamínicos durante la lactancia. Ni la calidad ni la cantidad de leche va a variar por tomar más multivitamínicos. Con tu dieta habitual, tu cuerpo consigue todo lo necesario para fabricar leche de la mejor calidad.

¿Es contraproducente que mi bebé esté todo el día enganchado?

No es contraproducente que el bebé esté todo el día en el pecho. En muchas ocasiones es muy normal, siempre y cuando aumente de peso al ritmo adecuado y no tengas dolor en el pezón.

En una toma, ¿tiene que mamar de ambos pechos?

Por lo general, durante los primeros meses, en cada toma maman de un pecho. A partir del tercer mes suelen pedir que se les cambie de pecho. Esto no quiere decir que de vez en cuando no lo pidan.

¿Me usa de chupete?

Es muy habitual sentirse así, porque hay momentos en que parece que solo quiere tener el pezón en la boca para relajarse, pero no para alimentarse. Y es algo totalmente normal. La succión les relaja, les induce el sueño y, si es con el pezón de su madre en la boca, les provoca una situación muy placentera: estar encima de su madre. Es una gozada.

Si no te gusta, si es algo que te agobia, puedes buscar maneras de tranquilizarlo que no sea solo succionando tu pezón. Si estás cómoda con ello, adelante; todo el mundo gana.

¿Si mi bebé regurgita es que ha tomado demasiada leche?

Los bebés tienen muchos órganos aún inmaduros y la regurgitación suele deberse a la inmadurez de la válvula que tenemos a la entrada del estómago: el píloro. Al no tener aún suficiente fuerza, la válvula se abre y el bebé echa toda la leche que ha tomado. Enseguida vuelve a pedir teta; al fin y al cabo, se le ha escapado toda la leche que tenía en el estómago.

Algunos bebés van a tener lo que se llama «reflujo patológico»; es decir, están molestos debido a este reflujo. Si es así, te recomiendo que lo valore su pediatra.

¿Si estoy enferma, puedo dar el pecho?

Son muy pocas las enfermedades maternas que estén contraindicadas con la lactancia. La gran mayoría no supone ningún tipo de problema y puedes seguir amamantando a tu bebé con tranquilidad. Lávate a menudo las manos y siempre que vayas al baño.

También son compatibles la mayoría de los medicamentos. Puedes encontrar mucha información sobre enfermedades maternas, medicación y lactancia en www.e-lactancia.org.

¿La forma de mi pezón puede dificultar la lactancia?

Muchas mujeres se preocupan por si el pezón va a ser idóneo para la lactancia. Además, al final del embarazo, debido al aumento de volumen del pecho, muchas veces el pezón se aplana y aparecen los miedos. Sabemos que los pezones están totalmente preparados para amamantar a nuestro bebé, sean más o menos protuberantes. Parece que solo las personas que tienen un pezón invertido real, es decir, que cuando se estimula el pezón este se umbilica, podrían sufrir más dolor en la lactancia, pero no la imposibilita para nada. Si es tu caso, te diría que contactaras con una experta en lactancia durante el embarazo para que pueda asesorarte.

¿Las pezoneras ayudan a la lactancia o la dificultan?

Las pezoneras pueden ser una ayuda en algún tipo de dificultad. No son la panacea ni hay que recomendarlas a la ligera, ya que pueden provocar cansancio en la madre, pero, en algunas ocasiones, resultan un puente eficaz para mantener la lactancia.

¿Es normal que me salga leche aunque mi bebé no esté mamando? ¿Y si no me sale?

El reflejo de eyección se produce porque se activa la oxitocina, una hormona que se segrega en el cerebro cuando oímos a nuestro bebé, hablamos de él o succiona el pezón. No es raro que al oírlo empiece a salir leche del pecho. De la misma manera, si el bebé va aumentando de peso de forma adecuada, también es normal que no veamos que salga leche a no ser que el bebé mame.

¿Y el chupete, lo puedo usar?

Parece que el chupete, mientras la lactancia no está bien establecida, podría dificultar la alimentación del bebé. Por un lado, durante los primeros días, al calmarse con el mero hecho de succionar, puede ser que no note la necesidad de alimentarse y con la succión del chupete se calme y no pida mamar, con lo que puede bajar de peso más de la cuenta. Por otro lado, succionar un pezón o succionar un chupete no tiene nada que ver y, mientras el bebé está aprendiendo, el uso del chupete podría confundirle y hacer que succionara de forma ineficaz o dolorosa.

Por otro lado, te diré que una vez pasado el tiempo que se recomienda esperar (más o menos 6 semanas), es muy difícil que el bebé acepte el chupete. En el capítulo «El bebé» tienes más información sobre el chupete.

LA LACTANCIA MATERNA SEGÚN LA EDAD DEL BEBÉ

La lactancia va a cambiar a medida que vayan pasando los días y los meses. Los primeros días, antes de que suba la leche, puede haber poquitas tomas o muchas y repetidas. Poco a poco tu bebé va a tener su forma de mamar, pero de un día para otro va a cambiar y lo notarás mucho más demandante, desesperado. Si el aumento de peso sigue siendo el adecuado, es que está entrando en lo que se denomina «crisis de lactancia». Es un nombre un poco singular... Más que una crisis para el bebé, es una crisis para la madre. Hay algunas que son más marcadas que otras. No siempre se presentan cuando se supone. Se pueden avanzar en el tiempo, si el bebé es grande, o retrasarse un poco en bebés pequeñitos. Te explico las más notorias, pero también cómo suele ser cuando nuestros bebés van creciendo:

Noche de las vacas locas

Es uno de los momentos más agobiantes. Se presenta, por lo general, la segunda noche después del nacimiento. El bebé está muy demandante, le cuesta mucho calmarse para poder hacer la toma de forma correcta. También suele haber mucho cansancio. Las visitas y las horas del parto causan estragos.

Parece que se mezclan ciertas cosas: por un lado, aún no suele haber subido la leche, por lo tanto, sigue habiendo calostro, que sale de forma lenta; por otro, el bebé suele haber descansado y ya tiene fuerzas para reclamar su comida. Además, ya habrán desaparecido todas las hormonas de bienestar que le habrás pasado durante el parto (endorfinas y oxitocina), con lo que le cuesta un poco más estar tranquilo.

Es un momento en el que es fácil que aceptes el suplemento si alguien te lo ofrece: ves a tu hijo o hija llorar, tienes la sensación de que se queda con hambre... es un cóctel de emociones muy duro. El remedio es paciencia, mucho piel con piel y adelantarte en cuanto veas la posibilidad de ponértelo al pecho.

Crisis de los 17-21 días

Después de la subida de la leche, parece que las cosas van poniéndose en su sitio. Poco a poco os vais conociendo. El agarre suele haber mejorado, empezáis a coordinaros... y, de repente, aparece la crisis de las 3 semanas... El bebé está muy muy demandante. Para muchas, es la primera vez después de la subida de la leche que se notarán los pechos blandos del todo, como si no hubiera nada de nada. Y la pequeña o pequeño no se despega de ellos. Es su forma de pedir al pecho que aumente la demanda. Es normal y suele durar algunos días, no más de una semana. A veces parece que no encuentra el pezón, entra y sale. Son sus métodos para que la leche fluya.

Crisis de las 6 semanas

Se parece un poco a la anterior. Aquí, además, se puede mezclar con la disquecia, que es la dificultad de hacer caca. Es algo madurativo y que en pocas semanas se aprende. Tienes más información sobre ella en el capítulo anterior. Suele durar también entre 3 días y una semana.

Crisis de los 3 meses

Esta crisis está relacionada con un cambio en la forma de producir la leche. Durante los primeros meses, el cuerpo de la madre se adelanta: fabrica leche a todas horas para ayudar al pequeño a mamar, también entre tomas, pero hay un momento en que ya prevé que el pequeño o la pequeña va a tener suficiente habilidad y, por lo tanto, la leche se produce sobre todo durante la toma.

Muchas veces, el bebé siente que la leche no sale tan rápidamente como a él o a ella le gustaría y se enfada. Se necesita un tiempo para que los ritmos vuelvan a acompasarse.

Pero aquí pasan también más cosas: por un lado, el pecho empieza a no serlo todo. El bebé empieza a distraerse con sonidos, con voces, con la gente que está a su alrededor, lo que hace que se suelte y se enganche mil veces del pecho. Lo que antes era una apuesta segura para calmarlo, deja de serlo, al menos un poco. Las tomas se vuelven más rápidas, de pocos minutos en algunos casos, y a veces pasan varias horas hasta la siguiente. Suelen mamar mucho mejor por la noche, cuando todo está tranquilo o si se está en silencio.

Poco a poco, las cosas se hacen más llevaderas, más tranquilas de nuevo. No vuelve a ser como antes, porque el bebé va creciendo y tú también irás cambiando.

6 meses: inicio de la alimentación complementaria

Tanto si estás con lactancia materna como con lactancia artificial o lactancia mixta, habitualmente entorno a los 6 meses suele empezar a ofrecerse la alimentación complementaria.

Hasta el año, la lactancia —sea artificial o sea materna— será el alimento principal, el que va a aportarle más nutrientes. Como su nombre indica, la alimentación complementaria es algo añadido. Para que pueda seguir siendo así, se recomienda ofrecer antes el pecho o no cambiar tomas de pecho para dar raciones de alimentación complementaria. Recordad también que al principio las cantidades de alimentación complementaria son muy muy pequeñas.

Hasta el año, la lactancia — sea artificial o sea materna — será el alimento principal, el que va a aportarle más nutrientes.

Algunas madres que están en lactancia mixta, cuando inician la alimentación complementaria, si lo desean, pueden retirar algunas tomas de leche artificial al aumentar las ingestas de otros alimentos. Es algo para valorar con tu pediatra o nutricionista.

Hay algunos signos que nos indican que el pequeño está preparado para iniciar tal alimentación:

- Ya se aguanta sentado.
- Le apetece comer otros alimentos. Cuando te ve comiendo se le van los ojos y las manos.
- Ha perdido del todo el reflejo de extrusión, que es el que evita que le entre algo en la boca que no sea

el pecho si seguís con lactancia materna o el biberón si estás con lactancia artificial.

A partir de aquí, podemos empezar con la alimentación complementaria. Las guías nos indican que podemos iniciarla con cualquier alimento o grupo de alimentos, aunque lo ideal es ofrecérselos de uno en uno para ver cómo le sientan. Sobre cómo prepararlos, también hay varias metodologías. La comida no es solo ponernos alimentos en la boca; es un acto social y un placer. Están todos los sentidos a punto para tocar, ver y degustar un alimento determinado. También entra en juego la coordinación de las manos junto con la vista: primero la motricidad gruesa y después la psicomotricidad fina. Es un momento en el que el bebé está poniendo en marcha un montón de mecanismos, también el de tragar y el de escupir.

Existen varios métodos de alimentación y —como siempre— el que escojas será el más adecuado. Muchas veces se hace un poco de todo, sobre todo si tienes que dejar al bebé con alguien que no esté acostumbrado a ciertas tendencias en alimentación.

Como te he dicho antes, se puede empezar con cualquier alimento, desde frutas pasando por legumbres, huevo, carnes (mejor blancas, que son más saludables), pescado... Se recomienda no usar sal ni azúcar ni otros condimentos, para que el paladar del bebé se acostumbre al sabor natural de los alimentos.

Debe evitarse dar enteros los alimentos que pueden aumentar el riesgo de atragantamiento, como los frutos secos enteros, las uvas y aceitunas enteras, y uno poco saludable —pero que se ofrece a bastantes bebés—: las salchichas, ya que tienen el diámetro perfecto para quedarse en la tráquea del bebé y provocar un atragantamiento.

Por otro lado, la miel es un alimento que tampoco se tendría que ofrecer a bebés de menos de dos años, ya que puede contener las esporas de una bacteria, el *Clostridium botulinum*, que puede provocar una enfermedad muy grave al bebé: el botulismo.

Por último, los pescados muy grandes, como el atún, no están recomendados durante la infancia por su gran contenido en metales pesados. Tampoco debemos ofrecer algunas verduras de hoja verde —como espinacas o acelgas— antes del año; y entre el año y los 3 años, solo de forma esporádica, por su alto contenido en nitratos. Para terminar, las tortitas de arroz o la bebida de este cereal tampoco estarían indicadas durante la primera infancia, por su alto contenido en arsénico.

En este cuadro, lo verás muy claro.

Alimentos no recomendados
– Pescados grandes, como el atún rojo (por los metales pesados, durante toda la infancia). – Miel (por riesgo de botulismo, como mínimo hasta los 2 años). – Alimentos con un alto riesgo de atragantamiento (hasta los 3-5 años). – Frutos secos enteros. – Uvas, cerezas, aceitunas enteras (todo lo redondo). – Salchichas. – Bebidas de arroz y tortitas (por su alto contenido en arsénico, durante la infancia). – Verduras de hojas verdes como acelgas y espinacas (por su alto contenido en nitratos, durante el primer año).

8 meses

A los 8 meses se produce un nuevo cambio. Muchos bebés empiezan a desplazarse por sí solos. Maduran. Y empiezan a experimentar lo que se llama la «angustia por separación»; es decir, son capaces de entender que tú y él o ella no sois la misma persona. Y necesitan un tiempo para aceptarlo. Es habitual que cuando salgas de su campo visual se ponga a llorar amargamente, que duerma peor y que solo quiera estar pegado a ti.

Es una etapa intensa, de nuevo.

A la vez, empieza a ver que lo que él o ella hace tiene consecuencias y esto puede ser muy interesante... algo que puede pasar en esta época es que te muerda. Y, como te puedes imaginar, puede ser muy doloroso. El bebé ve que cuando muerde el pezón, pasa algo. Reaccionas. Y necesita un poco de tiempo para ver que no es exactamente alegría lo que transmite con el mordisco.

No es fácil gestionarlo, porque por un lado se recomienda ser tajante, pero sin asustarlo ni gritarle, ya que puede hacer una huelga de lactancia, es decir, rechazar el pecho si se asusta mucho. Adelantarse, amamantarlo en sitios tranquilos, estar pendiente de lo que va a hacer y tener mucha paciencia es fundamental.

Si en algún momento te hace alguna herida con un mordisco, lávala bien con agua y jabón neutro. Retira todas las pieles o formaciones amarillentas que se creen. En pocos días se tendría que curar. Pero si ves que van pasando los días y no mejora, no dudes en contactar con tu matrona. A veces es necesaria una pomada antibiótica para terminar de curar la herida.

12 meses

Se tiene la esperanza de que a medida que el bebé se va haciendo mayor va a demandar menos el pecho, y de ninguna manera es así. Hay épocas de altísima demanda y el año es una de ellas. Muchos van a dejar de comer otros alimentos, y es algo que entra dentro de la normalidad. La leche materna sigue siendo un muy buen alimento.

Los 2 años

Después de la intensidad del año, parece que la demanda vuelve a bajar un poco... y entonces llegan los dos años, cuando la intensidad sube hasta niveles insospechados. Además, aún no son capaces de entender un «espera un poco», todo sigue siendo un «aquí y ahora quiero esto». Es una época de reafirmación y puede ser agotadora.

A esto hay que añadir —si sigues dando el pecho, seguro que te ha pasado antes— ciertas miradas de la gente; algunas no son solo miradas, sino que opinan sobre vuestra lactancia: que si es muy mayor, que si la leche ya no alimenta, que si...

Es vuestra lactancia y solo vosotros dos tenéis que decidir hasta cuándo queréis que siga.

Más allá de los dos años la lactancia puede continuar hasta que uno de los dos se plante.

La vuelta al trabajo

Es uno de los momentos que complican la lactancia. Parece que cuando más o menos lo tenemos todo controlado, volvemos a tener un gran cambio. Es bueno que planifiques y busques la manera, si te apetece, de seguir con la lactancia.

Es el momento de plantearte una serie de preguntas:

- ¿Qué es lo que deseas? ¿Quieres seguir con lactancia materna exclusiva y extraerte la leche en el trabajo? ¿Prefieres que cuando tú no estés le den leche artificial, y cuando llegues, seguir amamantando? ¿No quieres sacarte leche en el trabajo, y lo harás justo al salir de casa y justo antes de llegar? Son preguntas que puedes hacerte para buscar tu mejor opción.
- ¿Qué edad tiene tu bebé? Cuando aún se está con la lactancia materna exclusiva puede ser necesario hacer un banco de leche y extraerse leche en el trabajo.

- ¿Cuántas horas vas a estar fuera de casa? Es distinto hacer una media jornada que turnos alternos de 12 o 24 horas, por ejemplo.
- ¿Con quién se quedará tu bebé? Si se queda con alguien de mucha confianza, como tu pareja, es posible que la forma de alimentarlo sea más afín a lo que quieres hacer tú que si se queda, por ejemplo, en una escuela infantil.

Hacer un banco de leche casero

Si el bebé es menor de 6-7 meses y estás más de 4 horas fuera de casa, se recomienda hacer un banco de leche casero. Es fácil y no tiene que ser muy grande. Te servirá para aquel día que llegues un poco más tarde o que no hayas podido sacarte, por algún motivo, leche en el trabajo. Con que tengas entre 300 y 500 ml de leche congelada es suficiente.

Puedes iniciar la extracción unas dos o tres semanas antes de tener que ir a trabajar. Puede ser que al principio te resulte un poco difícil. Asegúrate de que la copa del sacaleches sea la adecuada para tu pezón —ni grande ni pequeña— y de que el sacaleches funcione bien.

Durante estos días puedes usar el sacaleches solo un par de veces al día, para no estimular demasiado el pecho.

Algunas mujeres aprovechan las primeras horas de la mañana, que parece que sale un poco más de leche, o cuando el bebé lleva un buen rato sin mamar.

Congela la leche en recipientes de 40-60 ml, no más. La leche que se descongela solo aguanta un día, y si toca la boca del bebé, hay que tirarla.

No es raro que los bebés se nieguen a comer hasta que su madre vuelva y, por lo tanto, sería una pena tirar la leche extraída.

Algunas veces, la leche extraída tiene un sabor agrio; lo produce una proteína que lleva. No se ha puesto mala y es totalmente apta para el bebé, si es que la acepta. Si ves que tu leche se pone agria, la próxima vez que te extraigas puedes calentarla a 63° en cuanto la extraigas y congelarla rápido. Parece que así no se nota tanto este sabor.

Mientras la alimentación del bebé sea con leche materna de forma predominante, puedes extraerte leche en el trabajo y dársela al día siguiente, de forma que así no uses la leche del congelador.

Poco a poco, vas a ir incorporando la alimentación complementaria, de forma que se podrá rebajar la cantidad de leche que le den mientras tú no estés: cuando tú no estés, tomará alimentación complementaria; cuando estés, lactancia materna directa y a tope.

La vuelta al trabajo es un momento en el que aumenta el riesgo de mastitis.

El hecho de estar mucho tiempo sin sacarte leche, sumado al cansancio que comporta, puede ser la fórmula perfecta. Los primeros días fíjate bien en tu pecho, en que no haya obstrucciones, rojeces ni esté dolorido. Si es así, vacíalo mucho e intenta descansar. Si no desaparecen las molestias, no dudes en consultarlo con la matrona.

El destete

Parece que si fuera el bebé quien lo decidiera, lo dejaría entre los 4 y los 7 años de edad, pero la realidad es que en nuestro entorno el destete suele ser bastante antes. Del destete se ha hablado muy poco y, en cambio, cualquier mujer que ha iniciado la lactancia ha tenido también que destetar.

Hasta el año de edad, la leche (materna o artificial) debe ser el principal alimento de tu bebé.

Alba Padró, en su libro *Destete, final de una etapa*, nos da muchísima información sobre el tema; aun así, vamos a dar unas pinceladas.

Primero debes saber que hay dos tipos principales: el destete completo, que comporta el cese de la lactancia, y el destete parcial, ya sea nocturno o diurno.

Podemos clasificar también el destete completo en destetes abruptos, es decir, de un día para otro necesitamos destetar a nuestro bebé: situaciones de enfermedades graves de la madre o separaciones repentinas pueden motivar estos destetes, o destetes paulatinos o graduales, en los que se va cambiando de forma más lenta el modo de alimentar al bebé.

Cuando nos encontramos delante de un destete abrupto, algo a tener en cuenta es el aumento del riesgo de mastitis. Si de repente destetamos a un bebé que aún tomaba mucha cantidad de leche, la producción seguirá durante un tiempo, por lo que durante los primeros días se recomienda hacer extracciones de leche cuando el pecho esté lleno y, poco a poco, reducirlas.

Cuando el destete es parcial o se lleva a cabo más despacio, puede ser que la producción se vaya regulando poco a poco.

Si se hace antes de los 6 meses, se puede ir introduciendo la leche artificial en diferentes momentos del día para reducir la producción de leche. A medida que vayas notando que el pecho se te regula, puedes aumentar la leche artificial hasta que el destete sea total. Pasados los 6 meses, se puede ir jugando también con la alimentación complementaria, pero recuerda que hasta el año de edad, la leche (materna o artificial) debe ser el principal alimento de tu bebé y, por lo tanto, tendrá que incorporarse de todos modos. A veces, una vez superados los 6 meses, puede que no les guste el biberón para tomar la leche y que prefieran un vasito de aprendizaje o una botella tipo de deporte. Algunos bebés que están en lactancia materna exclusiva pueden rechazar del todo el biberón. Si es el caso, conviene ir buscando tanto biberones distintos como métodos alternativos hasta dar en el clavo.

A medida que el bebé se hace mayor, puede ser que el destete sea un poco más difícil. Cada vez tienen más claro que el pecho es algo que les pertenece y puede que no lo quieran dejar tan fácilmente. Del mismo modo que es necesario el acompañamiento durante el inicio de la lactancia, también aquí será fundamental. Buscar apoyos que puedan sostener al bebé en momentos especialmente complicados es algo que puede venirte muy bien.

Además, según la edad del bebé, habrán lo que se llaman «ventanas de oportunidad», es decir, momentos que parece que es un poco más fácil destetar que otros. Los bebés pasan por diferentes etapas madurativas que hacen que la lactancia sea más o menos intensiva. Si hay la oportunidad, sería una buena idea destetar en momentos que no esté en un pico de demanda del pecho.

No sirve una receta universal para el destete; te diría que buscaras una experta en el tema para que te asesorara. Es indispensable individualizar cada caso.

El destete es un momento en el que las emociones están a flor de piel, tanto si es una decisión tomada desde el convencimiento como si está impuesta por algún otro motivo. Busca apoyos y rodéate de gente que respete tu decisión.

LA LACTANCIA MIXTA

Se sabe que la lactancia mixta es, durante los primeros meses, el tipo de lactancia predominante. Por lo general se llega a ella por necesidad más que por deseo: dificultades en el establecimiento de la lactancia exclusiva o por no haber encontrado a la profesional experta; estos pueden ser motivos para que muchas mujeres se vean abocadas a hacer una lactancia mixta. No es fácil de llevar y, además, aumenta el riesgo de que el bebé se destete sin que la madre lo desee.

Sea como fuere, aquí tienes unos trucos para compaginar los dos tipos de lactancia:

- Ofrece el pecho antes de que el bebé tenga mucha hambre, de forma que si la producción de leche es limitada, tenga suficiente paciencia para ir sacando la leche poco a poco.

- Cuando le des el suplemento de leche, busca una opción afín a la lactancia materna, que sea de flujo lento. Si decides dársela con biberón, intenta que se lo tome despacio.
- Ofrece de nuevo el pecho después de la toma del suplemento, de forma que todas aquellas sensaciones placenteras que provoca haber comido las tenga mientras está en el pecho.
- A veces, con las tomas nocturnas es un poc o más fácil, ya que el bebé suele estar más relajado y hay menos estímulos.

En algunas ocasiones, la lactancia mixta puede ser una ayuda y una decisión tomada a conciencia, y en otras puede ser al contrario y sumar todas las desventajas de las dos lactancias: tomas interminables en el pecho, sensaciones encontradas con una misma, necesidad de lavar utensilios cada dos por tres... En otras ocasiones, será la manera óptima de funcionamiento, es decir, la que proporcionará tranquilidad y la mejor forma de alimentar al bebé.

Al estar entre dos tipos de lactancia, es fácil que llegue un momento en que el bebé se destete o, por el contrario, rechace el biberón. Esta última opción suele ser menos habitual. Si tu deseo es seguir con la lactancia mixta, fíjate en las señales que te va dando tu bebé. Para evitar que se destete, a no ser que no aumente de peso, no subas la cantidad de leche artificial que le administras y ofrécele el pecho antes y después de las tomas. Dale la leche artificial muy despacio. Si, por el contrario, ves que cada vez toma menos leche artificial y se decanta por la materna, tienes dos opciones: retirar los suplementos o tratar de mantenerlos si es algo que has escogido. Si decides retirarlos, hazlo despacito, para que no haya un parón importante en el aumento de peso. Y pesa a tu bebé cada semana o cada 10 días para verificar que está aumentando de forma adecuada. Recuerda que los bebés cada vez van a subir de peso con más lentitud. Si quieres mantener la lactancia mixta, puedes buscar otros recipientes para darle leche a tu bebé. A veces, pensamos que el biberón es el más sencillo, pero cada bebé es un mundo.

LA LACTANCIA ARTIFICIAL

La lactancia artificial también tiene sus trucos. Parece que no comporte ningún problema o que no sea preciso explicarla, pero en absoluto es así. Si has decidido no dar de mamar a tu bebé desde el nacimiento, es importante que se lo expliques a las profesionales que van a atenderte en el parto para que te ayuden a controlar la subida de la leche y a iniciar la lactancia artificial.

Tanto tú como tu bebé podéis beneficiaros de estar piel con piel tanto rato como queráis. Recuerda que el bebé no sabe qué has decidido sobre su alimentación y nace preparado para buscar el pecho. Puedes intentar colocártelo entre los senos para dificultar un poco la llegada al pezón, o cubrirlos con algo de ropa. Si ves que busca de forma insistente, a lo mejor puedes iniciar algo de leche artificial estando piel con piel, de forma que se quede tranquilo mientras estáis pegaditos los dos. Si te agobias, si no te gusta lo que está pasando, no dudes en pedir ayuda y que tu acompañante coja al bebé. Lo puede sostener o hasta hacer piel con piel mientras estáis muy cerca.

Hay dos formas principales de inhibir la lactancia. La primera es la fisiológica, es decir, dejar que tu cuerpo siga el proceso por el cual va a subir la leche y, poco a poco, al no haber estímulo, va a bajar la producción. Es importante que lo conozcas, porque, a veces, aunque se use medicación para parar el proceso, no siempre es eficaz.

Es posible que, aunque no te pongas al bebé en el pecho, pocos días después de su nacimiento (entre el 3.º y el 5.º) notes también la subida de la leche. Los pechos se ponen duros y los sientes muy calientes. Puedes intentar vaciarlos un poco y aplicarte frío. Si te han pautado antiinflamatorios para el posparto, es el momento de ingerirlos. Tómate tu tiempo. Poco a poco, la producción de leche irá desapareciendo, aunque es posible que durante unos días necesites sacarte algo de leche del pecho. Si cada vez vas sacando un poquito menos, la bajada será más rápida.

Algunas mujeres optan por tomarse un medicamento para inhibir la subida de la leche. Es la carbegolina. Es fundamental tomar este medicamento antes de las 24 horas de nacer el bebé, ya que así resulta más efectivo. Si se toma después de la subida de la leche, ya no hace el efecto esperado. Algo a tener en cuenta es que no siempre es efectiva. Es muy probable que aunque te la tomes, tengas igualmente la subida de la leche, por lo que es importante saber cómo gestionarla. Es importante que te lo paute un médico, ya que no se puede dar si se padecen ciertas enfermedades y podría tener efectos secundarios que van desde náuseas a depresión.

Hay mitos que dicen que el vínculo se hace con la lactancia materna, es una creencia que debemos desterrar. Con la lactancia artificial el vínculo se va a crear igual de bien que con la materna. Lo que se necesita para el vínculo es que haya mucha intimidad, y la comida entra en el área de la intimidad. Por lo tanto, te explico algunos consejos que pueden ayudarte:

- Busca que los momentos de alimentar a tu bebé sean tranquilos, míralo a los ojos, háblale, que toque tu piel...
- La lactancia artificial también se da a demanda. Es el bebé quien decide cuándo comer y qué cantidad.
- Cambia el brazo con el que lo apoyas y le das el biberón en cada toma; así también entrenarás su vista.
- Intenta que la persona que alimente al bebé sea siempre la misma; por ejemplo, tú. Si quieres, que entre alguien más en el círculo, pero que no sea algo que haga el primero que pase por casa. Como te he dicho, la alimentación es algo íntimo.
- Intenta que no vaya muy rápido o rápida en las tomas. A veces hay biberones cuya leche fluye demasiado rápido y toman más leche de la que les tocaría. Conviene entonces parar y descansar un poco.
- Puede ser que la leche no le siente bien. Si es así, acude a tu pediatra o farmacéutica para que te recomiende otros tipos de leche.

Es importante entender que el agua no se calienta para esterilizarla, sino para esterilizar la leche en polvo. Y es que la leche artificial puede contaminarse de forma muy rápida; por lo tanto, calentar bien los polvos puede ayudar a evitar problemas digestivos a los bebés.

Si lo deseas, puedes preparar varios biberones y dejarlos en la nevera. Recuerda: fuera de la nevera, la leche artificial no dura más de una hora y es preciso desechar la leche que haya quedado en el biberón.

¿CÓMO ESCOGER UN BIBERÓN?

Hay varios métodos para dar la leche, pero cuando estamos hablando de grandes cantidades de leche, el biberón suele ser el más usado. Vamos a ver en qué debemos fijarnos a la hora de escoger uno u otro:

- En que la tetina sea simétrica, no anatómica.
- En que la base de la tetina sea ancha, para que el bebé pueda mantener la boca abierta mientras tome la leche; así podrá colocar mejor la lengua.
- En que la tetina sea de un material blando.
- En que el flujo de la salida de la leche sea lento.
- Tanto la tetina como el recipiente y sus piezas tienen que ser fácilmente lavables, por ejemplo, en el lavaplatos.

¿CÓMO PREPARAR UN BIBERÓN DE LECHE ARTIFICIAL?

Aunque sea algo que muy habitual, muchas veces no se explica bien.

- Calienta el agua a más de 70 °C. No hace falta que sea embotellada, con que sea potable es suficiente.
- Llena el biberón con la cantidad de agua que necesites. Las leches artificiales se preparan de 30 en 30 ml. Por lo tanto, llena el biberón de agua caliente hasta la marca que hayas decidido.
- A continuación, introduce las medidas rasas de leche artificial, de forma que a cada 30 ml de agua les corresponda una medida.
- Agita bien el biberón para mezclar la leche.
- Antes de dársela al bebé, comprueba que ya esté a la temperatura adecuada, vertiéndote unas gotas de leche en la parte interior del antebrazo.

Es preciso desechar la leche que ha quedado en el biberón.

¿DÓNDE ENCONTRAR MÁS INFORMACIÓN?

- Hay un sitio indispensable para ir y para contactar durante el embarazo; son los grupos de lactancia. Se iniciaron como grupos de madres voluntarias que comparten su propia experiencia a la vez que se forman para apoyar a otras madres que desean amamantar. En la página web de FEDALMA encontrarás los grupos de apoyo de tu zona: https://www.fedalma.org
- En LactApp, la aplicación móvil que responde a preguntas individualizadas, encontrarás información, planes personalizados, con actualizaciones constantes sobre la lactancia, la crianza, y la salud sexual y reproductiva, así como un canal de consultas con expertas en lactancia y cursos específicos en todos estos temas. En las redes puedes encontrarla como @lactapp_lactancia.
- En los libros de Alba Padró: indispensables. Tanto en *Somos la leche* como en *Destete, final de una etapa* vas a encontrar un sinfín de información sobre la lactancia y el destete. Alba también es muy activa en sus redes sociales: @albapad ibclc.
- *Maternidad y lactancia —desde el nacimiento hasta los 6 meses*, de Gro Nylander. Un clásico.

- *Oxitocina, la hormona de la calma, el amor y la sanación*, de Kerstin Uvnäs. Indispensable.
- En www.e-lactancia.org, la página web de referencia para encontrar compatibilidades de medicaciones y enfermedades maternas con la lactancia. Es la página de cabecera de cualquier lactante.

Cómo vamos a alimentar a nuestro hijo o hija es una de las decisiones relevantes en el posparto. Además, no siempre las expectativas que tenemos se cumplen. Recuerda que puedes cambiar de opinión en cualquier momento. Que es posible que recibas presiones por alimentarlo de una forma o de otra. Busca la que tú quieras y te apetezca hacer. La alimentación del bebé es una decisión muy íntima.

De la misma manera, soy consciente de que no conseguir la forma deseada de alimentar a tu bebé puede significar pasar un duelo importante. No dudes en pedir ayuda a una psicóloga perinatal si se da el caso, porque si tú lo sientes, entonces es importante.

7 LA PAREJA

En este capítulo me dirijo al padre o a la pareja. Si has decidido ser madre sin pareja, tener cerca a personas de mucha confianza también te va a ayudar. La maternidad sin pareja no implica necesariamente una maternidad en soledad. Y con más gente se suele hacer más fácil. Buscar a alguien que te pueda apoyar, ayudar y cuidar, puede que haga que tu vivencia sea más fácil, más satisfactoria.

EL PAPEL DEL PADRE

Empiezo con una metáfora que creo que es muy elocuente y que se usa en diferentes talleres sobre la paternidad. Allá voy.

Tener un bebé es un deporte de equipo. No puede ser de otra manera. Y en un deporte de equipo se necesita que cada jugador cumpla con su cometido para alcanzar un objetivo común. Por ejemplo, si hablamos de fútbol, el jugador al que todo el mundo mira es el delantero, el que va a marcar los goles. Es el que más cobra. Los focos siempre lo iluminan y se lleva todas las portadas. También es el que se va a llevar las faltas más duras. Podríamos decir que, desde el embarazo hasta el posparto, esta es la madre. Está en la primera línea de cuidados al bebé.

Hay un jugador que también es una pieza fundamental del equipo, un pilar. Es un jugador que no se lleva muchas ovaciones y que en muy pocas ocasiones marca. Es posible que no sea el que levante la copa cuando se gana un campeonato ni al que le asalten los periodistas a la salida de los vestuarios. Pero los entendidos saben que, si él falla, el equipo pierde fuelle y el delantero no toca la pelota. Es la figura del centrocampista, el que genera ocasiones para que al delantero le llegue el balón y, si lo pierde, corre a recuperarlo antes de que algún jugador del equipo contrario llegue a la línea de la defensa. Es imprescindible para que el equipo gane.

Este es el papel del padre, salir siempre desde el minuto 0 en el equipo titular. Tiene que empezar a sudar en el calentamiento del partido. Su papel es fundamental. Es la persona que debe procurar que el binomio de la madre y el bebé estén bien, allanar el terreno, parar las dificultades, hacer de paraguas.

Habrá también un grupo de jugadores que no van a salir en el once titular. Son los que se quedan en el banquillo. Son buenos jugadores, claro está, ya que, si no, no estarían ni convocados, pero solo están allí por si alguien necesita cambio. Si todo está bien, se quedan mirando cómo juegan los otros. No salen desde el minuto 0 y pueden pasar partido tras partido sin salir al campo. Dicho así, es difícil pensar que un padre pudiera estar en esta situación, ¿no? En realidad, se parece bastante a los que están a la expectativa por si la madre los necesita. «Tú me dices si te puedo ayudar». Al poco tiempo de chupar banquillo, sus cotizaciones bajan en picado. Son sustitutos de la madre; si ella puede con todo, no tienen cometido que hacer.

La pregunta es: ¿qué tipo de jugador eres tú?, ¿qué papel quieres jugar en la crianza de tu hijo?

Las investigaciones sobre el papel del padre cada vez concluyen de forma más clara que su implicación en la crianza tiene un efecto directo en la salud y el bienestar de la madre y del bebé. Como te he dicho, eres una pieza fundamental.

Y esto, ¿cómo se hace? ¿Quién te enseña a ser padre?

Pues a ser padre se aprende viendo lo que hacen otros padres, igual que aprenden las madres. Seguramente empezando por el propio y también por todos aquellos que de una forma u otra han estado cerca ejerciendo de padres de otros niños, de los referentes que te vas encontrando a lo largo de la vida. A partir de lo que has aprendido, puedes decidir qué modelo de padre te gustaría seguir, si te gustan los que tenías cerca o prefieres ejercer otro tipo de paternidad. Desde hace años, ha habido un cambio y los padres están cada vez más implicados en la crianza del bebé y en el apoyo de la madre en el posparto. No hace tanto que el padre no acudía a los cursos de preparación al parto ni acompañaba a su pareja en el parto, muchas veces porque no le dejaban. Ya no digamos encargarse u ocuparse del bebé o de las emociones que puede conllevar la llegada de un hijo.

Pero aún hay mucha tela que cortar. Se siguen escuchando comentarios al anunciar que se está esperando un bebé, del estilo: «pobre, ya te ha cazado» o «chaval, te acompaño en el sentimiento», mientras que a la mujer la están felicitando por el nuevo embarazo. O vemos a un hombre paseando a su bebé en un fular y pensamos «qué padrazo», mientras que una mujer hace lo mismo y parece que sea de lo más normalito. Sin pasar por el cambio de pañal... algo tan mundano nos parece a todos increíble cuando lo hace el padre: «es tan buen padre, cuida tan bien de su bebé...».

Sí, aún falta cambiar muchas cosas, y por eso, si te apetece salir en el equipo titular, es importante que seas consciente para que puedas entender lo difícil que lo tiene ella al tener que driblar a los defensas del equipo contrario, que, queriendo o sin querer, muchas veces le hacen daño.

Algunos aún piensan que las mujeres tienen una facilidad innata para saber ciertas cosas sobre el cuidado de los más pequeños, y esto hace que muchos hombres den un paso atrás en estos temas. Pero esto no es verdad. Para muchas madres, el primer bebé que van a cuidar será el suyo y nunca han cambiado un pañal. Estáis en las mismas condiciones. Quien se ponga a ello es quien sabrá hacerlo, y cuanto antes os pongáis, antes aprenderéis.

Una vez que sabemos de dónde partimos, vamos a ver qué puedes hacer para prepararte para la paternidad. Para ello, algo fundamental es formarse. Acudir a los grupos de preparación al parto y a la lactancia, así como a la cita con la matrona y a todas las pruebas; leer libros sobre el tema, conocer todo lo que rodea el embarazo, el parto y el posparto. Te animo a que sigáis este proceso de descubrimiento y formación juntos, como equipo que sois, ya que lo disfrutaréis más y os servirá a los dos para cuando después os enfrentéis a las nuevas situaciones que os vendrán.

Fíjate en que he dicho que te formes tú. Ella lo va a hacer. Seguramente se informará mucho durante el embarazo —a veces, antes—, leerá un montón de libros, irá a charlas.

Algo imprescindible es que habléis de cómo ella quiere afrontar el parto y el posparto. Qué quiere hacer con la alimentación del bebé, si su decisión es alimentar al bebé con lactancia materna o con lactancia artificial.

Puede que vuestras posturas no sean las mismas y entiendo que cuando te he dicho que habléis de lo que quiere ella hayas podido sentirte excluido. Todo lo que he enumerado son cosas que van a pasar por su cuerpo y, por lo tanto, ella siempre va a tener la última palabra. Puede ser que no estés de acuerdo con lo que ella desea. Entiendo que es difícil aceptar decisiones que también afectan a tu hijo o a tu hija, si no están en consonancia con lo que tú sientes. Cualquier decisión que requiera, de alguna manera, la exposición del cuerpo de otra persona debe ser tomada, sin lugar a dudas, con el deseo expreso de esta. No hay vuelta de hoja.

Cualquier decisión que requiera, de alguna manera, la exposición del cuerpo de otra persona debe ser tomada, sin lugar a dudas, con el deseo expreso de esta.

Habrá otras decisiones que os afecten de manera igualitaria a ambos y, entonces, tu voz será tan importante como la suya.

Si haces tuyas sus decisiones —por ejemplo, en torno a la lactancia—, verás que tu apoyo será fundamental para conseguir los objetivos planeados. Te volverás una pieza clave otra vez más.

Tu papel principal en el posparto es el de generar un ambiente en el que la madre pueda cuidarse y alimentar al bebé.

Esto significa tener todo un tema de logística controlado: comidas; funcionamiento de la casa; tareas domésticas varias; gestión de los otros hijos, si es que hay; consolar a tu bebé mientras su madre está en la ducha; trocearle la comida para que ella se lo pueda comer solo con una mano, etc. Y no quiero dejarme lo que muy probablemente es la piedra angular en el posparto: la gestión de las visitas y la familia, sobre todo de tu familia.

Sé que a priori parece exagerado, pero es uno de los temas más peliagudos del posparto. Todo el mundo quiere ver al bebé, ir al hospital o a casa en un momento que puede que no sea fácil ni para ti ni para la madre. Recuerda que se suele estar tremendamente cansado, puede ser que tu pareja esté dolorida o que tenga problemas con la lactancia materna. Aun sin problemas, puede apetecerle pasar horas enteras con el bebé sin nadie más, a lo mejor con poca ropa, a lo mejor sin querer que nadie la vea porque no quiere vestirse o arreglarse, o, sencillamente, porque no quiere. O habéis pasado una mala noche y conviene recargar baterías echando una cabezadita cuando el bebé esté tranquilo. Además, por todo el amor que genera la llegada de un bebé, a las visitas les apetece tenerlo en brazos y es algo que puede que ni a ti ni a la madre os guste.

Por último, los comentarios, aunque sean dichos con muy buena fe, pueden herir la sensibilidad de la madre. En ese momento ella está muy vulnerable y cualquier comentario puede hacerle sentir que no lo está haciendo bien, que se la está juzgando. Con el tiempo es posible que no esté tan sensible, pero, al principio, uno de los cometidos del padre es protegerla de ellos.

Saber qué necesita, que pueda ser sincera contigo y contarte cómo se siente, será la mejor forma de saber cómo apoyarla.

SER ALIADO DE LA PAREJA EN LA LACTANCIA

Uno de los procesos que pueden ser más duros es la instauración de la lactancia. Sabemos que la lactancia debería ser algo sencillo y no tendría que producir dolor. Pero, por desgracia, en muchos casos no es así. La lactancia necesita aprendizaje, tiempo y mucha paciencia, y, por encima de todo, apoyo incondicional a la mujer que ha decidido lactar. Este apoyo es el que marca la diferencia en la vivencia.

Si su decisión es dar de mamar, tienes que tener información sobre el tema. Es primordial que tus consejos o tus comentarios no vayan en detrimento de su decisión. Pregúntale qué quiere hacer, cómo puedes ayudarla. A veces nos parece que nuestra opción la ayudaría más, pero es ella quien tiene que decidir. Lo que te pueda ir bien a ti no tiene por qué irle bien a ella.

La lactancia necesita aprendizaje, tiempo y mucha paciencia, y, por encima de todo, apoyo incondicional a la mujer que ha decidido lactar.

Puede que a veces la veas en momentos complicados, con dolor, con inquietud por el bienestar del bebé. Es el momento de buscar ayuda en una profesional experta en lactancia. Puede ser la matrona de tu centro, la enfermera pediátrica o una IBCLC (profesionales certificadas internacionalmente con altos conocimientos en lactancia materna). También los grupos de apoyo a la lactancia pueden ser de gran ayuda. Busca la persona que mejor pueda ayudarla, cuyos sus consejos vayan en consonancia con vuestros objetivos. Ver pasarlo mal a alguien que quieres es muy duro. La solución no suele estar en la leche artificial, sino en el consejo profesional y en el apoyo incondicional.

Muchos de los comentarios de familiares y también de algún profesional pueden ser también flagrantes en detrimento de la lactancia. Tu función aquí es la de volver a abrir el paraguas y protegerla de ellos. Puede que la forma de alimentación que hayáis escogido no sea la misma que escogieron vuestras respectivas madres o hermanas. Esto puede comportar que no acaben de entender qué es lo que necesitáis en este momento. Hablar con ellas puede ayudar a que no hagan comentarios que en estos momentos iniciales pueden doler mucho.

Si ella siempre está con el bebé, ¿cómo se va a vincular conmigo?

Durante los primeros días, el bebé prácticamente vive encima de la madre. La lactancia, si es la forma que se ha decidido para alimentar al bebé, se está instaurando y precisa que así sea. Además, es posible que sientas que cualquier dificultad que tenga el bebé se pasa cuando está cerca de la madre; la teta sirve para todo: calmarlo, alimentarlo, consolarlo, que se duerma... Es, con toda probabilidad, el recurso más fácil y rápido para que un momento complicado se reconduzca, siempre y cuando vaya viento en popa, claro.

Durante los 9 meses de embarazo, el papel del padre es apoyar a la madre.

Es obvio que durante este tiempo hay muchas otras cosas que hacer además de la lactancia: el piel con piel, el aseo, el cambio de pañal, los paseos, cantar, bailar, acunar, cortarle las uñas, dormir juntos una supersiesta, el baño...

Durante los 9 meses de embarazo, el papel del padre es apoyar a la madre. Tampoco se puede hacer mucho más aparte de informarse de lo que se avecina. Una vez que nace el bebé, durante el primer tiempo, el papel es el mismo, porque, aunque el bebé esté ya fuera, el binomio madre-bebé es casi inseparable.

No intentes hacer aquello que solo puede hacer la madre. No compitas con ella. Suma.

Poco a poco ya verás que vas a encontrar más y más espacios para interactuar con tu bebé. No tienen nada que ver los primeros días del bebé con cuando pasa del primer mes o cuando tenga más meses. Busca tus espacios con él y comprobarás, además, que aparte de reconocerte enseguida, poco a poco vas a tener más recursos para comunicarte con él, para calmarlo, para hacerle reír, para empezar la alimentación complementaria, para bañarlo o bañaros en la piscina, para hacer pompas de jabón, para consolarlo, para hacer de padre. Porque hacer de paraguas durante las primeras semanas —o algún mes— es hacer tan de padre como acunarlo, cantarle, acompañarlo a la escuela o curarle una herida que se ha hecho corriendo detrás de una pompa de jabón. Necesita, como todo, tiempo y paciencia. No intentes hacer aquello que solo puede hacer la madre. No compitas con ella. Suma.

Que durante las primeras semanas sea necesario que estés en segundo plano no significa que lo estés más adelante. Para tu bebé estáis haciendo un trabajo en equipo. Tener un hijo o una hija es un trabajo en equipo, y transmitirle esto también es un regalo para él o para ella.

SENTIMIENTOS DE LA PAREJA

Tanto para el padre como para la madre, el nacimiento de un bebé es uno de los momentos más complejos a nivel emocional; se han puesto unas expectativas en la paternidad, en cómo será el bebé, en cómo te vas a relacionar con tu pareja, en cómo va a cambiar tu vida con la llegada del bebé.

La paternidad es un proceso que empieza, igual que la maternidad, antes del embarazo, en muchos hombres; pero que llegue el sentimiento de ser padre puede que cueste un poco más. Para muchos hombres, el sentimiento de ser padres no llegará hasta después del nacimiento.

Durante el embarazo —un proyecto que empezó como algo más o menos paritario—, de repente se pone todo el foco en el cuerpo de la mujer. Ella siente los cambios en su cuerpo; al cabo de poco tiempo, los movimientos del bebé; vive el nacimiento; las pruebas; las visitas a la matrona... todo se centra en ella. Cuesta mucho buscar información específica para la pareja o que los sanitarios que os acompañan durante el embarazo se dirijan en algún momento a ti. El centro son la mujer y el bebé. Hasta tus familiares te llaman solo para preguntar por ella, por cómo está. La sensación de estar en segundo plano es bastante aplastante.

Durante el parto también se pueden despertar muchos sentimientos encontrados. Por desgracia, en general tenemos una idea muy poco real de cómo es un parto, por lo que un parto totalmente normal y fisiológico se puede vivir como algo muy duro. Si, además, hay algún tipo de complicación o se requiere instrumentación, puede que la vivencia que tengas sea más difícil de integrar.

El vínculo necesita tiempo y paciencia.

El hecho de ver a su pareja en momentos de dificultad, con dolor, puede que gritando, va a hacer que algunos se vengan abajo, que les cueste ponerlo en su lugar. Pero la vivencia también puede ser del todo contraria: ver a su pareja parir, gritar, gemir... comprobar el poder del parto puede hacer que la vean como una mujer poderosa. La cuestión es que son emociones que van a estar presentes y cada uno las va a vivir de forma distinta.

Una vez que el bebé ha nacido, vuelve un torbellino emocional. Puedes sentir que es algo maravilloso, lo que acaba de pasar, tener la sensación de que lo conoces desde siempre o puedes sentir que necesitas tiempo, que esperabas que el corazón latiera de amor y de momento no es así. No te asustes. El vínculo necesita tiempo y paciencia. Busca tus ratos con tu bebé y llegará.

Otros sentimientos que se dan en el posparto son el de alta responsabilidad, a la vez que el de descontrol. Estamos haciendo algo nuevo, que comporta mucha responsabilidad, y esto hace que sea un poco más complejo.

Puedes ver también que tu pareja no lo lleva bien, que está sobrepasada, cansada. El agotamiento de ambos no ayuda en absoluto.

Intenta buscar estrategias para que ella tenga ratitos de descanso y poder tenerlos después tú. Si hace falta, busca ayuda; no lo dudes, tanto para ella como para ti.

Aunque la paternidad sea una decisión consensuada y deseada, pueden aparecer sentimientos de pérdida. Es muy posible que la vida que se tenía antes de ser padre vaya a cambiar. La responsabilidad de criar a un bebé, así como la voluntad de estar presente en la crianza, supone un cambio de prioridades que a veces puede hacer sentir añoranza.

En los últimos años han ido surgiendo grupos de padres que se reúnen para hablar de las dificultades con las que se topan al no tener referentes. Puede ser que acudir a estos grupos te ayude a encontrar una zona de seguridad para poder compartir tu experiencia, tus dudas y tus temores con otros padres que se encuentren en tu misma situación o acaben de pasarla.

CUIDARSE PARA CUIDAR

Es algo que está en el ABC del cuidador. Y ahora eres el cuidador del binomio madre-bebé. Buscar espacios para que puedas estar bien es una buena idea. Pero es posible que durante las primeras semanas estemos hablando de minutos: una ducha, una siesta con el bebé para recargar pilas, salir a comprar un momento, puede dar luz en el posparto.

Habitualmente, los hombres tenéis muchos espacios de autocuidado: el gimnasio, ver un partido de fútbol, ir al cine... Recuerda que tanto tú como tu pareja os merecéis espacios para vosotros, y cuando hay un bebé de por medio, si uno tiene estos espacios, quiere decir que el otro está con el pequeño. Es un trabajo en equipo. Asegúrate de que tu pareja también los tiene antes de cogerlos tú. Ella se lleva la parte más dura.

LA COMUNICACIÓN CON LA PAREJA

El posparto es una época de cambios, de emociones límite, de cansancio y de reestructuración de la familia. Puede que estéis los dos solos o puede que la familia de ambos esté muy presente. Todos estos ingredientes lo convierten en un cóctel, como poco, intenso.

Y la única manera de saber qué está pasando, cómo se siente cada uno, es con una buena comunicación; una comunicación que entienda que ella también puede estar pasándolo mal o puede tener dificultades, que es un momento de altísima vulnerabilidad y, por lo tanto es importante entender que, aunque le comuniques ciertos sentimientos, ella está en una situación generalmente más compleja emocionalmente. Pero saber dónde está cada uno os ayudará a compenetraros mejor y a sentiros mejor.

En ocasiones, puede que un abrazo o estar un ratito sentados uno al lado del otro sea suficiente. O prepararle una cena un poco más elaborada que los últimos días, un desayuno en la cama, un masaje en los pies... Hablar es fundamental y las demostraciones prácticas también.

Algo que puede pasar si intentas acercarte a ella, si la besas o la acaricias, es que entienda que quieras tener sexo. Le puede apetecer y entonces no hay problema, pero es posible que no tenga ganas y notes que se aleja o que intenta esquivar estas situaciones. Habladlo claramente para saber en qué momento estáis cada uno de vosotros. Si os apetece o no. Forzar la situación solo hará que ella se cierre más en banda.

LAS RELACIONES SEXUALES

Cuando pensamos en relaciones sexuales en el posparto, nos viene la idea de que no tendremos o serán muy poquitas y al cabo de mucho tiempo.

Por un lado, puede que sea así, si asocias las relaciones sexuales solo con la penetración o el sexo centrado en los genitales. Te invito a que te leas el capítulo «La sexualidad en el posparto» para que así también puedas entender cómo puede que se sienta tu pareja.

Pero no solo va a cambiar ella. Al vivir la experiencia de tener un bebé —el parto, el cuidar de un bebé— puede que la apetencia sexual de la pareja baje durante un buen tiempo.

A la vez, es fácil que también le pase a tu pareja.

Recuerda que en la sexualidad se disfruta no solo de la penetración y del sexo oral. Los besos, los abrazos, masajes, caricias... también forman parte de la sexualidad y puede que sean las prácticas que más os apetezcan durante un tiempo.

Lo que todos tenemos claro es que para mantener una relación sexual en pareja ambos tenéis que desearla. Y el deseo es algo que después de tener un bebé y durante varios meses —a veces años— puede estar un poco menguado —si no mucho—. Esto puede crear inseguridades a nivel de pareja. Hablarlo y saber en qué momento está cada uno es fundamental siempre y cuando no se empuje a tener relaciones sexuales sin que la otra persona lo desee.

En el posparto cuesta encontrar momentos para estar juntos, para disfrutar el uno del otro con cierta tranquilidad, con o sin sexo. El sexo, muchas veces, queda en segundo plano. Para muchas parejas, tanto ellas como ellos, la prioridad puede ser dormir o hablar de todo lo que está pasando, o desconectar de alguna otra forma.

Aun así, te dejo algunos trucos para propiciar el deseo sexual de tu pareja:

- Ponte las pilas para cuidarla. De esta forma podrá estar más por el bebé y por ella misma, estará más tranquila.
- Ayúdala a descansar. El cansancio es la dificultad más grande para el sexo. Cuando el bebé por fin se ha dormido, descansar es una máxima. Si has podido hacerlo, a lo mejor te quedan ganas para otras cosas.
- Crea en casa un ambiente agradable, que la gestión de la casa fluya. Comidas, lavadoras, limpieza... Tenlo todo al día para que el ambiente sea lo más propicio. Si no puedes, está claro que debes priorizar, pero que no sea una carga para ella.
- Busca, sin agobiar, algo de contacto físico sin ir más allá. Un masaje en los pies, unas caricias. A lo mejor una sesión de besos, pero dejando claro tanto verbal como no verbalmente que no pasarás la raya que ella haya puesto.
- No hagas comentarios despectivos sobre su cuerpo. Ni ahora ni nunca, claro. Es un momento de mucha vulnerabilidad. Enséñale lo bonito que es, lo impresionante que puede ser el cuerpo de una mujer que acaba de parir.
- Dale tiempo. No la agobies con este tema. Ella no es la responsable de tu satisfacción sexual. El responsable eres tú.

Si a ambos os apetece y lo deseáis, podéis tener la relación sexual cuando queráis. En el capítulo sobre sexualidad te cuento qué precauciones debéis tomar. Recuerda que es un redescubrimiento, como empezar de nuevo. Pregúntale si le da miedo alguna práctica o si tiene dolor. Sé muy muy delicado.

Algo difícil cuando se tiene un bebé es disponer de tiempo, pero es imprescindible. A lo mejor, la primera vez que haya un acercamiento todo se termina con unas caricias y con un redescubrimiento de los genitales, pero no con un orgasmo. Es algo que hay que tener claro. Ten mucha mucha paciencia.

Ten en cuenta que a ella le puede dar vergüenza exponer la vulva o la barriga. Ha cambiado. Puede que haya cicatrices o que esté más abierta que antes de parir. Si lo desea, puedes, muy delicadamente, redescubrirla. Para ello, os recomiendo siempre el lubricante, ya que la lubricación puede ser un poco más difícil. Además, su uso hace que haya menos irritación. Si ella lo desea, puedes tocarle la vulva, puedes hacerle sexo oral si te apetece y a ella también, introducir primero uno y después dos dedos en la vagina, bien embadurnados de lubricante. Buscar estas sensaciones de placer hará que esté más excitada y preparada para la penetración, si es que es esta la práctica que deseáis hacer. Además, le dará la seguridad de que todo está bien.

Lee las señales de su cuerpo; si en alguna ocasión piensas que no está cómoda o tiene dolor, para. Aléjate suavemente de la zona. Si ella lo desea, puedes seguir con un masaje en los labios mayores de la vulva o en los muslos. Si le apetece, puedes volver a la zona genital.

Una buena idea es que ella tenga un orgasmo antes de la penetración. Esto le dará seguridad, relajará la musculatura de la vagina y puede que la penetración sea más fácil. Es posible que para que tenga un orgasmo debas cambiar la forma de tocarle el clítoris o la vulva. Con el parto, las sensaciones pueden variar.

Tampoco te obceques con el tema del orgasmo. Es posible que tenga mil cosas en la cabeza: que si el bebé, que si está cansada, que si mi cuerpo no es el de antes... Si no llega el orgasmo, no llega y ya lo conseguiréis con la práctica más adelante.

Si ella sigue con el deseo de que la penetres, pon lubricante en la entrada de la vagina y también en tu pene o en el dildo; con mucho cuidado, intenta introducírselo. No corras ni hagas movimientos bruscos. Puede que a ella le moleste y, si tiene dolor, la musculatura se contraerá y le costará más.

Fíjate bien en su reacción. Si le gusta o si quiere parar. Si no es el mejor momento, podéis dejarlo para otro día. No hay prisa.

Es un poco como volver a la adolescencia. A la primera vez.

No esperes que las primeras veces la penetración dure mucho rato. Prioriza su bienestar. Si ella está cómoda y le apetece, adelante. Si ves que se incomoda, toca retirada. Cuanto más segura se sienta ella de que tiene el control, mejor experiencia tendrá de las relaciones sexuales y más fácil y agradable será para ambos recuperar esta parte de vuestra relación.

En el capítulo sobre sexualidad también te explico los métodos anticonceptivos. Si los necesitáis, no dudes en consultarlo. Ahora mismo solo hay dos que sean para el hombre: el preservativo externo y la vasectomía. Del mismo modo, la anticoncepción es una responsabilidad compartida. Ayúdala a tomar la decisión sobre qué método usar y, una vez que ella se haya decidido, hazte responsable tú también de todo lo que puedas (desde comprar las pastillas a cogerlas si os vais de viaje o a acompañarla al ginecólogo a colocarse un DIU, y en casa mimarla después de la colocación, ya que puede molestar).

¿Cuándo volveremos a recuperar nuestra vida?

Pues me es difícil de decir, porque creo que la vida no la habéis perdido, ha cambiado. Si nos quedamos con la idea de que tiene que ser como antes, puede que sea una misión imposible.

Poco a poco aprenderéis a hacer todas aquellas cosas que hacíais antes de tener a vuestro bebé y disfrutarlo. Después de las primeras semanas, puede ser relativamente fácil salir a cenar con él si os apetece, dar una vuelta, hacer un viaje, divertiros juntos. Habrá momentos en que preferiréis dejarlo con alguien y estar los dos solos.

La paternidad es una de las etapas más intensas y transformadoras de la vida. Los cambios que implica, los retos diarios tanto individuales como a nivel de pareja, son inimaginables. Para muchos hombres será la primera vez en la vida que vayan a cuidar. Y cuidar es hacer muchas tareas y a la vez poder estar al lado de alguien acompañándolo, simplemente. De forma presente. Cuanto más sepas qué quiere tu pareja, cuanto más informado estés, más fácil será poder apoyarla y ayudarla en este momento tan importante de vuestra vida.

CUANDO HAY MÁS HIJOS EN CASA

8

La llegada de otro bebé a la familia significa una reestructuración para todos. La experiencia es un grado; aun así, las dificultades también pueden aparecer.

EL EMBARAZO

Es posible que ya el embarazo haya sido distinto al primero. El hecho de estar al cuidado de otro hijo hace que muchas mujeres, en el segundo embarazo —y cómo no, en el tercero o cuarto—, tengan la sensación de que este último ha pasado muy rápido. A lo mejor, todo aquello que habías hecho con el embarazo de tu primer hijo es casi imposible de llevar a cabo con este otro. Que si las cremas, que si los masajes o las clases de preparación al parto... hacer ciertos ejercicios... todo queda en un segundo plano.

Puede ser una buena idea reservar algún ratito de las últimas semanas de embarazo para tener el tiempo de conectar con esta nueva gestación. Algunas familias deciden acudir a los grupos de preparación al parto —más que por la información que pueden obtener de allí— para disponer de un espacio de tiempo reservado para centrarse en el nuevo bebé. No es que sea indispensable, ni mucho menos. Con el trabajo y el cuidado del hijo mayor casi no hay tiempo para nada más.

Y, de repente, te encuentras ya en la recta final del embarazo, a punto de tener otro bebé.

Ponte alerta, porque es posible que se despierten sentimientos que no te van a ayudar: que si no he podido cuidarme tanto con este embarazo como con el otro, que si no le he dedicado el tiempo necesario, que si no he hecho tal ejercicio o tal otro para vincularme con el bebé... Sabemos que, en realidad, todo esto no tiene importancia. Ni las leonas ni las lobas se preparan para la llegada del segundo bebé —o el decimosegundo— y nadie se atreve a decirles que lo han hecho mal.

Las circunstancias son distintas, claro está. Tener un bebé o más a cargo supone mucho trabajo. Que no hayas tenido tiempo ni ganas de hacer algo específico para este nuevo embarazo seguramente es lo que toca.

Algunas madres cuentan que durante el embarazo del segundo hijo tienen la sensación de que les va a costar quererlo tanto como al primero. Cuando sientes que con tu primer hijo has volcado tanto amor, crees imposible que puedas sentir algo igual con tu segundo hijo. Es una sensación bastante habitual entre las madres. El miedo a no querer al nuevo miembro de la familia tanto como al primero planea en nuestros pensamientos durante un tiempo. Y también está la duda de si podrás tener amor para los dos, pero el amor no se divide; vas a seguir sintiendo lo mismo por tu hijo o hija mayor y se le va a sumar el amor por tu bebé. Puede ser que lo sientas así enseguida o que necesites un tiempo, igual que puede pasar con el primero.

No queremos igual, queremos distinto. Mucho y distinto. Las comparaciones no hacen más que entorpecer. No aportan nada y restan. Una mujer muy sabia me dijo un día que los hijos han venido a esta vida a enseñarnos muchas cosas.

También me gustaría decirte que en cuanto le veas la carita se te pasará esta sensación, pero a veces cuesta un poco más. El vínculo, sea con el hijo que sea, necesita tiempo y paciencia, y puede ser explosivo a primera vista o llegar al cabo de un tiempo.

Un sentimiento que también puede aparecer durante el embarazo es el de tristeza al pensar que no se va a tener tanto tiempo para estar con los hijos ya nacidos. La llegada de otro hijo comporta la reestructuración de la familia. El amor es infinito, pero, por desgracia, el tiempo no, con lo que tendremos que hacer lo que podamos con el tiempo del que dispongamos.

Está claro que tener un bebé significa necesariamente que durante un tiempo los cuidados del recién nacido y la recuperación de la madre van a ser intensos. Y este periodo se puede alargar. Poco a poco, los cuidados del pequeño se van a sumar a los ratos de estar con el mayor o los mayores. Al principio puede ser una buena idea buscar momentos de soledad para estar con cada hijo, pero poco a poco se hará más fácil estar con todos a la vez.

PLANIFICAR QUIÉN SE QUEDA CON EL OTRO HIJO O HIJOS

A la hora de planificar el parto, tener otro hijo o más en casa significará que habrá que pensar un plan para que estén atendidos. Las posibilidades dependerán de las condiciones en las que llegue el parto. Si es de día, cuando el pequeño está en la escuela, o si es de noche, cuando tendrás que avisar a alguien en cuanto haya señales de que la cosa se pone en marcha.

A muchas madres, planificar este momento puede crearles mucho estrés, sobre todo si, por ejemplo, aún están lactando o si siempre son ellas las que los acompañan a dormir. Puede que, para muchas familias, el día del parto sea el primero en el que el hijo mayor vaya a dormir a otra casa. Esta situación hará que ya no sea tan fácil decidir, por ejemplo, cuándo explicar a los más allegados que has tenido al bebé, ya que es probable que los necesites antes. Si algo da la maternidad, son tablas para la improvisación y los cambios de planes.

Si algo da la maternidad, son tablas para la improvisación y los cambios de planes.

En ocasiones no hay muchas opciones: a veces tenemos poca gente cercana para dejar a los hijos cuando nos ponemos de parto; en otras ocasiones, se puede escoger. Si puedes, lo ideal es que la persona con quien se quede el hermano mayor tenga un vínculo con él. Puede que esté tranquilo y entienda perfectamente lo que está pasando, pero a veces puede costarle que su madre y su padre desaparezcan unos días, si es que el nacimiento es hospitalario. Por lo general, cuando el parto se hace en casa, los otros hijos están más o menos presentes, según sus preferencias y las de la madre. Es conveniente que haya una persona exclusivamente pendiente de ellos.

LA PRESENTACIÓN DEL BEBÉ

Un momento especial será cuando el hermano o hermanos conozcan al bebé. Es una situación que es posible que hayas imaginado muchas veces y puede que la realidad no sea exactamente como habías pensado. Según la edad, la capacidad de comprensión cambia. Lo más habitual es que estén contentos y muestren dulzura hacia el nuevo bebé. Otros se van a mostrar más miedosos. Hacia la madre pueden aparecer sentimientos encontrados: puede que tengan unas ganas enormes de abrazarte y de estar contigo o que se muestren reservados. Ellos también necesitan su espacio y sus tiempos para ir poniendo poco a poco las cosas en su lugar, para ver qué significa tener un bebé en la familia.

Si son un poco más mayores y durante el embarazo han podido entender que estabais esperando un bebé, también les pueden surgir dudas sobre cómo quedarán las cosas ahora.

> —Mami, cuando nazca Ivet, ¿quién será su madre? —dijo Miguel, de 3 añitos recién cumplidos.
>
> —Yo, yo seré su madre.
>
> —Pero tú eres MI madre. ¿Cómo vas a ser también la suya? ¿Dónde está su casa? Yo no quiero compartirte con ella.

Que los adultos tengamos muy interiorizado qué significa tener hermanos no significa que también lo tengan los pequeños. Tendrán preguntas que es importante que puedan plantear sin sentirse mal, sin ser juzgados. Ellos conocen lo presente y, si les podemos avanzar un poco lo que va a ocurrir, les será más fácil entender la situación. Y es normal que ciertas cosas no les gusten o no las entiendan. Validar sus sentimientos puede ser un inicio para que se sientan escuchados y se abran a entender que el bebé está aquí para quedarse. Tener un hermano seguro que supone un impacto en vuestra relación, pero esto no significa que tenga que ser para mal. Es más gente a quien querer y por quien ser querido.

EL POSPARTO CON OTROS HIJOS

Como cualquier otro posparto, no habrá dos iguales. Dependerá mucho de la edad de tus hijos y del apoyo que tengas de tus allegados. Pero, sí; como imaginas, es un poco más fácil que las situaciones sean más complejas. Para ello es indispensable que busques momentos donde estés a solas con el peque, que puedas descansar o sencillamente no tener que estar por dos peques (o más). Buscar los espacios donde conocerse con el nuevo bebé es indispensable. Como te he dicho antes, la experiencia es un grado, pero conviene que te reserves ratitos de tranquilidad para estar con el bebé pequeñito.

Esto también te va a ayudar a recuperarte físicamente. La necesidad de descanso la tendrás igual, aunque las oportunidades de poder atenderla serán mucho menores, así que aprovéchalas todo lo que puedas e intenta buscar ratitos de tranquilidad. Recuerda que descansas para poder pasar la noche que vendrá, no según hayas pasado la noche anterior. La vida se ve de otro color cuando se ha podido dormir un poquito.

Si tienes pareja, repartir quién se hará cargo de quién también puede ayudar. Si sabemos que la crianza de un bebé necesita una comunidad, cuando son más la necesidad aumenta.

Pide ayuda. Todas aquellas personas que se ofrecen a ayudarte pueden planear un día increíble para el hermano mayor. De esa forma te quedarás tranquila, sabiendo que se lo está pasando en grande, y podrás estar por ti y por el recién nacido.

A algunas madres les apetece tener pequeños momentos con los mayores. Puede ser que, por ejemplo, a la hora del baño el padre bañe al bebé mientras tú juegas con el mayor o le lees un cuento. Ratitos de tranquilidad con él te van a ayudar a quitarte de encima sentimientos de culpabilidad por no poder estar con él tanto como antes.

Algo que suele pasar es que, de repente, ves enorme a tu hijo mayor. Ha crecido por el mero hecho de tener una hermanita o un hermanito, tanto físicamente como en la forma de comportarse. Recuerda que es el mismo de hace una semana, con las mismas necesidades o algunas más, ya que está pasando un momento de cambios en su vida. En la búsqueda del equilibrio entre lo que vas a necesitar tú, el recién nacido y lo que necesita tu hijo mayor está la dificultad, aunque no todas las atenciones que necesita este último se las tengas que dar tú. Tu pareja y tus familiares más íntimos pueden convertirse en grandes aliados.

GESTIONAR LAS MUESTRAS DE AMOR DEL HERMANO O DE LA HERMANA MAYOR

Los hermanos se emocionan con la llegada de un bebé a casa (por norma general). Es algo que les hemos estado contando que pasaría, les hemos explicado que vamos a quererlos mucho y que un día van a poder ser compañeros de juegos.

El caso es que los niños y las niñas quieren expresar su amor hacia el recién nacido y lo hacen como ellos saben: con besos, con achuchones, con abrazos... Explicarles que el pequeño o la pequeña necesita que se le muestre amor con suavidad puede ser un reto. Lo normal es que estén encantados de ayudar en el cuidado del bebé. Es genial que se sientan integrados y, además, con el sentimiento de que se les tiene en cuenta; pero es importante recordar que, según en qué edad estén, siguen siendo pequeños y no podemos responsabilizarlos de ciertas tareas.

Podría ser interesante prestar especial atención a algunos aspectos:

- Los niños y niñas que van a la escuela, sea infantil o primaria, están en contacto con muchos otros niños, y esto hace que sea más fácil que transmitan enfermedades infecciosas al bebé. Sabemos que los bebés que tienen hermanos van a sufrir infecciones respiratorias y digestivas antes que los bebés que no los tienen, sencillamente porque sus hermanos se las pasan. No podemos poner a los bebés en una urna, y tampoco sería saludable para nadie. A lo mejor, podemos decir a los hermanos que se laven las manos al volver del cole o del parque y que los besos se pueden dar en la cabeza, en la espalda, en los pies, pero evitaremos la carita y las manos. Cada familia tiene que ver dónde está cómoda al poner estos límites.
- Uno de los máximos peligros que corre un bebé cuando hay herma-

nos mayores es que tenga a mano juguetes con piezas pequeñas. Durante los primeros meses, el recién nacido no es capaz de alcanzar las piezas y ponérselas en la boca, pero el tiempo pasa muy rápido. Es algo de vital importancia: tanto las piezas pequeñas como las baterías o pilas de ciertos juguetes de los hijos mayores. Pueden acarrear problemas serios de salud si no las retiramos antes de que el bebé pueda agarrarlas.

- Dejar solo al hermano mayor con el bebé en brazos. Aunque el hermano mayor tenga unos añitos, el bebé puede hacer movimientos bruscos. Tiene mucha fuerza y puede caerse con facilidad. Siempre que un niño quiera tener a su hermano o hermana en brazos, es indispensable que esté sentado y acompañado muy de cerca.

AGITACIÓN O RECHAZO HACIA EL HIJO MAYOR

Soy consciente de que cuando ponemos estas palabras en negro sobre blanco, asustan. ¿Cómo vamos a sentir rechazo por alguien a quien queremos con locura? ¿Cómo puede ser que con el simple hecho de pensar en tener momentos de intimidad con él o con ella aparezcan sentimientos turbulentos?

Pues sí, pasa. Y pasa más de lo que se dice.

Es muy difícil que una madre pueda contar estos sentimientos sin sentirse mal, sin pensar que lo que le está ocurriendo es algo feo o que no debería experimentar estas sensaciones.

Pero ¿sabes lo que pasa? Que las emociones y los sentimientos son los que son. Y si estás sintiendo esto, es importante que sepas que no eres la única persona que lo está viviendo. Otras madres también lo viven así.

Puede manifestarse ya durante el embarazo. A veces se relaciona con periodos de mucho cansancio. También puede aparecer cuando la lactancia de los hijos mayores continúa. Aquí te doy un par de trucos que pueden ayudarte: El primero es pedir ayuda. Parece de perogrullo, pero nos cuesta tanto pedir ayuda... y aún más si es para estar nosotras mejor. Pues es indispensable hacerlo. Necesitas ratitos de descanso, de desconexión. Si el rechazo aparece en determinados momentos del día, intenta identificarlos y procura no estar sola con tu hijo mayor durante ese momento. Puedes tener una palabra clave con tu pareja para que pueda acudir a apoyarte, que intente llevarse al hijo mayor y lo distraiga para que tú puedas estar un poco más tranquila. El segundo es intentar entender que lo que te está ocurriendo no significa que estés dejando de querer a tu hijo. Es una situación que viven muchas madres. Puedes compartirlo y es posible que otras se atrevan a explicar que también lo pasaron. Hay grupos de crianza o de posparto donde puede que encuentres mujeres que compartan esta experiencia. Hablarlo abiertamente ayuda a normalizar la situación.

DE ANIMALES DE COMPAÑÍA Y DE BEBÉS

Hay muchas familias que conviven con animales y que se encuentran con la tesitura de cómo gestionarlo cuando están esperando un bebé. Sabemos que el hecho de convivir desde la infancia con peludos hace que haya menos alergias y hasta parece que los bebés que conviven con ellos padecen menos infecciones respiratorias y de oído. Además, un animal puede ser un supercompañero de juegos.

Las dudas se despiertan durante el embarazo, sobre todo con los gatos, por el miedo de que puedan transmitir la toxoplasmosis —al parecer a través de sus heces si han comido carne cruda sin los controles pertinentes—. Es importante, pues, que, si limpiamos la cubeta o si recoges sus heces, te laves las manos después. Pero aunque el gato se lleva la mala fama, no es ni mucho menos la única forma de que se transmita la toxoplasmosis. El consumo de carne cruda y embutidos encurtidos, así como la fruta o verdura mal lavadas, también la pueden transmitir. Cocinar la carne, congelarla debidamente o lavar con abundante agua las frutas y verduras que se vayan a consumir crudas es la mejor estrategia para evitarla. Durante el posparto, la toxoplasmosis no supone un riesgo para la salud. Como siempre, la higiene es fundamental y el consejo de limpiarse bien las manos después de un posible contacto con las heces de cualquier animal es primordial, al igual que tomar las medidas higiénicas habituales en la cocina.

Preparación de los animales para la llegada del bebé

Hay algunos consejos que podrían ayudarte para no tener sorpresas cuando llegue el bebé.

- Desparasitarlo interna y externamente. Es algo que se debe hacer aunque no salga a la calle y es fundamental para evitarse sustos con el pequeño. Tu veterinario te dirá cuándo y cómo hacerlo, ya que dependiendo del estilo de vida del animal, será más conveniente utilizar unos productos antiparasitarios u otros, y con una frecuencia determinada.
- Conocer bien el comportamiento del peludo. Puede ser que su com-

portamiento ya haya cambiado con tu embarazo. Muchos animales perciben que algo está pasando y se muestran más cariñosos y protectores. Saber cómo reacciona a los cambios también nos pondrá sobre aviso y podremos anticiparnos.

- Presentar al bebé debidamente. Los animales necesitan olfatear al bebé. Es su forma de reconocerlo. Una buena presentación ayudará a que esté más tranquilo.
- No excluirlo del círculo del bebé. Es posible que se sitúe muy cerca del bebé. Para él, el bebé pasará a ser parte de su manada. Si esto no representa un problema a nivel de seguridad, se le puede dejar hacerlo con tranquilidad.
- No dejarlo solo con el bebé. A veces los animales necesitan un tiempo de adaptación, igual que los humanos. No apartarlo del bebé no quiere decir que lo dejemos solo con él, al menos los primeros meses.
- Algo que puede ayudar a tu perro o tu gato a adaptarse es hacer con tiempo los cambios que tengáis que hacer en casa para la llegada del bebé. Que conozca la nueva habitación o el cochecito o la cuna. Cuantas más cosas conozca antes de la llegada del bebé, mejor.
- Si acepta bien los cambios, puedes intentar que familiares o amigos sean los que lo saquen a pasear.
- Hay animales a los que les cuesta más que a otros la adaptación a los cambios. Pueden sufrir ansiedad o hasta agresividad. Si es así, no esperes a la llegada del bebé para ponerte en contacto con tu veterinario para que te recomiende un veterinario etólogo para poder anticipar los posibles problemas y resolverlos antes de la llegada del pequeño o de la pequeña.

Cada posparto es un mundo. Haber vivido uno te da herramientas y también saber que irán pasando etapas, que el inicio es duro y que poco a poco la estabilidad va volviendo. Un nuevo bebé te enfrenta a una situación nueva y exigente. La coordinación con la pareja y la ayuda de otras personas es fundamental. Recuerda que, como en el primer posparto, priorizar tu bienestar va a hacer que todo sea más fácil.

9

LA SEXUALIDAD EN EL POSPARTO

¿Existe sexualidad en el posparto? La sexualidad en el posparto es algo de lo que se habla poco. Parece que la mayoría de la gente entiende que durante un tiempo no existe como tal, hasta que las cosas vuelvan poco a poco a ser como antes; a lo mejor con un poco más de cansancio y sin tanta intimidad... pero son escollos que de una forma u otra podrán solventarse con facilidad.

El embarazo, el parto y también la lactancia se consideran parte de la sexualidad. Así pues, sexualidad sí que hay en el posparto, la hay a raudales, y, aunque no se para en ningún momento, cambia de forma, de expresión.

Conviene también recordar aquí las caricias, los besos, la masturbación y el placer. La piel es el órgano de los sentidos más grande que tenemos y, por lo tanto, junto con el cerebro, resulta ser el órgano sexual por excelencia.

Con demasiada frecuencia, la sexualidad se sobreentiende como algo compartido: si tenemos relaciones sexuales con otra persona, esto parece ser sexo, mientras que si buscamos placer solas, parece que no sea sexo completo. Pero no es así. La sexualidad es una cualidad que todas y todos tenemos y que podemos disfrutar solos o acompañados. La práctica sexual no define si esta es completa o no. En realidad, quien tiene que decidir si ha tenido placer o no eres tú, con independencia de si has llegado al orgasmo, que este es otro tema...

Lo que sí va a pasar es que la sexualidad va a cambiar con la llegada de un bebé... y mucho.

Como siempre, estamos hablando de temas que se viven de forma muy distinta de una persona a otra. Algunas mujeres no se sentirán identificadas con lo que expondré aquí, y esto no quiere decir que su caso sea raro o esté fuera de lo normal. Lo bueno que tiene la sexualidad es que cada una de nosotras la va a sentir de una forma distinta. No es una dificultad; al contrario, es una riqueza.

La sexualidad va a estar condicionada por muchísimos factores: cómo la entendemos, cómo la vivimos, qué creencias tenemos a propósito de ella... También nos va a influir cómo ha sido el parto, qué experiencia corporal y emocional se ha vivido en el parto o en la cesárea. Este último punto no va siempre de la mano de cómo ha sido el parto. Aquí la violencia obstétrica puede aparecer de nuevo. Cualquier sentimiento de agresión durante el parto se vive a nivel físico como un abuso sexual. Es indispensable que los profesionales estén formados y sean conscientes de las consecuencias de su atención en la salud física y mental de las personas que atienden.

Aun así, hay madres que han tenido un parto muy poco intervenido, acompañado de profesionales que han respetado sus decisiones y sus tempos, pero lo han vivido con miedo o con angustia. Y otros partos muy intervenidos, a veces con momentos de alta tensión, la mujer los vive de forma integradora, entendiendo lo que está sucediendo y colocándolo todo en su lugar.

La sexualidad también se verá afectada por cómo te ves. Si ves que tu cuerpo ha cambiado, puede ser que cueste un poco reconocerte. Puede que hayas cogido unos kilos en el embarazo o que tu barriga siga ahí después del parto. La idea de que tiene que volver a ser como era antes del embarazo ayuda poco. Tu cuerpo ha hecho algo maravilloso, que es gestar un bebé, y esto provoca cambios, cambios que en realidad lo embellecen porque es más sabio, porque le han pasado más cosas, porque tiene más experiencias. Esto hará que ciertas huellas se queden y otras se vayan. Son huellas de sabiduría.

Por lo tanto, la primera pregunta y la más importante, como siempre, es: ¿qué quieres hacer tú?, ¿qué te apetece?

Y aquí puede que tengas varias respuestas a la vez. Puedes sentir miedo, ganas de probar otra vez cómo estás a nivel genital, ganas de acercarte a tu pareja, o al revés, inquietud por lo que pasará...

También puede ocurrir que tu libido esté por los suelos, aunque haya transcurrido ya mucho tiempo del parto, y lo que te apetezca sea una sesión de abrazos o de caricias sin que se toquen en ningún momento los genitales, una conversación íntima, un masaje en la espalda o en los pies, sin ir más allá. Pero puede ser que rechaces este tipo de acercamientos porque pienses que al pedirle un masaje en la espalda a tu pareja esta interprete que te apetezca algo más, por lo que, muchas veces, estas prácticas se evitan, no por falta de ganas, sino por no dar pie a que entre en juego la zona genital.

A lo mejor te apetece tocarte tú, redescubrir las sensaciones que te brindan tus genitales y hacerlo sola, con tus tiempos, para poder incorporar los cambios que haya podido haber. O, si tu parto ha sido mediante cesárea, mirarte la cicatriz con tranquilidad, tocarla, comprobar que, en este momento, la piel puede sentirse distinta que antes.

LA LIBIDO

Habrá a quien pronto le apetezca mantener relaciones sexuales y otras que no van a encontrar por ningún lado las ganas durante mucho tiempo. A veces, durante algún año. Y, si te encuentras bien, estas dos caras de la moneda entran dentro de la normalidad.

Aun así, muchas veces nos preocupamos más por no tener ganas de compartir el sexo que no de lo contrario.

Y no es raro que la libido esté bajo cero. Además del tema hormonal y de que suele haber un cansancio enorme durante los primeros —o muchos— meses después del parto, puedes padecer lo que se define como la «saturación de piel». Tienes todo el día el cuerpo pegado a otro cuerpo, al del bebé. A veces apetece más disponer de momentos de no tener a nadie encima que no aprovechar que el bebé duerme para pegarse a otra persona.

Durante un tiempo, a nivel social, se entiende que la mujer no tenga ganas. Pero al cabo de pocos meses la presión aumenta. Parece que si no tienes relaciones sexuales con tu pareja es que has dejado de quererla o que ya no la deseas como antes. Algunas parejas no entienden que no se tengan ganas de mantener relaciones sexuales, lo viven como una desatención hacia ellas. Y la presión añadida lo único que hace es empeorar la situación.

La libido son las ganas de mantener relaciones sexuales, tanto sola como con la pareja.

Por un lado, puede estar afectada por las hormonas —o la falta de ciertas hormonas— en el posparto y, si hay lactancia materna, puede alargarse mucho más. Este estado hormonal implica que

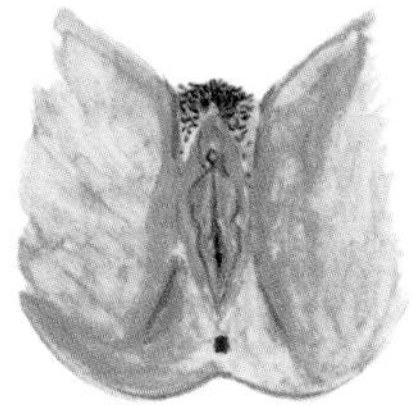
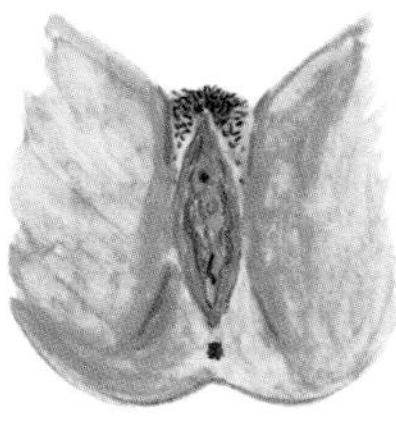
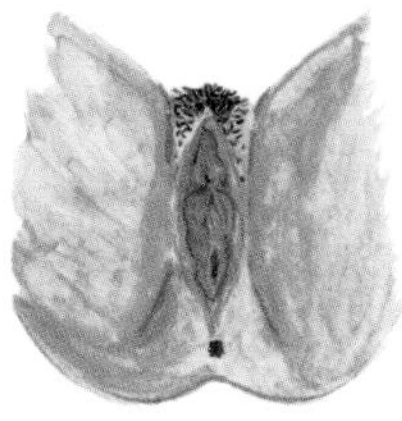
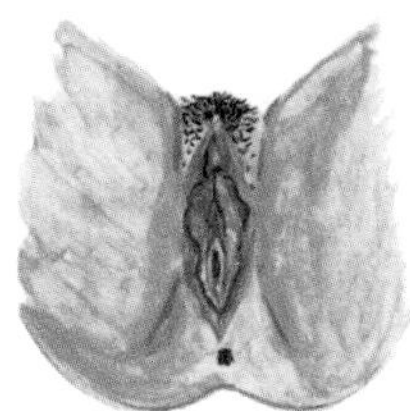

Cambios de la vulva con la excitación sexual: a medida que la excitación aumenta, la vulva también se modifica; aumenta el grosor de los labios menores, el clítoris se erecta, aparece más flujo y la entrada de la vagina se presenta más accesible.

es posible que cueste lubricar, aunque te notes excitada; y que la respuesta a las caricias sea más lenta, en un momento vital en el que en cualquier instante el bebé se puede despertar. Por lo tanto, el tiempo es oro.

Pero lo que sabemos que más afecta a la libido es el dolor. El dolor inhibe cualquier deseo de mantener relaciones sexuales. Además, el dolor siempre indica que algo no está bien, que hay algo que es necesario reparar. Y es fundamental hacerle caso. Si tienes dolor, acude a una fisioterapeuta especialista en suelo pélvico que valore cómo están tu vagina y tu vulva.

Si la falta de libido te preocupa, parece que hay algún truquito para ir a buscarla. Cuando te apetezca y te sientas preparada, busca algún ratito de tranquilidad —para ti sola o con la pareja— en el que disfrutes de una sesión de caricias, de intimidad, de besos y de lo que quieras tú.

También es verdad que a veces el contexto no ayuda: las horas de sueño perdidas y el hecho de que el bebé esté allí y que te pueda oír a ti o a tu pareja, a algunas les corta el rollo. Recuerda que el bebé no sabe lo que está pasando; si te lo pasas bien, si tú te sientes bien, no hay ningún problema porque el bebé esté cerca, con lo que durante los primeros años —que pasan volando— nadie se enterará de lo que haces o dejas de hacer cerca de él o de ella.

Si te da corte estar con el bebé cerca, la imaginación al poder. La relación no tiene por qué darse en la habitación. Se puede descubrir la casa, desde el sofá a la cocina pasando por la ducha... aquí, cada una, donde le guste más.

LA LACTANCIA Y LA SEXUALIDAD

Para algunas mujeres, el pecho habrá cambiado su función en la sexualidad y puede que no les apetezca que la pareja se lo toque.

Algo que puede ocurrir durante las relaciones sexuales es que se active la oxitocina, la hormona que se relaciona con estados de bienestar, de vínculo, también en el orgasmo..., pero también es la responsable de dejar salir la leche del pecho cuando se está dando de mamar; es decir, es probable que durante las relaciones sexuales también salga leche del pecho.

Como ya te he contado al principio, la lactancia forma parte de la sexualidad. Además, las hormonas de la lactancia tienen también funciones relacionadas con el placer. La prolactina, que es la encargada de mantener la producción de leche, contribuye, además, a la relajación y provoca un sentimiento de bienestar. Por eso a veces te «engancha» dar de mamar.

Por esta razón, cuando la lactancia está muy bien instaurada y ya han pasado los primeros meses, no es raro sentir cierta excitación sexual en algunas tomas. Suele producirse a partir del séptimo u octavo mes de vida del bebé. Es algo que puede no hacer sentir bien a algunas madres por la connotación que le damos. Aun así, es totalmente fisiológico. Si tienes sensaciones placenteras, si estás tranquila, disfrútalas; es algo bonito que te brinda tu cuerpo.

¿Y LA PAREJA?

Pues está claro que para la pareja se ha producido también un gran cambio, no hay dos parejas iguales ni que se relacionen igual con la sexualidad. Habrá quienes tengan ganas de mantener relaciones sexuales enseguida y otros que vayan a necesitar más tiempo o vayan a sufrir una bajada de la libido. Pero ¿de qué tipo de relación sexual estamos hablando? Volvemos otra vez al inicio del capítulo.

Y en las parejas también va a influir cómo han vivido el parto. La mayoría de ellas van a ser las mejores compañeras de viaje durante el parto; sabemos que el apoyo de la pareja impacta de forma directa en cómo se siente la mujer durante el nacimiento. Pero algunas pueden vivir el parto con miedo y este sentimiento puede repercutir en la sexualidad. Por desgracia, no nos han educado en lo que es fisiológico y, en estas condiciones, ver cómo nace un bebé o ser testigo de una intervención como una cesárea puede resultar impactante para esa persona. Necesitamos normalizar los partos, conocer cómo es un nacimiento para dar herramientas —tanto a gestantes como a acompañantes—, y poder vivir con tranquilidad este proceso, sin que nadie se sienta agredido por lo que está pasando.

A veces, el momento del parto supone la primera vez que una persona ve a su pareja en una situación de dolor o de malestar. Es posible que deba asimilarse.

Lo que sabemos seguro es que en el posparto es fundamental la comunicación entre la pareja, porque cuando se producen tantos cambios cada uno puede estar en un momento distinto. Explicar qué te pasa, que el hecho de no tener relaciones sexuales no significa ni mucho menos falta de amor, sino que te encuentras en un momento vital en el que necesitas vivir esas otras facetas de la sexualidad, que a lo mejor necesitas potenciar

El posparto te brinda la posibilidad de replantearte qué es para ti la sexualidad, qué es lo que te apetece.

otro tipo de contactos... eso ayudará a que tu pareja entienda la situación, igual que, si te cuenta cómo se siente, te ayudará a ti a entender mejor la suya.

Recuerda que cuando hablamos de sexo habitualmente nos viene a la cabeza la penetración. Parece que todo lo que no sea la entrada de un pene dentro de la vagina no es sexo «de verdad». Y el sexo, por suerte, es mucho más rico y mucho más interesante que esta única práctica.

El posparto te brinda la posibilidad de replantearte qué es para ti la sexualidad, qué es lo que te apetece. Puede ser acompañada o sola, puede ser con penetración, caricias, besos, abrazos o mimos varios. Y una no es «más» que la otra. Lo que define la sexualidad es la búsqueda de placer, y esto no tiene por qué estar centrado en los genitales. O sí, como más te guste.

¿Cuándo se pueden reiniciar las relaciones sexuales en el posparto?

Parece que cuando hablamos de reiniciar las relaciones sexuales, un profesional tiene que darnos consentimiento, visto bueno. Y no es así.

La respuesta aquí es muy fácil: cuando a ti te apetezca puedes iniciar las relaciones sexuales, tanto si ha pasado poco tiempo desde el parto como si han pasado algunos meses. Es la única condición indispensable para empezar.

A partir de aquí, habrá prácticas que se puedan llevar a cabo desde el primer día y otras que necesitarán que se cumplan ciertas condiciones o que se recomienden algunas precauciones.

En general son tres las situaciones que tenemos que tener en cuenta:

- Si aún hay heridas abiertas en la vulva. Habitualmente, en los primeros 10-20 días las heridas suelen haberse curado. Una vez cerradas, se puede tocar sin problema.
- Si aún hay un sangrado rojo y abundante por la vagina significa que la herida que ha dejado la placenta en el útero aún no está del todo cicatrizada. En esta situación, tenemos que tener un poco de cuidado al introducir cualquier cosa dentro de la vagina, sean los dedos, un pene o un dildo, ya que podría aumentar la posibilidad de infección. Si te apetece, te recomiendo que te laves bien las manos o el dildo, o que uséis un preservativo.
- Si tienes dolor, tanto al tocar la zona como sin tocarla. El dolor es un signo de alarma. Nos activa y nos indica que algo no está yendo bien. En cualquier momento, si hay dolor, es fundamental que acudas a un profesional para po-

der ver qué está pasando. Está claro que si hay una herida que aún se está cicatrizando, el dolor estará presente, pero si ya no hay cicatriz, no tiene por qué haber dolor ni cuando se toca una cicatriz ni cuando hay excitación ni cuando hay una penetración profunda. La sexualidad está relacionada con el placer, con la relajación de los tejidos; que haya dolor impide esta relajación, lo que provoca más dolor. Es un círculo que es preciso romper.

¿Nos podemos preparar para tener relaciones sexuales?

Algunas mujeres no necesitarán prepararse para tener relaciones sexuales con penetración o sin ella. Se sentirán seguras, podrán expresar a su pareja lo que sienten, no tendrán miedos ni inseguridades. Si este es tu caso, adelante.

Para otras, las cosas no serán tan fáciles. Aparecerá el miedo, que bloquea cualquier sensación de placer y hace que sea más fácil que se tenga dolor. Así pues, prepararse para el reinicio de las relaciones sexuales puede ser de ayuda, tanto sola como en pareja.

Te recomiendo que empieces sola, reconociéndote la vulva, tocándote los genitales para ver qué sensaciones experimentas. Tanto si has parido vaginalmente como si ha sido por cesárea, las sensaciones pueden haber cambiado. El cuerpo protege a cal y canto que tengamos sensaciones a través de nuestros genitales, por eso estan inervados por diferentes puntos. De esta forma, si unos nervios se lesionan en el parto, habrá otros que llevarán la información al cerebro. Es como si hubiera siempre un plan B por si hay alguna lesión o alguna dificultad.

Lo que puede pasar es que las sensaciones sean distintas, por eso es necesario redescubrir el cuerpo, para ver cómo ha cambiado y si lo que te resultaba placentero o te excitaba antes del parto sigue haciéndolo ahora.

Puede ser que descubras que si te tocas o te masturbas igual que lo hacías antes del parto, no sientas lo mismo; que sientas que las caricias que antes del parto te provocaban placer o hasta te hacían llegar al orgasmo ahora no te sirvan. Es bastante habitual. Sencillamente, busca otras formas, cambia la presión que hagas o la zona. A los genitales llegan diferentes nervios y, dependiendo del momento, alguno puede estar más sensible que otro. Como con todo, cuanto más te toques, más te conocerás y mejor te saldrá.

Si tienes la sensación de que no puedes llegar al orgasmo o de que no hay sensibilidad en la zona de la vulva, te recomiendo que acudas primero a una fisioterapeuta especializada en suelo pélvico, ya que a veces puede haber alguna lesión muscular o nerviosa. Si un profesional lo descarta, el siguiente paso será acudir a una profesional de la psicología con formación en sexualidad, ya que, como hemos visto antes, no solo la parte física está implicada en el placer y en la sexualidad.

Cuando decidas compartir tu sexualidad con la pareja, también tendrá que producirse este redescubrimiento. Es una nueva «primera vez», pero ahora con la sabiduría de haber pasado ya por una, sin la prisa de la adolescencia y con la posibilidad de hablar de lo que quieres y lo que no. Recuerda que no tiene por qué haber penetración, que la sexualidad se nutre de muchísimas otras cosas, que se puede probar y, si no funciona, otro día será.

Aquí te ofrezco algunas ayudas a las que recurrir cuando desees tener una relación sexual con penetración:

- Lo fundamental: que quieras hacerlo. Aquí no hay discusión. Cualquier práctica sexual solo se puede hacer si una tiene ganas y lo desea. Si no lo deseas, no hace falta.
- Habla con tu pareja de tus miedos o de los reparos que tengas. Explícale, si es el caso, que tienes deseo de realizar la práctica, pero que a la vez te asusta.
- Antes de intentar la penetración, haced otras prácticas: masturbación, sexo oral, caricias, besos... Si además tienes un orgasmo antes de probarlo, mejor que mejor, ya que se relajará toda la musculatura de la zona vaginal y esto facilitará la penetración.
- Ten lubricante a mano en abundancia. En general, los lubricantes recomendados son los lubricantes al agua, que son compatibles también con los preservativos o los juguetes sexuales.
- Recuerda que estáis redescubriéndoos. Si tenéis tiempo, podéis recrearos más. Si no es así, llegad sin prisas a donde lleguéis. Cada acercamiento será mejor que el anterior. Poco a poco necesitarás menos tiempo. La experiencia es un grado.
- Experimenta, busca otras formas placenteras de tocarte o explícale a tu pareja cómo te gusta que te toque.
- Una valoración del suelo pélvico por parte de una matrona o fisioterapeuta experta puede darte tranquilidad si tienes miedo. Puede explicarte cómo están tu vulva y tu vagina, y podéis hacer juntos algún ejercicio que te sirva para ver que puedes tener relaciones con penetración.

Para ayudarte a conocerte mejor, te propongo el siguiente ejercicio. Se nos puede hacer difícil contactar de nuevo visualmente y también tocarnos la vulva después del nacimiento de nuestro bebé, por lo que tómate tu tiempo y decide sin ninguna presión si estás preparada. No tengo la intención de demostrarte nada, solo de que te reconozcas de nuevo, de que mires esta parte de tu cuerpo que a veces tenemos olvidada y que puede ser un centro de placer y a la vez de incomodidad. En ningún caso me gustaría que te sintieras incómoda.

Este ejercicio se parece mucho al que te propuse al inicio del libro. Ahora, si te apetece, podemos hacerlo juntas una vez hayas tenido el bebé.

Busca un momento en que estés tranquila. Sé que hay pocos cuando hay un bebé pequeño en casa. También te diré que a él o a ella poco le va a importar que te mires o te dejes de mirar. Lo que sí que te recomiendo es que tengas un pelín de tiempo para poder dedicártelo a ti misma.

Puedes hacer esta práctica cuando ya se hayan cicatrizado las heridas de la vulva, si es que las has tenido. Si no tienes, puedes hacerla en cualquier momento.

Lávate las manos, hazte con un bote de lubricante, busca un espejo y ponte en una posición en la que puedas ver reflejados en él tus genitales.

Fíjate en el aspecto de tu vulva. Ayúdate con las manos para separar los labios mayores y ver bien todas las estructuras con tranquilidad. Puede ser que tenga un color más clarito que durante el embarazo, que los labios menores estén más delgados. En el posparto es muy habitual que pase esto, se debe a las hormonas.

Busca las cicatrices, si es que has tenido; mira cómo es tu vulva ahora.

Si has tenido un parto vaginal, puedes ver que la entrada de tu vagina está más abierta de lo que estaba antes de parir. Muchas veces se puede ver la parte posterior de la entrada de la vagina un poco hacia fuera. Es totalmente normal. Es posible que con el tiempo cambie un poco.

Recorre de nuevo los labios de la vulva con los dedos, tanto los mayores como los menores; fíjate en que, después de un parto, tanto vaginal como por cesárea, las sensaciones pueden haber cambiado. Es posible que haya cambiado su aspecto, que tengas una cicatriz o que haya una pequeña rotura. Intenta tocar toda la zona con suavidad. Busca qué sensaciones tienes cuando pasas las manos por ellos, cuando tocas las cicatrices que ha dejado el parto.

En la parte superior de los labios encontrarás el clítoris. En esta zona ve despacito y con mucha suavidad, porque puede ser muy sensible. Si con una mano tiras hacia arriba de la parte más elevada de la vulva, vas a poder observar cómo se ve el glande del clítoris. Puedes tocarlo, si te apetece, con mucha precaución. Si las sensaciones son demasiado potentes, puedes tocarlo con el prepucio, sin tirar de la parte superior de la vulva o desde los lados. La idea es observar qué sientes, si ha cambiado algo. Experimenta.

Tu vulva ha cambiado, no es la misma que antes de tener el bebé. Esto no significa que sea mejor o peor, significa que evoluciona, como tantas otras cosas cuando nos pasa la maternidad por encima.

A lo mejor te apetece tocar alguna cicatriz que tengas en la vulva. Puedes hacerlo sin problema; si está cerrada, ya no se abrirá. Es algo que cuesta hacer; a veces se pueden despertar emociones potentes. Si es así, para y date tiempo; no hace falta que te toques si no estás cómoda.

Cuando quieras, puedes ir bajando despacito hasta encontrarte con la entrada de la vagina. Es un punto que también puede ser sensible. Intenta tener los dedos bien untados en lubricante. Puedes seguir todo el perímetro y observar qué sensaciones vas notando. Si te ves con ganas, puedes intentar poner un dedo dentro, muy despacio. Solo para probar. No tengas prisa. Deja que las sensaciones vayan apareciendo a medida que mueves los dedos. Es posible que en este momento tengas un poco de miedo, sobre todo si no has tenido relaciones sexuales con penetración. Mueve el dedo según puedas; ir rápido no es mejor. Si necesitas parar aquí, para. En otro momento puedes seguir. Si te sientes cómoda, puedes intentar poner otro dedo. Muévelos de forma que toques el interior de la vagina. Puede ser que encuentres algún punto que sea molesto.

Busca diferencias entre las sensaciones que tenías antes de tener el bebé y las que tienes ahora. Si subes mucho los dedos, te encontrarás con el cuello del útero.

Ahora también puedes mirarte el periné, es decir, la zona que queda entre la entrada de la vagina y el ano. Presiona con suavidad; puedes sentir que está tenso. Por último, mírate también el ano. Tócalo. A veces también puede estar más sensible o presentar alguna hemorroide. Ve con cuidado.

Recuerda que, si quieres volver a tocarte la vulva o la vagina, es recomendable que primero te laves las manos con agua y jabón.

Trátate todo el rato con mucho mucho cariño. Estás redescubriendo de nuevo tu cuerpo y para ello necesitas tiempo y respeto por lo que sientes. Si en algún momento no estás cómoda o no te apetece hacer lo que te propongo, no lo hagas.

Tu vulva y tu vagina son tuyas y las puedes usar como te plazca. Además, el placer puede ayudar a bajar los miedos, a que te sientas más segura por si quieres compartir tu sexualidad con otra persona. Conocerte es algo que siempre va a tu favor.

DOLOR EN LAS RELACIONES SEXUALES

El dolor no es normal. No tiene que estar. El dolor es un signo de alarma. Es una luz roja que nos indica que algo no está bien, que hay que revisarse.

Se sabe que muchas mujeres presentan dolor en las relaciones sexuales, sobre todo con penetración. Y no se dice y no se comenta porque se piensa que no hay solución. Y no es así. Suele haber soluciones efectivas.

El dolor puede deberse a distintos motivos. El primero es la falta de deseo. Para poder tener relaciones sexuales con penetración, es necesario desearlas para que nuestra respuesta sexual se ponga en marcha.

Cómo se ha vivido el parto también puede influir. Si el cuerpo lo ha vivido como una agresión, puede ser que se contracture la zona de la vulva y la vagina cuando anticipa que habrá una relación, y esto puede provocar dolor. Aquí no solo puede ayudarte una fisioterapeuta de suelo pélvico, sino también una profesional de la psicología con formación sobre la sexualidad y el periodo perinatal.

Otro motivo es la dificultad de respuesta sexual cuando las hormonas están haciendo de las suyas y cuesta lubricar. Se asocia, por ejemplo, a la sensación de ardor durante la relación. Aquí los lubricantes son el mejor aliado; los lubricantes y la práctica de nuestro acompañante, si es que es una relación sexual compartida.

Las cicatrices de la vulva o de la vagina pueden estar duras, retraídas y provocar dolor. Una fisioterapeuta especializada en suelo pélvico puede masajear la zona, enseñarte a hacerlo o aplicar tratamientos para que las cicatrices sean más elásticas y la zona recobre la vascularización necesaria y no esté tan estresada.

También puede haber contracturas de la musculatura del suelo pélvico. Puede ser que no se vean a simple vista y sea preciso hacer una valoración especializada para poder evaluarlas.

Por último, que el parto haya sido por cesárea también puede provocar que se sufra dolor en la penetración, sobre todo en la penetración profunda.

Al fin y al cabo, se han producido muchas heridas en la zona abdominal que tienen una relación directa con los músculos perineales. También la herida de la cesárea puede causar dolor durante un tiempo. La zona de los extremos suele quedar dolorida durante meses si no se trabaja correctamente.

LA VUELTA DE LA MENSTRUACIÓN

Después del nacimiento, la vuelta de la menstruación va a depender de varios factores. Habrá mujeres que tendrán la menstruación al cabo de pocas semanas después del parto y otras varios meses después, incluso años si es que están amamantando.

Como sabes, después del parto habrá un sangrado que puede durar algunas semanas. No se considerará menstruación hasta que hayan pasado seis semanas del parto. A partir de este momento, cualquier sangrado que aparezca ya pasará a denominarse «menstruación», sea regular o no, tanto en ritmo como en aspecto.

Si no hay lactancia materna, la primera menstruación después del parto suele aparecer entre las 6 y las 8 semanas del posparto.

Cuando hay lactancia, se suele retrasar la menstruación, desde unas semanas a algunos meses e incluso años. En este momento, la aparición o no de la regla estará ligada a la succión del bebé. Cuanta más succión, el periodo sin menstruación o amenorrea es más largo; cuanta menos, es más fácil que aparezca la regla.

Es fácil también que durante los primeros ciclos la menstruación sea irregular, tanto en ritmo como en aspecto. No es raro ver que el sangrado se ha vuelto más amarronado y, a veces, muy escaso.

Otras veces nos encontraremos que en los primeros ciclos menstruales el sangrado es muy abundante. Esto se debe a que aún hay un poco de desajuste hormonal. Los estrógenos empiezan a aumentar mientras que la progesterona aún está por los suelos, con lo que el endometrio crece mucho y sale en forma de regla abundante. Seguramente se regule en unos pocos ciclos.

¿Que no tenga la menstruación y esté lactando significa que no puedo quedarme embarazada?

No siempre. Parece que si el bebé es muy pequeño y la lactancia es exclusiva, las posibilidades de embarazo son escasas (mira el método anticonceptivo MELA). A medida que el bebé se va haciendo mayor o si en algún momento se ofrece algún suplemento que no sea la lactancia materna directa, puede ser un motivo de ovulación. Y podría haber una ovulación antes de la aparición de la primera menstruación.

De la misma manera, es posible que algunos de los primeros ciclos en los que aparece la regla sean lo que se llama «ciclos anovulatorios», es decir, que no ha habido una ovulación previa a la menstruación.

Cuanto más tarde la menstruación en llegar, más posibilidades hay de que haya una ovulación antes del sangrado.

Otra situación que puedes encontrar si estás dando el pecho es que haya vuelto la menstruación y, por el motivo que sea, tu bebé vuelva a mamar muchísimo —por ejemplo, porque estés de vacaciones— y esto haga que la regla desaparezca durante un tiempo. Es una situación totalmente fisiológica. Aun así, si hay posibilidades de embarazo te recomiendo que te hagas una prueba para descartarlo.

Recuerda que si estás tomando anticoncepción hormonal, los sangrados o la falta de ellos pueden deberse a este tratamiento y no a la lactancia.

DESEO DE UNA NUEVA GESTACIÓN EN PERIODO DE LACTANCIA

Si la menstruación ha vuelto y los ciclos son regulares, es posible que la fertilidad esté bien establecida; sencillamente, hace falta que haya concepción.

Cuando la menstruación aún no está establecida o los ciclos son muy irregulares o cortos, puede que la lactancia esté afectando a la fertilidad.

Si tu deseo es tener más posibilidades de quedarte embarazada, prueba a espaciar las tomas, sobre todo parece que las nocturnas son las que más inhiben el ciclo.

Una idea es un destete nocturno parcial, de forma que de 1 a 6 de la madrugada el bebé no estimule el pecho.

Aunque no hay muchos estudios al respecto, parece que puede ser que aparezca una menstruación a las 6-8 semanas después de este tipo de destete. Si no es así, convendrá ir espaciando más las tomas. Algunas mujeres —las menos— no tendrán ciclos ovulatorios hasta que no desteten.

Siempre que se limita el acceso a la lactancia a un bebé de menos de un año es importante valorar la nutrición y, a veces, ofrecer leche artificial.

Por otro lado, si estás amamantando un bebé y te quedas embarazada, es posible que la producción de leche baje, sobre todo a partir de las 16-18 semanas de gestación, con lo que si tu bebé es pequeño, conviene ver si necesita suplementación.

Puedes notar como primer síntoma de embarazo que el pecho está muy sensible y que hay dolor en ambos pezones durante la toma.

La mayoría de los bebés —sobre todo si tienen menos de 2 años— se van a destetar, pero algunos van a seguir. No hay contraindicaciones para esto. El embarazo y la lactancia pueden coexistir sin problemas.

Cuando nazca tu bebé, vas a tener calostro a raudales.

MÉTODOS ANTICONCEPTIVOS

Al retomar las prácticas sexuales en pareja, en parejas heterosexuales, hay que pensar en el método anticonceptivo que se quiere usar.

Hay algunos que se podrán usar enseguida después del parto y otros para los que se recomienda esperar algunas semanas.

Vamos a verlos uno a uno:

MELA[1]

Es el método que usa la amenorrea (falta de regla) que provoca la lactancia.

Según la Organización Mundial de la Salud, es un método de alta eficacia, superior al 98 %.

Se trata de aprovechar el tiempo que no se tiene la regla durante la lactancia exclusiva, ya que suele ser un periodo en el que difícilmente se va a ovular, con lo que no puede haber embarazo.

Para que este método funcione se necesitan 3 requisitos:

- Que el bebé solo esté en lactancia materna exclusiva y directa. No puede tomar ningún tipo de suplementación.
- Que el bebé tenga menos de 6 meses.
- Que no te haya venido la menstruación después del parto.

Si alguno de estos tres supuestos no se da, se considera que baja mucho la eficacia.

Por otro lado, debido a que el posparto suele ser un momento en el que para muchas es fundamental la seguridad de no quedarse embarazada de nuevo, se suele combinar con algún otro método compatible con la lactancia.

DIU

Son las siglas de «Dispositivo Intrauterino». En algunos sitios también se conoce como «T».

[1] Van der Wijden C.; Manion C., «Lactational Amenorrhoea Method for Family Planning». *Cochrane Database of Systematic Reviews*, 2015; 2015(10):CD001329. Publicado el 12 de octubre de 2015. <doi:10.1002/14651858.CD001329.pub2>

Se coloca desde la vagina, entrando por el canal del cuello del útero, y se deposita en el útero. Se puede poner con menstruación o sin ella.

El DIU, sea del tipo que sea, es compatible con la lactancia. La eficacia del DIU se mueve entre un 99,2 y un 99,8 %.

Hay 2 tipos de DIU:

- El DIU de cobre —podría ser también de otro metal, como plata u oro—, que provoca una irritación del útero que hace que la mucosidad del cuello del útero sea muy espesa y no deje pasar los espermatozoides. Por otro lado, el ambiente del útero también se hace inhóspito para ellos, y los que podrían pasar no podrían vivir. Se puede colocar justo después de que salga la placenta o a partir de las 4 semanas del posparto. Puede provocar sangrados después de la colocación durante unos días y también molestias. No están recomendados si se suelen tener menstruaciones muy abundantes o dolorosas, ya que podrían incrementar el cuadro. Los más usados duran 5 años, aunque hay algunos que pueden durar más.
- El DIU hormonal es un DIU que lleva una hormona llamada «progesterona». Esta hormona tiene varios efectos. Por un lado, dificulta la ovulación, pero, en caso de que la hubiera, al óvulo le costaría viajar por las trompas uterinas. También provoca que el moco cervical sea muy espeso, con lo que los espermatozoides lo tienen muy difícil para llegar al útero. Según la cantidad hormonal que lleve el DIU, puede ser poco probable que haya sangrados periódicos, con lo que puede ser muy buena opción para aquellas mujeres que tienen reglas muy abundantes o dolorosas. Hay varios tipos, desde los que duran 3 años a los que duran 5, y se pueden colocar a partir de la 4.ª semana del posparto, con menstruación o sin ella.

Implante con progesterona

Se trata de una varita que lleva también progesterona, pero sus efectos no suelen ser tan locales como los del DIU de progesterona. Lo coloca la matrona o el ginecólogo habitualmente en la parte interna del brazo mediante un aplicador y se saca haciendo un pequeño corte en la piel. Suele durar entre 3 y 5 años, según el modelo. Es bastante habitual que no aparezca la menstruación o, al contrario, haya sangrados irregulares. Algunas veces se producen pequeños sangrados de forma recurrente y muy a menudo, que pueden ser pesados. Por otro lado, algunas mujeres pueden notar cambios a nivel del estado de ánimo.

Es compatible con la lactancia y se puede colocar justo después del nacimiento del bebé. El implante tiene una efectividad del 99,95 %; se considera el método más efectivo para evitar un embarazo.

Inyectable de progesterona

Es una inyección que se suele poner cada 12 semanas en el glúteo. Lleva progesterona, también, y, por lo tanto, los efectos se parecen bastante a los del implante. Se considera compatible con la lactancia y se puede poner justo después del parto. El inyectable tiene una efectividad en torno al 94 %.

Pastillas anticonceptivas

Las pastillas anticonceptivas pueden ser de dos tipos: de dos hormonas o de una sola. La efectividad de las pastillas anticonceptivas se sitúa en torno al 91 %.

- Pastillas de una sola hormona: Solamente llevan progesterona y, por lo tanto, son compatibles con la lactancia. Estas pastillas se toman cada día, sin descanso. Al llevar solamente progesterona, puede ser que aparezca o que no aparezca sangrado vaginal, sin que repercuta en la fiabilidad anticonceptiva. Estas pastillas se pueden tomar enseguida después del parto.
- Pastillas de dos hormonas: Llevan progesterona y también estrógenos. Se suelen tomar 21 pastillas y hacer un descanso de 7 días. A veces, durante estos 7 días se toman unas pastillas que no llevan hormonas, pero sirven para no perder el hábito y no olvidarse. Por lo general, se tiene un sangrado, parecido al de una menstruación, durante los días de descanso. No se pueden empezar a tomar hasta la 6.ª semana después del parto porque antes podrían aumentar el riesgo de trombosis. Tampoco están aconsejadas durante la lactancia, ya que los estrógenos podrían disminuir la producción de leche.

Anillo vaginal

Es un método anticonceptivo de 2 hormonas que tiene forma de anillo y que se coloca en la vagina durante 21 días y se deja descansar 7, que es cuando suele aparecer un sangrado parecido a una menstruación. Se pueden tener relaciones sexuales con penetración mientras está colocado. Al tener estrógenos, no sería adecuado durante la lactancia y tampoco se puede utilizar antes de las 6 semanas del posparto, por el riesgo de trombosis. Como las pastillas, se piensa que su eficacia ronda el 91 %.

Parche

Igual que el anillo vaginal, es un anticonceptivo de 2 hormonas. Se trata de un parche impregnado de estrógenos y progesterona que se pega en la piel y dura una semana. Conviene ponerse 3 parches seguidos, de forma que en cada ciclo se usan 3 parches. Después se está una semana sin parche, en la que aparece un sangrado parecido a una menstruación. Al llevar 2 hormonas, no es compatible con la lactancia ni se puede empezar a usar antes de las 6 semanas del posparto, por el riesgo de trombosis. Tiene una eficacia del 91 %.

Métodos barrera

Son aquellos cuya función es entorpecer la subida de los espermatozoides por el cuello del útero. Son todos compatibles con la lactancia y se pueden usar en cuanto te apetezca tener relaciones con penetración.

Diafragma

Se trata de un capuchón de látex o silicona que se coloca tapando el cuello del útero antes de la relación. Se usa siempre con crema espermicida para que sea más efectivo. Una vez terminada la relación sexual, es preciso dejarlo colocado como mínimo durante 6 horas. Tiene una efectividad del 88 %.

Preservativo externo o condón

Es aquel que se coloca en el pene. Habitualmente está compuesto por látex. Además de proteger del embarazo, también protege de infecciones de transmisión sexual. Si te apetece tener relaciones sexuales con penetración cuando aún presentas mucho sangrado vaginal, se recomienda usar preservativo, aunque también uses algún otro método anticonceptivo, para disminuir el riesgo de infección. Algo a tener en cuenta es que se debe retirar el pene de la vagina en cuanto se ha producido la eyaculación para mejorar su eficacia, así como no usar lubricantes oleosos, ya que puede romperse más con facilidad. Su eficacia está en torno al 82 %.

Preservativo interno

Es muy parecido al preservativo externo, pero se coloca dentro de la vagina. Es un poco más grande y es de poliuretano, con lo que es ideal para las personas que son alérgicas al látex. Tiene dos anillas de plástico, una sirve para ponerla dentro de la vagina y la otra queda por fuera, tapando los labios menores de la vulva. Protege de las infecciones de transmisión sexual, también de aquellas que se pasan por contacto, como el herpes, ya que la zona genital queda protegida. Tiene una efectividad anticonceptiva en torno al 79 % y se puede usar en cuanto empieces a mantener relaciones con penetración.

La marcha atrás

Consiste en la retirada del pene de la vagina justo antes de la eyaculación. No se suele considerar un método anticonceptivo seguro, ya que antes de la eyaculación salen unas gotitas de líquido preseminal que pueden llevar espermatozoides. Aun así, se sabe que lo usan muchas parejas. Recuerda que, si tienes un sangrado activo después del parto, se recomienda usar preservativo. Su efectividad está por debajo del 77 %.

Métodos definitivos

Son aquellos que mediante una intervención hacen que la persona sea infértil. Se considera que en muy pocas ocasiones pueden deshacerse y, por lo tanto, solamente se aconsejan a aquellas personas que tienen claro que no van a querer tener más hijos o hijas.

Vasectomía

Se trata de una pequeña intervención que se hace en los conductos de los testículos para que durante la eyaculación los espermatozoides no salgan con el semen. Se seguirá eyaculando y no afecta a la capacidad orgásmica ni eréctil. Es muy sencilla de hacer. Tiene una efectividad muy alta, en torno al 99,85 %.

Ligadura tubárica

Se realiza una ligadura tubárica. Son precisos la entrada a quirófano y el uso de anestesia peridural, a diferencia de lo que ocurre con la vasectomía, que se puede hacer en una sala de curas y con anestesia local. Se puede llevar a cabo durante la cesárea, si es que el nacimiento ha sido de esta forma. Su efectividad es un pelín inferior que la de la vasectomía, de un 99,5 %.

Anticoncepción de emergencia

Cuando se ha tenido una relación sin protección, hay 3 tipos principales de anticoncepción de emergencia y los 3 son compatibles con la lactancia:

El DIU de cobre

Se sabe que es el más eficaz y además protege en las siguientes relaciones. El DIU se puede colocar hasta 5 días después de la relación.

Pastilla de levonorgestrel 1,5 mg (dosis única)

Se puede usar hasta el 3.er día después de la relación con penetración, pero, si se usa antes, es mucho más efectiva. Va a actuar inhibiendo cualquier ovulación que esté en marcha, a la vez que hace que el moco cervical sea más denso, por lo que los espermatozoides no pueden subir hasta el útero. Sobre las 3 semanas debería producirse un sangrado parecido a una regla. Si no es así —puede ser normal si se está con lactancia materna—, se aconseja realizar un test de embarazo.

Pastilla de acetato de uripristal

Se puede usar hasta el 5.º día después de la relación. Lo que hace es inhibir la ovulación. Si se están tomando anticonceptivos hormonales, es importante que durante 7 días también se use otro método, como puede ser un preservativo. Si al cabo de 3 semanas no ha aparecido la menstruación, se aconseja someterse a un test de embarazo.

INTERRUPCIÓN VOLUNTARIA DEL EMBARAZO

Me imagino que a muchas les sorprenderá que esté la interrupción del embarazo en un libro de posparto. Aun así, me parece indispensable dedicarle unas líneas porque habrá mujeres que se verán en la tesitura de tener que decidir qué hacer cuando un embarazo llega en un momento que para ellas es inapropiado. Para algunas será una decisión más o menos fácil y clara. Necesitarán apoyo y, por encima de todo, respeto, y saber que se puede hacer con seguridad aunque estén amamantando.

Otras van a tener sentimientos encontrados con más o menos intensidad. El hecho de tener un bebé pequeño en casa y decidir que no se quiere tener otro embarazo puede ser una situación dura, que te enfrente a ti misma. Tener clara la elección no siempre significa que sea fácil llevarla a término. Busca gente que te apoye, que respete tu decisión y a la que puedas contarle las contradicciones en las que todas podemos estar. Si lo necesitas, no dudes en acudir a una psicóloga perinatal que te ayude a atravesar esta etapa.

El aborto voluntario se puede practicar en España de dos maneras y las dos son compatibles con la lactancia:

- La farmacológica, que se puede hacer hasta las 9 semanas de gestación. Consta de dos fases: en la primera, se da una medicación para parar el embarazo, habitualmente mifepristona. Al cabo de 24-48 horas se toma el misoprostol para expulsar el contenido del útero en forma de sangrado. Puede haber diarrea, vómitos y dolor; por eso se suele recomendar estar acompañada y tomar analgésicos.

- La quirúrgica; actualmente, en España, se puede practicar hasta las 14 semanas de gestación. Se trata de aspirar el contenido del útero por vía vaginal. Es una intervención corta, de unos 15 minutos, que se hace bajo sedación. Una vez despierta, ya puedes irte a casa.

La sexualidad en el posparto está llena de tabús; hablar de ella, de lo que te pasa y de lo que sientes te va a ayudar a ver que no estás sola, que muchas otras personas se han sentido como tú. Cada vez podemos encontrar más recursos, más sitios en los que se habla, pero aún queda mucho trabajo por hacer. Aún hay mucha soledad y miedos.

Si tienes dudas, si no sabes si lo que te está pasando está dentro de la normalidad o no, te recomiendo que acudas a una experta. Si crees que puede ser un tema físico, una fisioterapeuta o matrona especializada en suelo pélvico puede ayudarte. Si crees que es un tema relacionado con las vivencias, un psicólogo perinatal especialista en sexualidad puede ser el profesional de referencia.

La sexualidad está allí para que la vivas cuando quieras y te apetezca, en sus múltiples formas.

EMOCIONES Y EXPECTATIVAS

10

La maternidad es una de las etapas más complejas de la vida. Las emociones van de un lado para otro. Emociones de alegría y sentimientos de gran felicidad pueden mezclarse con los de miedo o desesperación. Y no es para menos. La llegada de un bebé, en algunas ocasiones, puede hacernos sentir que nos está pasando por encima un tsunami, en muchos aspectos, ya que, una vez que nos ha pasado por encima, nos deja en otro lugar diferente a ese en el que nos encontrábamos antes de su llegada. Esto no tiene por qué ser malo o negativo; sencillamente, podemos sentirnos así.

La llegada de un bebé pone nuestro mundo patas arriba, del revés.

Tenemos la idea de que el puerperio es algo muy físico: loquios, lactancia, heridas, recuperación del cuerpo... Pero cuando estamos en medio del lío, lo que va a hacer que nos tambaleemos serán las emociones y los sentimientos que se nos despierten.

EXPECTATIVAS DE LA MATERNIDAD

Relacionamos la llegada de un bebé con una inmensa felicidad, con una sensación de plenitud. Parece imposible no ser felices. Los bebés representan la dulzura, el amor incondicional, la inocencia, y damos por sentado que ser madres o padres va a llenar todos nuestros vacíos existenciales.

Las famosas posan a la salida del hospital, a los pocos días de parir, radiantes con sus bebés en brazos. Las redes sociales se inundan de imágenes de familias perfectas, con un bebé de pocos días y cuyas madres se muestran descansadas, sin ojeras, con el cutis maravilloso y las uñas recién pintadas. Las camas de sus casas están hechas, la sensación de paz flota en el ambiente. A las pocas semanas nos enseñan cómo ya les caben los vaqueros de antes del embarazo, salen a cenar con amigos y aprovechan cuando el bebé duerme en su cuna para tener momentos de intimidad con la pareja.

En el embarazo —a veces antes— nos hemos formado también la idea de cómo será nuestro bebé. La dulzura que nos va a despertar. Lo vamos a acunar, alimentar y atender para que sea un bebé feliz. En nuestra mente, no llora o llora poco y duerme mucho, lo que nos va a permitir ver salidas de sol maravillosas con él en brazos.

Va a ser cansado, esto todo el mundo lo tiene claro. Se duerme poco; de hecho, una de las frases que más escuchamos es «aprovecha ahora para dormir que luego ya verás...», pero se espera que el amor inmenso que vas a sentir por él facilite todos los contratiempos. Al fin y al cabo, todas las madres saben cuidar a sus retoños. Es algo innato. En cuanto lo cojas y te lo pongas encima vas a saber con una sola mirada qué es lo que le pasa, qué es lo que necesita, ¿no?, y los sentimientos de inmensa felicidad que sentirás al tenerlo van a superar cualquier cansancio.

Bueno, después de todo lo leído hasta ahora, ya sabes que no es exactamente así, porque la maternidad que nos hemos ido imaginando no se corresponde con la maternidad real. Y el posparto puede ser el punto culminante de todo lo que ha ido sucediendo durante este tiempo. Ya antes del embarazo, cuando se decide que se quiere tener un hijo, pueden surgir dificultades en la concepción, embarazos que no llegan u otros que se pierden. Puede que lo que imaginábamos como un camino fácil no lo sea tanto.

Algunas se quedarán embarazadas sin buscarlo, sin esperarlo. Y seguirán con el embarazo, aunque tendrán que recolocar ciertas cosas con las que no habían contado. No es que no lo deseen. Sencillamente, no figuraba en sus planes y apareció.

El embarazo puede hacer sentir plenitud y bienestar. O puede que no sea así. Las náuseas y los vómitos que sufren algunas embarazadas pueden resultar muy invalidantes a la hora de hacer una vida más o menos normal. El embarazo es un proceso fisiológico y habitualmente sin más incidencias; aun así, puede ser que aparezca algún tipo de complicación que requerirá pruebas extras, que se traducirá en inquietud y, a veces, ansiedad en mayor o menor grado (sangrados en el primer trimestre; bebés a los que les cuesta crecer o que, al revés, son muy grandes; diabetes gestacional, etc.). Cuando alguien pone en duda que el bebé esté bien, todas las alarmas se disparan, y no es para menos.

La vivencia de cómo ha nacido el bebé puede darte fuerza y seguridad. Los partos son muy potentes. Puedes sentir cómo tu cuerpo ha sido capaz de parir. Algunas mujeres se sienten muy poderosas después de un parto. Otras no lo van a vivir de esta manera. Puede que hayan tenido miedo o que en algún momento se haya necesitado la intervención de las profesionales que las atendían. Y esto puede conllevar inquietud por su integridad física, su propia salud y la del bebé. La intervención de los profesionales puede proporcionar seguridad y tranquilidad al saber que se está en buenas manos, sobre todo si te cuentan lo que está pasando, si te hacen partícipe de las decisiones que se van tomando. Pero, en ocasiones, la vivencia no es esta. Algunas mujeres no sienten que se las esté respetando ni que se las tenga en cuenta en las intervenciones que les practican, y esto les causa un dolor emocional. Algunas mujeres que han vivido el parto con miedo pueden desarrollar lo que se llama «trastorno de estrés postraumático».[1] Sí, sé que puede parecer muy exagerado, pero los estudios así lo afirman, y se puede desencadenar en cualquier situación que la madre haya vivido de forma traumática, en especial si ha sentido miedo por su salud y la de su bebé. Pueden volverle las imágenes del parto, provocarle despertares recurrentes, reexperimentar las sensaciones desagradables una y otra vez, entre otras. Puede sufrir hasta crisis de ansiedad, irritabilidad, rabia, etc.

El parto está dentro de nuestra vida sexual y reproductiva; por lo tanto, forma parte de la esfera de nuestra sexualidad. Si el trato no es el adecuado, el cuerpo puede leerlo como una agresión sexual, aunque *a priori* no lo parezca ni seamos conscientes de ello. Si te genera malestar emocional la vivencia del nacimiento de tu bebé, sea por parto vaginal o por cesárea, no dudes en pedir ayuda a una psicóloga perinatal.

EL BEBÉ REAL

Seguramente te has imaginado una y mil veces cómo será tu bebé, y cuando por fin lo ves y lo tienes en brazos... bueno, es un poco distinto. Puede tener la carita hinchada, la cabeza apepinada, los ojos saltones... El bebé sonrosado que nace en las películas es... un bebé con más días de vida.

Y puede que enseguida sintamos amor hacia esta nueva personita o puede que no sea así y que necesitemos tiempo. Que los violines no suenen. Que estés agotada y no quieras mirarlo una y otra vez, que necesites un poco de calma después de un parto o una cesárea duros. Y esto puede asustar. ¿Por qué no lo quiero con locura? El vínculo necesita tiempo y contacto. No lo vas a querer menos ni vas a ser menos madre o peor persona por necesitar un poquito más de tiempo.

También nos han contado que contigo el bebé estará bien: el cuerpo de la madre es el ambiente ideal para que el

[1] El trastorno de estrés postraumático afecta al 2-6 % de las madres. Pero se ha observado que entre un 30-35 % de las madres presentan de forma incompleta el trastorno, es decir, que solo se manifiestan algunos de los síntomas.

bebé esté tranquilo. Y puede que algún ratito, incluso algún día, sea así. Pero los bebés se quejan, piden cosas llorando, cosa que hace muy complicado que les entendamos; no llevan libro de instrucciones, pero se presupone que sabremos todo el rato qué les está pasando. Pues no, no lo vas a saber. Podemos probar varias cosas, pero no siempre van a funcionar. Y este sentimiento puede ser complicado de gestionar. Si se supone que todas las madres saben cómo calmar a su bebé, ¿por qué yo no? Es muy duro, pero ¿sabes?, a las otras madres también les pasa. A todas. Te lo aseguro.

¿Sabes que el llanto del bebé está especialmente programado para estresar a su madre?

Puede que el pequeño o la pequeña tenga unos días tranquilos y entonces parezca que todo está solventado. Ya sabes cómo hacerlo. Y, de repente: zas, cambia todo, vuelve a las andadas, y otra vez a aprender nuevos trucos para calmarlo. Te avanzo que la crianza es así. Cuando una piensa que lo tiene todo controlado, se va al garete y vuelve a empezar.

LAS EMOCIONES Y LOS SENTIMIENTOS EN EL POSPARTO

Los primeros días después del nacimiento suele producirse un cóctel emocional que te lleva de un lado a otro. La sensación de alegría por tener tu bebé en brazos puede estar acompañada también de un sentimiento de responsabilidad enorme. Ahora tu bebé depende por completo de ti. Y esto da un poco de vértigo (o mucho). Algunas madres van a experimentar miedo y fascinación a la vez. Miedo a no hacerlo bien, a no ser capaz. Y, a la vez, fascinación al ver la carita de su pequeño o su pequeña, que no puede dejar de mirarla.

Las noches se hacen eternas y en este momento el sentimiento de soledad puede aparecer. El sentimiento de que solo te está pasando a ti, de que las otras familias se gestionan mejor. Y ya te lo dije antes y te lo repito: a las otras también les pasa. Solo que es algo que no se cuenta.

¿Sabes que el llanto del bebé está especialmente programado para estresar a su madre? Sí. La frustración de no saber o no poder calmarlo es enorme. Parece mentira lo que llega a movernos cuando oímos llorar a nuestros hijos. Es algo insoportable.

Todas estas emociones que podemos sentir nos llevan a preguntarnos si pueden ser un signo de alerta o no. ¿Cuándo son preocupantes?

El posparto tiene un gran componente emocional y es fundamental saber qué emociones pueden aparecer sin que signifiquen un trastorno mental. Pondré el foco en tres porque son las más frecuentes:

- Empezaré por la tristeza. La tristeza es una emoción que en el momento del posparto tiene que ponernos en alerta porque puede, y suele, estar relacionada con la depresión posparto. Más adelante te hablaré de ella. Pero tenemos que diferenciar la tristeza como emoción básica de un trastorno mental grave. La tristeza se activa cuando percibimos alguna situación como pérdida. Y el posparto es un momento en el que podemos percibir mucha alegría, pero también muchas pérdidas: amistades, los papeles que desempeñamos con otras personas, el día a día... Tienes muchas papeletas para que la tristeza se presente en algún momento. Conocer esta emoción nos dará la oportunidad de buscar aquello que pueda ayudar a que nos sintamos mejor y a integrar estas pérdidas dentro de la vivencia. Si sospechas que estás gestionando bien esta emoción y sientes que algo no funciona, no dudes y pide ayuda.
- En segundo lugar, la rabia, una de las más enérgicas. La rabia se activa siempre que percibimos cualquier situación como injusta, y el posparto y la crianza pueden conectarnos con situaciones completamente injustas: no poder tener el parto deseado, no poder tener la lactancia deseada, no dormir lo mismo que la pareja, conectar con el sistema social/político/cultural tan poco conciliador con la maternidad que tenemos... Todo esto activará rabia.
- Y, en tercer lugar, el miedo, emoción potente donde las haya, que se activa cuando percibimos peligro, amenaza u hostilidad. A veces se manifiesta en forma de ansiedad, frustración, desesperanza, soledad... En el posparto, y según cómo hayan ido el embarazo y el parto, podemos percibir muchos peligros, tanto externos como internos, que desencadenarán todas estas sensaciones.

Sentir estas emociones tiene que permitirnos actuar para gestionarnos o darnos la oportunidad de pedir ayuda si no sabemos cómo hacerlo o si sentimos que algo no nos deja estar bien.

A la vez, también podemos tener la sensación de que podemos con todo. Y este es un sentimiento que tiene un doble filo; es genial sentir que puedes, pero si en algún momento no es así, puede ser complicado pedir ayuda, ya que suelen aparecer la frustración y la presión. Quiero decirte que, si no puedes con todo, está bien pedir ayuda a las personas de tu entorno. Todas estas emociones y sentimientos aparecen en un momento en el que estamos aprendiendo. Ya has visto que no ha aparecido ninguna luz del cielo a explicarte cómo tienes que criar a tu hijo o tu hija. Es algo que se aprende con la práctica. Y esto puede dar mucha inseguridad. Si tu decisión ha sido alimentar al bebé con lactancia materna, además esta se está instaurando y precisa de conocimiento y de aprendizaje. Y puede que no sea fácil, que vivas momentos de gran frustración. Luego hablamos un poquito más de ello.

El cansancio es atroz. Enorme. Es posible que nunca en la vida hayas dormido tan poquito. Pero no un día, no; semanas. Y el cansancio y la falta de sueño no son buenos compañeros de las emociones. Las multiplica, sobre todo las que no nos hacen sentir muy bien.

Puede que el parto haya sido largo, de horas. Alguno durará algunos días. Y se encadena con el posparto. O puede que el nacimiento haya sido por cesárea y haya dolor.

Muchas madres van a sentir lo que se llama «labilidad emocional». Van a pasar de la felicidad y la alegría a estados de intranquilidad o desesperación. A veces, escuchar las noticias en la tele o en la radio puede que les provoque un llanto desesperado, o que alguien hablando de las maravillas de su bebé las haga sentir en las nubes. Están pasando muchas cosas, que las emociones vayan y vengan de forma tan intensa entra dentro de lo normal.

Y van pasando los días, pero parece que se esté en el mismo lugar. Te diría que durante el primer mes puede que sientas que estás pasando por un bucle, en el que un día es igual que el siguiente. No tienes tiempo ni para ir al baño sola. Te duchas corriendo porque, aunque has dejado al bebé en buenas manos, lo oyes llorar a lo lejos y no lo aguantas. Comes con una sola mano, necesitas ayuda para que te acerquen el agua, el pan. Te cuesta estar sentada. Puede que tengas dolor en la vulva o en la cicatriz de la cesárea. Te duele el alma de haber dormido poco y todo apunta a que esta noche será igual.

Para un momento. Fíjate en todo lo que haces: alimentas y cuidas, te cuidas y te recuperas. Es increíble todo lo que estás haciendo. Fíjate, además, en lo bien que lo haces. No, no es fácil. Y, sí, que te sientas sobrepasada es lo mínimo que puedes notar. Estás aprendiendo, recuerda. Y recuerda también que esto pasará. No falta mucho para que te sientas más segura. Aprendes rápido, tu bebé crece y tus dolores irán a menos.

LA LEONA

«Somos animales racionales», decimos. Hasta que llega el posparto (vale, en el parto también dejamos de serlo). Con la llegada de nuestro bebé sale la leona. La protectora. Te vas a encontrar oliéndolo, mirando cómo respira mientras duerme plácidamente. Y sales con fuerza cuando alguien coge a tu bebé y no es de tu prole. Sí, así de duro es. Si es de tu familia, es posible que te haga ilusión. Pero, si no lo es, es probable que no le quites el ojo de encima hasta que no te lo haya devuelto. Y cuando al final vuelvas a tenerlo, lo olerás y notarás que huele a otra persona. Y es posible que no te guste. Y quizá no lo entiendas, y es posible que tengas que aprender a vivirlo sin entenderlo porque no es racional, no es voluntario, es primitivo y animal.

LA CULPA

Aix, la culpa. Parece que nace un bebé y también nace la culpa con él. Culpa porque le doy el chupete o porque no se lo doy, culpa porque me he dormido y ha estado un ratito más sin comer, culpa porque se le ha irritado el culete, culpa, culpa y más culpa.

Es un sentimiento terrible que entorpece mucho. Casi no se puede avanzar cuando nos estamos fustigando con la culpa. Pero ¡qué difícil es sacársela de encima!

Si te sirve, en vez de culparte busca qué puedes cambiar para la próxima vez. A lo mejor te das cuenta de que lo que ha pasado no depende de ti y, por lo tanto, te puede saber mal, pero de culpa, nanay. Y si resulta que algo puedes cambiar, pues adelante, cámbialo, o no... Porque a veces las decisiones que se han tomado son las correctas.

CUANDO LA LACTANCIA DUELE

Y es que la lactancia no debe doler. Y cuando duele, física o emocionalmente, te desmonta.

Cuando una tiene dolor en cada toma, se cuentan los segundos del bebé en el pecho. Es un suplicio. Suplicas que duerma un poquito más, que aún no se despierte y, cuando al fin lo hace y sientes que se va a enganchar de nuevo y eso va a comportar el dolor más intenso del universo, quisieras desaparecer. Y, a la vez, tienes ganas de darle de mamar. Así lo habías imaginado, habías buscado información sobre el tema. Sabías que la lactancia no dolía y ahora ves que es mentira, que te duele muy profundo y necesitas gritar. Busca ayuda de profesionales expertas en lactancia. No lo dudes. Nunca te fíes de alguien que te diga que la lactancia duele y que en un tiempo se va a pasar. No es verdad. La lactancia no debe doler. Y el dolor despierta sentimientos que nos hacen sentir muy mal.

La lactancia no debe doler.

Otro motivo de dolor, aunque este es emocional, aparece en la lactancia cuando el bebé no aumenta de peso como debiera. También duele, porque puedes sentir que tu cuerpo no está funcionando, que no sabes hacerlo, que no lo haces bien.

Nunca una madre se debe sentir juzgada por cómo ha decidido alimentar a su bebé.

En el capítulo «La lactancia» ya te conté que la lactancia es algo que se aprende y nadie nos enseña. No es fácil dar de mamar. Requiere conocimientos, apoyo, una comunidad que respete tus decisiones.

Cuando ves que tu bebé necesita comer más, puede ser desesperante. No dudes aquí en buscar ayuda también. Si bien es verdad que un pequeño porcentaje de las madres no van a poder producir suficiente leche para sus bebés, la grandísima mayoría sí que va a poder. Con una profesional experta, el cambio puede ser brutal.

Muchas madres cuentan que lo más duro del posparto fue la lactancia. Fue lo que las puso entre las cuerdas. Lo que les generó sentimientos más duros de sobrellevar. No lo dudes y pide ayuda a tu matrona, a una experta en lactancia o a una IBCLC (consultora internacional en lactancia materna).

Quiero también hacer un apunte aquí para aquellas que optaron por la lactancia artificial o que no pudieron lactar, porque ellas también pueden sentirse juzgadas y poco entendidas. Otra vez, los comentarios de la gente pueden ser puñales durísimos de esquivar. Ponte a resguardo, explícale a tu pareja o a alguien de confianza el daño que te hacen para que los frenen. Nunca una madre se debe sentir juzgada por cómo ha decidido alimentar a su bebé. Las razones no importan. Son las tuyas. Y son las buenas.

LA RECONCILIACIÓN CON TU NUEVO CUERPO

El cuerpo cambia después de dar a luz. Y tanto si cambia. Y volver a verse, a descubrirse, a veces no es fácil.

Habrá cambios que serán temporales, que con el tiempo desaparecerán: los pies hinchados, el abdomen prominente de los primeros días, el cambio de volumen de los pechos... Pero hay cambios que permanecerán durante más tiempo o se quedarán para siempre. Un embarazo y un nacimiento dejan huellas en el cuerpo: cicatrices, estrías, tejidos laxos o los kilos de más que han ido sumándose durante el embarazo. Mirarte en el espejo, mostrarte desnuda delante de otra persona, aunque sea tu pareja, puede que no te apetezca, que te dé vergüenza o reparo. Ver que aún no puedes ponerte los vaqueros de antes del embarazo, pero que la ropa de embarazada ya no te sienta como te sentaba cuando aún no había nacido tu bebé. No saber qué ponerte...

El reconocimiento de tu nuevo cuerpo necesita tiempo, necesita mimo. Tu cuerpo ha hecho un gran trabajo y es preciso que se lo tengamos en cuenta. Pensar que cuando haya nacido el bebé vamos a recuperar nuestro cuerpo es poco realista. Será otro. Será un cuerpo al que le han pasado cosas, que ha engendrado, gestado, dado a luz a un bebé. Y está claro que esto deja marcas. Por desgracia, socialmente estas marcas no están bien vistas. Pero somos nosotras mismas quienes podemos cambiar esta percepción. Si mostramos cómo son los pospartos reales y cómo son los cuerpos de las madres, seremos un motor de cambio.

Hay otras señales que no están directamente relacionadas con el cambio que ha sufrido el cuerpo durante el embarazo, pero sí están presentes en el posparto: las ojeras; no tener tiempo para peinarse, para ir a la peluquería si te apetece y te gusta; no depilarte o aplicarte crema; ni ir al gimnasio o no tener tiempo para cocinar o comprar determinados alimentos... Para algunas personas todas estas cosas serán importantes. Y en el posparto es muy probable que no se disponga de tiempo ni ganas para hacerlo.

Es posible que poco a poco puedas incorporar algunas de las cosas que te hacían sentir bien. A lo mejor puedes ir a la peluquería con tu peque y, si lo necesitas, alguien puede acompañarte para que esté con él mientras te lavan la cabeza. Puede que durante algún mes te cueste encontrar tiempo para ir a pasear o para empezar a hacer algo de ejercicio —recuerda que antes de empezar se recomienda que una matrona o fisioterapeuta de suelo pélvico valore contigo los ejercicios que puedes practicar para no hacerte daño—, pero a lo mejor puedes encontrar algún grupo que practique ejercicios con los peques o puedes rascar medias horitas de aquí o de allí. A veces, una ducha de 10 minutos puede sentar de maravilla. Aquellas amigas que no saben qué regalarte para el nacimiento de tu bebé pueden contratar a una esteticista y en un pispás estás depilada o masajeada o lo que más te guste.

Los objetivos, si son pequeños, son más fáciles de cumplir. Poco a poco podrás hacer más cosas. Te mentiría si te dijera que tendrás mucho más tiempo en pocos meses. No. Los bebés, cuanto más mayores, más atención requieren. La buena noticia es que lo tendrás más por la mano.

LA RELACIÓN DE PAREJA

Cuando el proyecto de maternidad ha sido compartido con una pareja, las emociones también van a desempeñar un papel importante.

Tu pareja también puede sentir muchas de las emociones que hemos descrito antes y, seguramente, el cansancio también va a dejar huella.

Los espacios de intimidad que teníais antes de tener al bebé puede que sean pocos. A veces desaparecen. Poco a poco, y sin presiones, os iréis apañando mejor con el bebé y los encontraréis.

Tener un bebé unirá a muchas parejas. Es un proyecto común que precisa mucha energía, que te confronta contigo mismo y a la vez con el otro. Y, por los mismos motivos, puede ser un catalizador y hacer que sintáis que estáis muy lejos del otro. La comunicación es fundamental en este aspecto. Expresar lo que uno siente y a la vez intentar entender la posición del otro es un buen comienzo. Estamos ante un nuevo redescubrimiento de la pareja.

LA GESTIÓN DE LOS COMENTARIOS

Parece increíble cómo pueden dañar en esos momentos los comentarios de la gente. Una frase que alguien puede decir sin ningún tipo de mala intención puede caer como un puñal: «¿Otra vez tiene hambre?». «¿No va muy abrigado este bebé?». Puede que comentarios que en otro momento de la vida no te hubieran sentado para nada mal ahora te hagan sentirte juzgada.

Durante los primeros días, hablar con la pareja y que sea él o ella quien frene estos comentarios puede ser de gran ayuda, porque es difícil que los puedas gestionar de forma asertiva tú sola. Pero si eres capaz, si puedes pedir que no lo hagan, maravilloso.

Es curioso que el daño que pueden provocar estos comentarios dependa de la persona que los haga. Puede que los que más nos afecten sean los de las personas a quienes menos deseamos decepcionar. Los comentarios de la suegra pocas veces sientan bien, y aunque los haga con la mejor intención del mundo, para muchas resultan muy hirientes. A veces, los de la propia madre también son difíciles de gestionar. Pero aquí no se acaban; desde el panadero, pasando por la dependienta de la frutería, todos van a soltar opiniones sobre cómo criar a tu hijo sin tener en cuenta cómo las recibes.

CAMBIO DE PAPELES

Cuando una persona se convierte en madre o padre, sobre todo por primera vez, se produce un cambio de papeles importante. Hasta ese momento ha sido hija o hermana, y, de repente, pasa a ocupar un sitio de mucho peso en la familia, además de crear un nuevo núcleo familiar. Las relaciones con tus propios padres también pueden cambiar. Para algunas familias estos cambios son poco relevantes, aunque para otras lo serán mucho. Desde la decisión de dónde duerme el bebé o cómo tiene que alimentarse puede ser objeto de debate fuera de la pareja. Tenemos que tener presente que algunos familiares pueden querer tomar decisiones que no les tocan, y nosotros debemos plantearnos hasta qué punto tenemos en cuenta estas posturas, hasta qué punto nos diferenciamos como núcleo familiar y, en consecuencia, quién tomará las decisiones sobre la crianza, educación, alimentación... de nuestro hijo.

Recuerda que, si te apetece y te ayuda, puedes escuchar las diferentes opiniones, seguir los consejos que te encajen y desechar los que no, pero, si no quieres, no hace falta que lo hagas. Es tu bebé. Las decisiones son tuyas y de tu pareja, si es que la hay.

Y ¿siempre me tiene que gustar ser madre?

No, así de claro te lo digo. Tenemos la maternidad idealizada, donde todo es bonito. Y, no, existen muchas sombras, muchos momentos en que tirarías la toalla, en que querrías recuperar la vida anterior. ¿Dónde están mis amigos? ¿Dónde ha quedado mi carrera profesional? ¿Qué le ha pasado a mi cuerpo? ¿Y mis ahorros? Ser madre puede ser muy caro en muchos sentidos.

La vida, al tener un bebé, cambia, no hay lugar a dudas; hasta para aquellas personas que antes de tenerlo juraron y perjuraron que a ellos no les cambiaría. Un bebé necesita tiempo, y una madre también. Sentir que se ha perdido una parte importante de tu vida es, como poco, coherente con lo que pasa en la realidad.

Un bebé necesita tiempo, y una madre también.

También quiero avanzarte que, en un tiempo, a lo mejor en unos años, sí que se recupera buena parte de la vida de la «no madre». Pero aún falta.

No puedo darte ninguna receta mágica. Se cuenta demasiado poco lo que significa tener un hijo o una hija. No me estoy refiriendo a meses aquí. Estoy hablando de años, años de no poder comer sin tener un ojo puesto en tu hijo o hija, de poner calcetines y de ir detrás para que se laven los dientes o las manos después de comer. De no poder ir al baño sola, de que mientras te cambias la copa menstrual tienes un peque con los ojos como platos al lado preguntándote qué es esa sangre. Se tarda años también en poder dormir de un tirón. Sí, he dicho «años».

La crianza comporta todas estas cosas. Y el tiempo pasa y, al final, siempre pasa demasiado rápido, pero cuando se está en el día a día, puede parecer todo lo contrario y puede ser muy duro. Mucho.

Si se te está haciendo una montaña, si ves que no te hace feliz, no dudes en pedir ayuda. Intenta buscar espacios para ti, poder ir a tomar algo con unas amigas o hacer aquello que te apasiona. No será fácil hacerlo durante las primeras semanas, pero puedes pedir ayuda a tu pareja o a algún familiar para que se quede con tu bebé.

Es lo que se llama «tiempo de autocuidado». Y es fundamental. Tienes que disponer de este a diario. Al principio serán unos minutitos: poder ducharte, poder ir al baño sin correr, una siesta, leer una o media página de un libro... Poco a poco, irás ampliándolos.

LA DEPRESIÓN POSPARTO

Te he hablado antes de la tristeza. Cuando tenemos un bebé es habitual que en ocasiones estemos tristes. Los cambios, no saber por qué llora, el cansancio, hacen que podamos sentir tristeza sin que vaya a más. Porque cuando todo se ha calmado, cuando el bebé al final se engancha al pecho o se duerme, sentimos que lo que estamos viviendo nos gusta, es agotador, pero hay espacios para la felicidad.

En ocasiones, la vivencia de la maternidad es muy dura. Solo hay momentos de ansiedad y tristeza. La felicidad no llega nunca. Cuesta buscar los motivos por los que estar alegres, cuesta hasta levantarse de la cama o, al contrario, aunque el bebé esté dormido, no podemos dormir. Algunas mujeres hasta piensan en hacerse daño.

Cuando pasa esto es importante acudir a una psicóloga perinatal. Puede tratarse de una depresión posparto. La depresión es una enfermedad que necesita tratamiento y que tiene curación. No se está deprimida porque una quiere. No es que no te estés esforzando lo suficiente para «estar bien», es que no estás bien. Intentamos esconder las enfermedades mentales. Todas. Parece que estamos mal porque queremos. Y de ninguna manera es así.

Se sabe que más del 15 % de las mujeres que tienen un bebé sufren depresión posparto. También sabemos que se puede presentar durante el embarazo y hasta varios meses después, incluso algún año.

No dudes en pedir ayuda. Recuerda que no es algo que puedas cambiar sola con facilidad. Con ayuda profesional, el camino no es tan cuesta arriba y es más probable que puedas volver a disfrutar de algo que toda madre se merece: tu maternidad.

MIEDO DE ESTAR CON EL BEBÉ A SOLAS: LA FOBIA DE IMPULSIÓN

Algunas mujeres tienen miedo de hacer daño a su bebé; no van a querer estar a solas con él o con ella. No es que les dé miedo no saber qué hacer o cómo cuidarlo, sino que tienen miedo de volverse locas y hacerles un daño real. Sí, así de duro. Y se asustan solo de pensarlo. Es un sentimiento terrorífico para cualquier persona. ¿Cómo vas a hacer daño a la persona que más quieres en este mundo? Algunas madres lo experimentan y lo viven con horror.

Para tu bebé eres la mejor madre del mundo.

La fobia de impulsión es el miedo a hacer daño a alguien o a uno mismo. Este miedo está relacionado con los niveles de ansiedad. La particularidad de la fobia de impulsión en la maternidad es que estos pensamientos van dirigidos al miedo a poder hacer daño a nuestro bebé y, por lo tanto, la ansiedad aumenta y el malestar se hace más evidente.

Si te pasa, si sientes que tienes miedo de hacer daño a tu bebé o a ti misma, no dudes en pedir ayuda a una psicóloga perinatal. No lo dudes.

Mientras, ponte a salvo. Pide que siempre haya alguien contigo. Así estarás más tranquila.

La maternidad nos pone frente a situaciones que nunca habríamos imaginado; justo acabadas de parir o con la herida de la cesárea aún abierta. El cansancio, el no saber, los cambios de papeles. Creo que es muy difícil hacerse a la idea de lo que es un posparto hasta que no se ha vivido uno. Seguramente las emociones serán lo que más nos afectará en este viaje, lo que va a hacer que sea imposible que volvamos a ser la persona que éramos antes del embarazo. Si la definición de «posparto» es la «vuelta a ser la persona que éramos antes del embarazo», entonces siempre estaremos en el posparto. Nunca se termina. No vuelves a ser la misma. Eres otra. A mi parecer, más hermosa, más sabia.

Habrá momentos de dificultad y de oscuridad. Pero ¿sabes?, no lo tienes que hacer todo perfecto. Te vas a equivocar, va a salir la culpa por todos lados, pero él o ella sabe que como tú no hay otra. Para tu bebé eres la mejor madre del mundo.

SITUACIONES ESPECIALES

11

El posparto, como hemos visto, es en sí una situación compleja en la que aprender a cuidar de un bebé sano; a la vez, adaptarse a la nueva situación puede ser un reto. Esta complejidad puede ser mayor en ciertos casos. En este capítulo te voy a hablar de algunos de ellos.

NACIMIENTOS MÚLTIPLES

El nacimiento de dos —o más— bebés supone, como no puede ser de otra manera, la necesidad de planificar un poco más la llegada.

En el embarazo suele haber más visitas al equipo médico, ya que se considera que un embarazo múltiple puede tener algunas complicaciones más que el embarazo de un solo bebé, por lo que es posible que se afronte el posparto con cierto cansancio a nivel emocional, igual que con más inquietud.

En ocasiones, si hay un aumento de riesgo de parto prematuro, se pueden recomendar periodos más o menos largos de reposo. Además de ser tedioso, el reposo comporta que la musculatura se atrofie rápidamente y, por lo tanto, cuando se afronte el posparto la madre también estará más cansada físicamente, menos en forma. Durante el reposo absoluto intenta hacer algún tipo de ejercicio isométrico[1] de piernas y brazos de forma suave. Pueden ayudarte a mantener cierto tono muscular. Los masajes también pueden ser muy bienvenidos.

La posibilidad de que el nacimiento sea por parto vaginal o por cesárea dependerá de cómo esté colocado el primer bebé. Si el primero tiene la cabecita dentro de la pelvis, el parto se considera la primera opción de nacimiento. Si no es así, es posible que sea necesario practicar una cesárea. Por lo general, cuando ha nacido el primer bebé, es fácil que el otro también vaya a nacer vaginalmente. En pocas ocasiones no va a poder ser así y para que nazca el segundo bebé se va a necesitar hacer una cesárea, con lo que el posparto puede ser un poco más complicado a nivel físico.

Sea como sea, usar los analgésicos

[1] Los ejercicios isométricos son aquellos que contraen los músculos sin movilizar la extremidad. Por ejemplo, apretando los muslos (cuádriceps) o los brazos (bíceps).

que te hayan pautado, intentar descansar y tener algún ratito —aunque sea de pocos minutos— de evasión te puede ayudar a sentirte mejor.

Si los bebés nacen a término, es decir, durante el periodo que estaba previsto, es posible que no requieran ningún tipo de tratamiento especial a nivel médico.

Organizarse es fundamental

Aquí entra en juego la coordinación con la pareja y con la familia. Cuidar de dos bebés precisa muchos brazos. Es posible que al principio requieras estar siempre acompañada, no estar sola a cargo de los dos, ya que en algunos momentos puede ser muy estresante. Planifica con aquellas personas que sepas que van a ayudarte, que sepan lo que tú deseas, cómo quieres criar a tus pequeños.

Si lo deseas, puedes amamantarlos. Tus pechos son perfectamente capaces de producir bastante leche para los dos. Es posible que los primeros días necesites alimentar primero a uno y después al otro. Tómate tu tiempo, no todo fun-

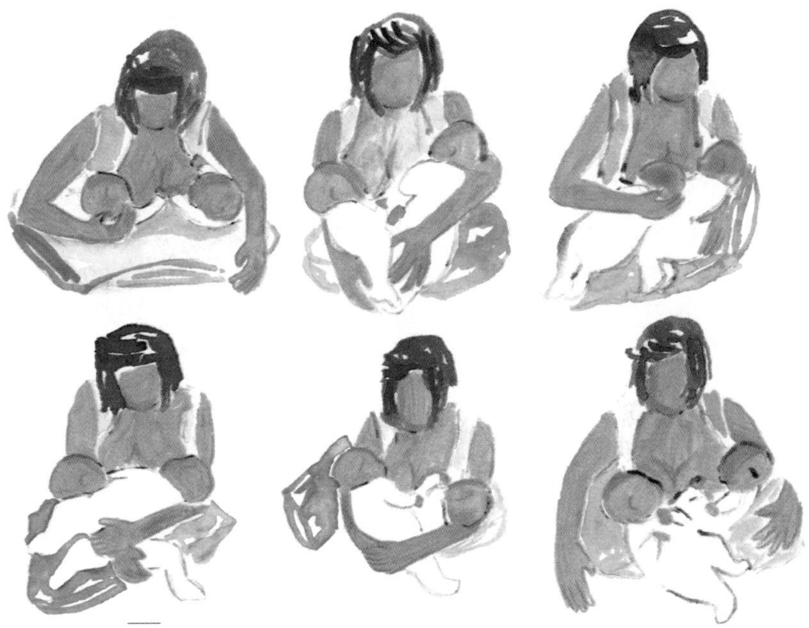

Si te apetece, puedes alimentar a tus bebés a la vez. Busca una postura cómoda para ti y ayúdate de almohadas para poder relajarte y no sostener el peso de los pequeños.

ciona a la primera. Y darles el pecho uno a uno te va a permitir ir practicando con un poco más de calma. Cuando lo tengas controlado, puedes pasar a alimentarlos a los dos a la vez. Busca posiciones que te resulten cómodas, tanto sentada como estirada. Muchas madres usan las posiciones de rugby con un cojín debajo para alimentar a los dos pequeños a la vez. Para darles tumbada, puedes probar a colocarte un par de cuadrantes en la espalda, de forma que estés ligeramente incorporada, y ponerte a los bebés también tumbados a lo largo del cuerpo, uno a cada pecho. Hacerlo así puede hacer que la toma sea más eficaz.

Si les das lactancia mixta o lactancia artificial, la ayuda sigue siendo fundamental. Si con un bebé hay trabajo, con dos seguramente este puede ser un poco más del doble. No me cansaré de decírtelo: priorízate, pide ayuda. Busca formas para descansar mejor. Ratitos durante el día y durante la noche. Sincronizarse es un poco complicado y, por lo tanto, cualquier momento en que haya un pelín de tranquilidad en casa es ideal para echar una cabezadita.

Si con un bebé se recomienda que las visitas sean a cuentagotas, aquí aún más. Invita solo a aquellas personas que te echen un cable, que te ayuden y te reconforten. La prioridad aquí es clarísima: tú.

En ocasiones, es posible que uno de los bebés requiera más cuidados que el otro, que sea más pequeñito o que tenga un poco más de dificultades a la hora de crecer. Aquí se sumará la inquietud sobre su salud y las emociones encontradas de tener un bebé sano y un bebé con la necesidad de atenciones especiales. Algunos van a necesitar hospitalización. Tener a un pequeño hospitalizado mientras su hermano —también recién nacido— está en casa puede conllevar un estrés importante para la familia. Pide ayuda, infórmate en el hospital si puedes quedarte allí con el bebé que está sano para poder atender a los dos si es eso lo que deseas.

Si te digo que te priorices en estas situaciones, entiendo perfectamente que no me hagas caso. Tener un hijo tan pequeño enfermo me parece algo muy difícil de gestionar. Te pido solo que te acuerdes de tener algún momento de descanso, que intentes alimentarte lo mejor que puedas, que pidas ayuda sin ningún tipo de reparo.

Si deseas pasarte el día en el hospital con tu bebé enfermo, está bien; si, por el contrario, piensas que es mejor quedarte en casa con tu otro hijo, también es una buena decisión. Si quieres estar un rato con cada uno, maravilloso. No es necesario hacerlo igual que otras familias. Busca lo que te va bien a ti y a los tuyos. Hasta puedes cambiar de opinión por días o por horas. Serán días intensos en los que necesitarás hacer cosas diferentes para poder adaptarte a cada momento. La pareja y la familia se vuelven fundamentales en estos casos. También están pasando una situación muy complicada, y poder apoyarse los unos en los otros es muy reconfortante.

A veces, son los dos pequeños los que necesitan ingreso, sea porque son prematuros o porque hay alguna otra dificultad. Más adelante te cuento un poco más sobre el ingreso de los bebés.

BEBÉS PREMATUROS

Un bebé prematuro es aquel que nace antes de la semana 37 de embarazo. La dificultad que puede conllevar la prematuridad dependerá sobre todo de la semana de gestación que tenga el bebé al nacer. Cuantas menos semanas de gestación, más habitual es el ingreso en la unidad de cuidados neonatales. Según la Organización Mundial de la Salud, entre el 5 y el 18 % de los nacimientos serán prematuros.

Aun así, muchos bebés prematuros no van a necesitar ingreso. Es posible que a los que puedan comer por sí mismos y pesen más de 2.400 g les den el alta o directamente que no ingresen. Algunos hasta con menos peso.

Cuando un bebé es prematuro puede ser que la expectativa que tenías de la maternidad cambie de golpe. La medicalización, el sufrimiento de ver que el parto va a ser antes de tiempo, la sensación de que algo no va bien, pueden impactar en el posparto, que comienza con el miedo por la salud del pequeño o la pequeña en el cuerpo.

Algunas madres se habían creado ciertas expectativas de cómo sería su puerperio o su parto y, de repente, se truncan.

En otros casos, el aviso de un posible parto prematuro llega bastante antes, con lo que puede haber hospitalización para el seguimiento y reposo absoluto. Como te he contado en el apartado de los embarazos múltiples, el reposo no es inocuo, pues hace que la musculatura se quede muy hipotónica, sin fuerza, y es fácil que esto conlleve dolor. Igual que la espalda, que de estar siempre en la misma posición también puede verse afectada. Es algo que no va a ayudar en el posparto.

El nacimiento del bebé prematuro puede ser por cesárea o por parto vaginal. Si es muy pequeño, es posible que la cesárea se indique antes que el parto, ya que podría no estar lo bastante maduro para que un parto vaginal fuera seguro para él o ella.

Cuando un bebé es prematuro, sobre todo por debajo de las 35 semanas de gestación, es posible que cuando nazca se lo lleven para valorar si precisa algún tipo de atención médica. Los bebés que tienen menos semanas de gestación pueden tener más dificultades y también más secuelas. Un poco más adelante te hablo del ingreso del bebé.

Puede ser que aún no esté a punto para poder vivir de manera «autónoma» fuera del útero como lo hace un bebé a término.

Puedes encontrarte con que los profesionales sanitarios te recomienden alimentarlo con tu leche. Si este es tu deseo, empieza a estimularte el pecho lo antes posible. Puedes hacerlo hasta antes del nacimiento si se prevé que el parto va a ser prematuro. Puedes empezar a hacerlo manualmente, ya que es complicado sacar el calostro con sacaleches y se recoge mucho mejor con una cucharita.

Seguramente en el hospital tengan extractores de leche hospitalarios, que suelen ser bastante efectivos si te cansas de hacerlo a mano. Puedes pedir que te dejen uno. Recuerda que se recomienda ponerlo a ratitos cortos y frecuentes, y que la extracción no debe doler. Si tienes dificultades o dudas, pide ayuda sin ningún tipo de reparo.

Si, por el motivo que sea, no puedes extraerte leche, para los bebés prematuros extremos o muy prematuros se suele indicar leche materna de banco durante las primeras semanas.

Otra peculiaridad de los bebés prematuros es que su maduración estará en consonancia con lo que se llama la «edad corregida», es decir, irán consiguiendo los hitos madurativos a medida que se acerquen a la edad que tendrían si se empezara a contar desde el momento en que teóricamente tendría que haber nacido. Por ejemplo, un bebé que ha nacido a las 32 semanas y tiene 3 meses de edad, tiene una edad corregida de un mes, y así sucesivamente.

Algunos van a necesitar ingreso durante varias semanas, y otros, como te he contado antes, puede que menos tiempo o que ni pasen por neonatos. Aun así, son bebés que todavía se benefician más que otros del piel con piel o del método canguro, que significa estar todo el día —o gran parte de él— haciendo piel con piel con un adulto.

INGRESO DEL BEBÉ

Cuando un bebé necesita ingresar en una unidad de cuidados intensivos neonatal (UCIN) supone ansiedad y muchos nervios. La necesidad de estar informada de cómo está y de cómo se encuentra entra, durante un rato, en conflicto con la prioridad de que el equipo médico lo atienda y lo estabilice.

Como madre, tienes derecho a la información de cómo está el pequeño o la pequeña; aun así, sabemos que muchas familias tienen que esperar a veces algunas horas para saber qué está pasando y poder ver a su hijo o hija.

En algunas ocasiones se sabe de antemano que el bebé va a ingresar, justo después del nacimiento, en la UCIN, sea porque es muy prematuro o porque tiene algún tipo de patología que lo recomiende.

Si este es tu caso, puedes pedir que te informen exactamente de qué va a pasar y cuándo vas a ser informada del estado de tu bebé, así como de cuándo vas a poder ir a verlo. Tener esta información te dará seguridad.

Puede ser que en estos momentos acabes de parir o de tener una cesárea. Los cuidados que vas a necesitar serán los mismos que otra mujer que haya dado a luz. Faltará lo que tu cuerpo espera: el contacto con tu bebé. Puede ser un momento complicado. A veces tu pareja ha ido a acompañar al bebé. Si es tu deseo, adelante. Pero si necesitas que esté contigo, también puede ser una buena opción. Estar sola en estos momentos puede ser muy duro.

Es posible que subas a la habitación y que al final, cuando tu bebé esté ya instalado en la UCIN, te llamen para verlo. Las ganas pueden ser enormes, aunque tu cuerpo a lo mejor puede necesitar un poco más de tiempo. No te levantes sola, pide ayuda para bajar. Si el parto ha sido largo, no te encuentras bien o ha sido un nacimiento por cesárea, no dudes en pedir una silla de ruedas. Es posible que el personal de neonatología te cuente, antes de que lo veas, cómo está tu bebé y qué aparataje lleva. Puede ser bastante impactante, sobre todo si ves que está intubado.

Las unidades de cuidados intensivos suelen ser sitios un poco inhóspitos, aunque cada vez más se intenta que sean lo más agradables posible. Suele haber lucecitas y alarmas que pitan constantemente, y cada vez que lo hacen, asustan. A veces no se sabe si es de día o de noche, porque siempre hay luz artificial.

A la vez, la sensación de control de la situación es bastante grande. Hay muchas enfermeras para poquitos pacientes, te cuentan lo que se hace, puedes también cuidar a tu bebé, cambiarle el pañal, alimentarlo, cantarle, abrazarlo... Se suele poder hacer piel con piel enseguida. Solo en casos muy graves no se va a poder hacer. Además, es altamente beneficioso tanto para el bebé como para la madre.

En la gran mayoría de las ocasiones, las UCIN son abiertas para madres y padres. Puedes entrar y salir las 24 horas del día. Esto es así porque se sabe que el contacto irrestricto con el bebé tiene beneficios para todos: la madre, el padre y el bebé.

Lo que puede pasar es que los sillones que hay en la mayoría de los servicios no sean muy cómodos para una mujer que acaba de parir o acaba de tener una cesárea. Es posible que los primeros días no te encuentres muy bien para estar muchas horas allí, y esto puede hacer que sientas que no respondes como deberías. Me imagino que alguien que tiene un bebé ingresado no lo quiere dejar ni un momento. Piensa en lo que necesitas. A lo mejor puedes hacer varias visitas a la UCIN al día, y en un par de días estarás mejor como para pasar allí más rato. También es importante que te pauten analgesia efectiva y de forma recurrente. El dolor lo hace todo más difícil. A lo mejor puedes llevarte algún tipo de cojín si te molestan los puntos. Y, de vez en cuando, dar un paseo. Es verdad que poner piel con piel a un bebé que lleva varios aparatajes puede ser complicado y a menudo se pide que se haga, como mínimo, una hora seguida para que todo el traslado sea por un ratito largo.

Si tu bebé necesita estar ingresado o ingresada varios días, es posible que te den el alta a ti. La vuelta a casa sin el bebé en brazos es desgarradora. Puede ser que necesites estar acompañada todo el rato. Pide ayuda, busca la forma de hacerlo que te permita estar lo mejor posible.

En hospitales grandes suelen tener una sala de relax para las familias, a lo mejor con un sitio para tomar comida casera, pero en algunos no va a ser así. Aquí cada familia tiene que ver qué es lo que quiere y puede hacer. Los ratitos de irse a casa a descansar y a comer un plato caliente serán de agradecer.

Si hay otros hijos, la complejidad aumenta. Seguramente tendrás ganas de partirte en dos, de estar en casa con los mayores y también en el hospital con el chiquitín. Tener un bebé ingresado suele movilizar a toda la familia.

A veces, la evolución de la salud no es lineal; es decir, habrá días mejores y días en que parezca que se dan tres pasos para atrás. Es algo duro de vivir.

Si pasáis algunos días ingresados, es posible que conozcas familias que estén pasando por una situación similar a la vuestra.

Como en cualquier momento vital importante, hacer red es fundamental. Hay también asociaciones de madres y padres de bebés con ciertas dificultades (prematuros, problemas cardiacos...). No dudes en ponerte en contacto con ellas para buscar apoyo.

Cuando el bebé esté mejor pasaréis a planta o a cuidados intermedios. Puede ser que te cueste adaptarte. De golpe, toda aquella atención que tenía se acaba. Estáis en una sala donde una sola enfermera se hace cargo de varias familias. Puede dar un poco de reparo. El hecho de que desde el principio estés con tu pequeño o pequeña, os encarguéis tú y tu pareja de sus cuidados, y lo cojáis, hará que tengáis más confianza para cuidarlo. A veces, cuando hay una máquina que te dice qué pulso tiene o qué saturación de oxígeno presenta, nos olvidamos de mirarle a la carita al bebé para saber si está bien o no. Cuando quitan todos los aparatos hay que aprender de nuevo a valorarlo sin ellos. En realidad, es lo que hacen todas las familias de bebés más mayores que no han precisado ingreso. Es algo nuevo, algo que hay que aprender.

La llegada a casa puede ser difícil. La confianza de saber cuidar a tu bebé y poder hacerlo sin una enfermera al lado, sin el timbre, puede dar escalofríos. Date tiempo. Hazte con un teléfono de contacto del hospital y poco a poco verás que eres totalmente capaz de hacerlo. En realidad llevas cuidando de tu bebé desde el principio y en situaciones mucho más complicadas. Ahora es el momento de reencontrarse y de presentarle lo que es la vida sin máquinas y sin alarmas.

EL INGRESO DE LA MADRE

A veces no es el bebé el que tiene que ingresar, sino la madre. En la mayoría de las ocasiones se puede plantear un ingreso conjunto madre-bebé, siempre que ella esté consciente y prefiera hacerlo así. Sin embargo, en algunas áreas, como pueden ser la de reanimación o la unidad de cuidados intensivos, puede ser difícil que el servicio esté preparado para recibir también al bebé, aunque es más un motivo de falta de conocimiento de cómo hacerlo que de imposibilidad.

Los motivos de ingreso, así como el estado de la madre, pueden ser muy distintos. Es importante que se sepa qué quieres tú, qué quieres hacer con la alimentación del bebé, si te gustaría darle de mamar al salir de alta, por ejemplo.

Si es así, puedes pedir estimularte el pecho con sacaleches, si estás sin la pequeña o el pequeño. Lo ideal es empezar antes de las 6 horas del posparto y hacerlo poquito rato y tan a menudo como puedas. Si estás tumbada, necesitarás hacerlo manualmente, ya que con el sacaleches es complicado que salga algo.

Si estás ingresada varios días, recuerda que hacia el 3.er-5.º día de vida va a producirse la subida de la leche. Las profesionales que te atienden pueden ayudarte si con la subida de la leche aparece la ingurgitación mamaria. En el capítulo «La lactancia» te hablo de ella.

Es importante que le den la leche a tu bebé —tanto la tuya como la artificial— con un método que sea afín a la lactancia materna, si es que te apetece que esta sea la forma de alimentarlo cuando estés con él. El dedo-jeringa puede ser una buena opción, así como darle biberón pero con el método Kassing.[1]

Si es posible, pueden llevarte al bebé en las horas de visitas. Algunos hospitales pueden poner problemas para ello (sin ninguna razón de peso para hacerlo). Cuando puedas estar con tu bebé, puedes hacer todas aquellas cosas que no pudiste hacer durante las primeras horas o los primeros días: el piel con piel se puede iniciar cuando desees, nunca es tarde. Aunque haga unos días o unas semanas del nacimiento de tu bebé, no dudes en tener esos espacios y empezar de nuevo.

El inicio de la vida es importante, y la idea es iniciarla lo mejor posible. Así y todo, hay circunstancias que la pueden complicar mucho y hacer trizas las expectativas que se tenían. Y si ello pasa, tendrás que buscar otras formas de acompañar a tu bebé que seguramente no te habías planteado. Y estas existen. Y la posibilidad de volver a vincularse con tu pequeño o pequeña, de hacer un camino nuevo, siempre está allí. A veces se necesita un poco más de tiempo, o ser consciente de ello cuando la urgencia de la salud del pequeño o la pequeña ya ha pasado.

[1] El método Kassing sirve para dar un biberón de forma que interfiera lo mínimo en la lactancia materna. Para ello se necesita usar una tetina blanda con la base ancha, ofrecer el biberón con el bebé incorporado y, antes de que coja la tetina, estimular los reflejos de búsqueda pasando la tetina por la zona de las mejillas. Cuando abra bien la boca, se le ofrece el biberón y se deja que haga unas 7-8 succiones. Se retira y se vuelve a empezar.

12 EL POSPARTO EN MUERTE GESTACIONAL

No estamos preparadas. ¿Cómo vamos a estar preparadas para algo que rompe del todo con lo establecido? La muerte de un bebé es desgarradora, es una de las situaciones más duras que se pueden vivir.

Sin embargo, es preciso hablar de ello, porque, por desgracia, puede ocurrir. Muchas madres, muchas familias, pasan por la muerte de un bebé, pero casi no se menciona. En nuestra sociedad es difícil compartir esta vivencia, y el silencio solo deja soledad y un dolor profundo. Explicar que es una situación que puede suceder, ver que otras familias también han pasado o están pasando por lo mismo, permite entender que los casos no son aislados.

Poder compartirlo y sentir que alguien más ha sentido el dolor profundo de la pérdida puede ayudar a afrontar el duelo de otra manera, crear comunidad y compartir el inmenso vacío que deja la pérdida de un bebé. Esto no hace que el dolor sea menos profundo, hace que la soledad sea un poquito menos intensa.

Las pérdidas se pueden vivir de forma muy diversa. Cada una habrá depositado en el embarazo sus expectativas, tendrá sus creencias o sus ilusiones. Se sabe que el vínculo con el hijo o hija se empieza a forjar ya desde antes de la concepción, antes del embarazo, por lo que el duelo puede aparecer en cualquier momento. Nadie tiene derecho a decidir qué duele más, excepto quien está sufriendo por la muerte de su pequeño o pequeña.

Y también hay duelos por bebés que no han sido. Cuántas mujeres o familias sienten el duelo del hijo no concebido, un hijo que han buscado, que han pasado años de esperanzas, de tratamientos de fertilidad, lo que implica un desgaste emocional enorme y, cómo no, también económico. Este duelo tampoco está visibilizado y, seguramente, está muy minimizado.

PÉRDIDA EN EL PRIMER TRIMESTRE

Cuando la muerte del bebé sucede en las primeras semanas de gestación, se suele minimizar el dolor. Parece que el dolor no es grande cuando antes de las 12 semanas un sangrado o una ecografía donde no se percibe el latido indica que el embarazo no sigue adelante.

Se sabe que un 15 % de embarazos terminará en aborto espontáneo de primer trimestre cuando la madre tiene menos de 35 años. Cuanto mayor sea la madre, mayor será el riesgo de aborto. Más o menos un tercio de las mujeres van a sufrir abortos espontáneos de primer trimestre, y poquito se habla de ello.

La causa más habitual de que el embarazo se pare es un problema genético. Es decir, no tiene nada que ver con lo que haya podido hacer la madre. A veces, cuando hay una pérdida, revisamos todo lo que hemos hecho, lo que hemos comido, si hemos levantado peso o hemos corrido o saltado. Y nada de esto está relacionado con los abortos.

Algunas familias esperan a anunciar el nuevo embarazo hasta que ha pasado la semana 12. Aquí cada cual tiene que ver qué le va mejor. Si se anuncia pronto el embarazo, puede haber ciertas ventajas si finalmente no progresa, como es el hecho de que la gente entienda que estés triste, que te sientas mal, que necesites tu tiempo. Y esto mismo se puede convertir en desventajas, como tener que explicar una y otra vez lo que ha pasado. Además, con demasiada frecuencia nos encontramos con gente que no sabe acompañar estas situaciones y puede soltar frases de ánimo totalmente inapropiadas: «eres muy joven», «vendrá otro», «si estaba mal, mejor perderlo ahora que más adelante»... Son mensajes que no suelen ayudar, aunque se digan con buena intención. A todos nos resulta difícil acompañar en el dolor. El silencio —si no se sabe qué decir— y la presencia pueden ser muy buenas opciones.

Muchas mujeres sienten que han perdido a su bebé aunque el embarazo fuera de pocas semanas. El embarazo ha existido y tienen todo el derecho a que se las reconozca como madres. Además, por desgracia, la situación puede repetirse. Y el dolor de la suma de las pérdidas es enorme. El miedo a que se repita otra vez, la inquietud cuando vuelve a haber un positivo en la prueba de embarazo y hay que esperar una eternidad hasta la primera ecografía, ir al baño a menudo para ver si hay sangre en la ropa interior o no... La vivencia de un nuevo embarazo puede conllevar mucha ansiedad.

Algunos embarazos se paran al poco de la concepción y casi no ha habido cambios en el cuerpo de la mujer. Otros pueden hacerlo más adelante.

Algunos cambios que habían empezado pueden detenerse de golpe, como pueden ser las molestias en los pechos o la sensación de tensión en la zona del bajo vientre. Son signos que para algunas mujeres van a pasar inadvertidos y para otras serán muy claros.

Es posible que el corazoncito se pare y que no se descubra hasta que no se hace la primera ecografía de embarazo.

Una vez que se ha confirmado que el embrión o el feto ha muerto, se presentan varias opciones:

- Se puede esperar. Probablemente en unas horas o algunos días se empiece a sangrar, a veces con algunas molestias en la zona del bajo vientre. Este sangrado, en algún momento, va a arrastrar también la bolsita donde está el bebé. Si estabas de muy poquitas semanas, es posible que no lo veas, ya que también saldrán coágulos de sangre. Si estabas de un poco más, ya cercana a las 10-12 semanas, es posible que encuentres el cuerpecito de tu bebé.

  Si quieres tener más posibilidades de encontrártelo, cuando vayas al baño pon un trapo de gasa fina a la salida de la vagina. Es fácil que caiga al váter cuando hagas pipí o caca.

  Para sacar todos los restos del útero, este se va a contraer y puedes notar molestias como de regla, a lo mejor un poco más fuerte. Puedes tomarte algún analgésico y descansar. También es bastante habitual que aparezca un poco de diarrea o náuseas.

  El sangrado puede durar unos días. Nunca debe oler mal, debe ser un olor fuerte, como de regla. Poco a poco debe ir disminuyendo. Si no es así y el sangrado aumenta, huele mal o tienes fiebre, es importante que acudas a tu centro de salud para verificar que no haya ningún tipo de problema.
- Se puede provocar la expulsión con medicación. A veces, la salida del contenido del útero y del embrión no se produce y con el equipo sanitario que te acompaña puedes decidir usar algún tipo de medicación para provocar la salida. Es posible que aquí las molestias sean mayores y las náuseas y las diarreas aparezcan de forma más brusca. Si decides hacerlo, te recomiendo que estés acompañada.
- Se puede hacer una aspiración del contenido del útero con una cánula que se pone por la vagina. Es una intervención que se hace en un quirófano bajo sedación y dura unos pocos minutos. Cuando te hayas despertado, puedes irte a casa.

Si se consigue recoger los restos del embrión se puede hacer un estudio para valorar qué es lo que ha podido pasar, aunque es probable que este estudio aporte muy poca información de lo que en realidad ha ocurrido.

Por lo general, hay un sangrado que puede durar unas 3 o 4 semanas. Cada vez será menor y puede ser que entre las 8 o 10 semanas aparezca la primera menstruación. Algunas mujeres querrán volver a buscar un nuevo embarazo enseguida; otras preferirán esperar. Es su decisión. La vivencia será distinta para cada una.

Habrá mujeres o familias que harán algún tipo de rito de despedida. A lo mejor guardarán las fotos de las ecografías o de la prueba de embarazo. Otras pueden encender una vela y cantarle, o pensar un ratito en el bebé que ya no está. Y también habrá quienes no le den más vueltas y sencillamente cierren el tema. Todas las opciones son válidas si te hacen sentir bien.

Lo que cuentan las madres que han tenido un aborto espontáneo de primer trimestre es que lo que les suele molestar más es que se minimice su dolor, que no se las valide. Ellas saben cuánto duele. A cada una de manera distinta. Las que las acompañamos no somos nadie para valorar si es mucho o si es poco.

Si deseas buscar un nuevo embarazo, te recomendaría que antes cerraras este de alguna forma. Decir que así no habrá implicaciones en la vivencia del siguiente embarazo es totalmente insensato. Las experiencias que pasamos se quedan con nosotras y tienen consecuencias. Aun así, haberlo trabajado un poquito te va a ayudar a gestionar mejor un nuevo embarazo.

Se considera dentro de la normalidad hasta tres abortos de primer trimestre seguidos. El siguiente embarazo podría tener el mismo seguimiento obstétrico como si no hubiera pasado nada antes. Parece que no es recomendable hacer ecografías antes de las 12 semanas de gestación, ya que no son precisas con lo que respecta al diagnóstico. Si en el siguiente embarazo estás inquieta, no estás segura de lo que está pasando, te recomiendo que hables con el equipo sanitario que te atiende para ver qué acciones se pueden llevar a cabo para intentar bajar un poco la ansiedad, como, por ejemplo, practicar una ecografía extra antes de las 12 semanas de gestación. Sabemos que cuando se niega esta prueba, la mujer la suele hacer en otro centro de forma privada.

MUERTE DEL BEBÉ A PARTIR DEL SEGUNDO TRIMESTRE DE EMBARAZO

Una vez pasada la decimosegunda semana, parece que ya todo está controlado, pero la muerte fetal más allá del primer trimestre existe y se sitúa más o menos en el 1 % de los embarazos de más de 20 semanas de gestación. Por desgracia, no podemos decir que sea una situación rara.

Cuando se confirma que no hay latido, que el bebé está muerto, el parto es la opción más segura para la madre. Si el hecho de plantearte un parto se te hace imposible de sobrellevar, háblalo con los profesionales que van a acompañarte para saber qué opciones hay.

Habitualmente, a las pocas horas puede empezar por sí solo. Si no es así, se aconseja en muchas ocasiones iniciarlo farmacológicamente haciendo una inducción. Es importante recordar que no es necesario correr, que se pueden esperar unas horas o algún día para que la madre se prepare y busque la persona o personas que puedan acompañarla mejor en este parto, que no será como había imaginado.

Durante el parto puedes escoger si quieres usar anestesia o no, si quieres moverte libremente o estás mejor tranquila y quieta. La prioridad siempre es que tú estés bien.

Algunas mujeres pueden vivir el parto de su bebé a modo de despedida; puede ser un momento especial para ellas. Otras desearán que se termine pronto y pasar lo más rápidamente posible por ese proceso. Pide al equipo que te lleva lo que mejor te vaya a ti.

Cuando nazca el bebé puedes cogerlo y tenerlo. Si prefieres que lo cojan las profesionales que te acompañan, también es una opción.

Parece que ver al bebé puede ayudar en el proceso de duelo. Pero nunca es una imposición; solo si tú quieres. También puedes posponerlo hasta estar un poco más tranquila, hasta que haya pasado un rato después del parto.

Otra opción, si no te apetece, es que alguien le haga algunas fotos y las guarde. No hace falta ni que las veas. Que no desees ver a tu bebé se considera del todo normal. Puede dar miedo o inquietud ver su cuerpecito. Tenemos en mente cómo es nuestro bebé y puede ser que la realidad sea otra. No te fuerces. Aun así, es posible que con el tiempo sientas la necesidad de ver cómo era tu bebé y de tener algo de él o de ella.

Algunas familias van a querer tener las huellas de los pies o la huella de la placenta, vestirlo... Esto, a veces, no es posible si el estado del bebé no es del todo idóneo.

INTERRUPCIÓN LEGAL O TERAPÉUTICA DEL EMBARAZO

En esta situación, es la madre la que decide interrumpir el embarazo cuando el bebé tiene un mal pronóstico o el mismo embarazo representa un riesgo vital para ella.

Es una situación que, en según qué casos, puede ser muy dura de gestionar, ya que tomar este camino no siempre es fácil. Puede haber muchos sentimientos encontrados.

Pide toda la información posible a los profesionales que te atiendan. Recuerda que tienes tiempo de preguntar, de reflexionar y, si hace falta, de volver a esclarecer las dudas que te hayan quedado. No hace falta tomar la decisión rápidamente.

Para hacer una interrupción legal, si el embarazo es de más de 22 semanas, se suele provocar antes la muerte del bebé. Habitualmente se administra una medicación que le parará el corazón mediante una aguja a través del vientre de la madre. Se hace guiándose con una ecografía. Puede ser que se deje en el líquido amniótico o en el propio corazoncito del bebé.

No siempre es necesario utilizar esta técnica. Si lo prefieres, puedes plantear con el equipo médico la posibilidad de no parar el corazón de tu bebé y que deje de latir cuando nazca. A veces esto no es posible, ya que podría sobrevivir sin poder desarrollarse. Al cabo de 24 horas se suele inducir el parto.

CUANDO EL BEBÉ NACE VIVO Y SE SABE QUE VA A MORIR

Otra situación que podemos encontrarnos es que se sepa de antemano que el bebé que va a nacer va a morir.

El proceso del parto puede ser exactamente igual que en las otras situaciones. Algo que cuentan algunas mujeres es el sentimiento de no querer que se termine el parto para no tener que despedirse del bebé, que haya reticencia a la hora de tener que empujar. Tómate tu tiempo. No hace falta que todo sea rápido. Tu cuerpo te va a guiar.

Una vez que nazca, si te apetece, puedes coger al bebé y estar con él o con ella tanto tiempo como necesites. Si lo deseas, piel con piel. Puedes hablarle y decirle todo aquello que quieras que se lleve. Si no puedes hacerlo, a lo mejor tu pareja, o alguien muy cercano a ti, sí. Acompañar en la muerte es algo complejo, y una no siempre se siente con las ganas de hacerlo.

Estar acompañada por aquellas personas que te den seguridad y tranquilidad te puede ayudar.

A veces el bebé ha sobrevivido las primeras horas o días después del parto y la muerte se produce en la unidad de cuidados intensivos neonatales. Si es algo previsible, puedes, si quieres, pedir estar con tu bebé, que te lo pongan piel con piel y hacer así el tránsito. Como siempre, son opciones, nunca es una imposición. Busca lo que a ti te vaya mejor.

CUANDO SE ESPERAN GEMELOS Y UNO SE MUERE

La complejidad en estas situaciones puede ser muy grande. Estar en duelo por la muerte de un bebé a la vez que se acaba de tener un hijo o una hija viva, que a lo mejor necesita cuidados especiales, es complicado de gestionar. En estas ocasiones, el duelo se pospone, sobre todo cuando hay dificultades de salud en la pequeña o el pequeño que ha nacido vivo.

Es posible que en estos momentos sientas a la vez emociones totalmente antagónicas. Darse tiempo, no juzgar lo que se siente y ponerse en contacto con profesionales especializados en el acompañamiento de este tipo de situaciones, como una psicóloga perinatal, puede ser de gran ayuda.

EL POSPARTO EN DUELO

A nivel físico, el posparto poco va a variar. Dependiendo de si el nacimiento ha sido por cesárea o por parto vaginal, puedes experimentar las diferentes molestias y precisar las distintas curas que te he contado en el capítulo «Cuidados de la madre después del parto».

Aquí tendrá mucha importancia la esfera emocional; es recomendable que al acompañamiento se una también una psicóloga perinatal.

LA GESTIÓN DE LA SUBIDA DE LA LECHE

Algo que va a pasar si la muerte se ha producido a partir del segundo trimestre de embarazo es la subida de la leche. La subida de la leche se da aunque el bebé no esté, aunque nunca haya mamado. Es un proceso hormonal que aparece entre el tercer y el quinto día del posparto.

Es otra señal de que todo tu cuerpo estaba preparándose para dar la bienvenida a tu bebé.

Sobre la gestión de la leche, tienes diferentes opciones:

- Frenar la producción. Se puede hacer de dos maneras:
    - Inhibición fisiológica. Se trata de ir bajando la producción de leche paulatinamente. Con la subida de la leche, puedes notar que hay una tensión mamaria importante, que el pecho está caliente. A veces hasta puede haber ingurgitación. Aplicar frío local y hacer un vaciado del pecho, tanto manual como con sacaleches, de forma que se saque la mínima cantidad de leche para sentirte cómoda, y poco a poco hacer extracciones de menos cantidad de leche, puede ayudar. También se puede tomar

algún antiinflamatorio si lo tienes pautado.

- Inhibición farmacológica. Se trata de tomar un medicamento —habitualmente cabergolina— que baja los niveles de prolactina y reduce la posibilidad de que se presente una subida de leche. Es importante tener la información de cómo tratar una subida de leche de forma fisiológica, porque es fácil que la presentes.

- Fomentar la producción de leche. Es una opción que para algunas puede resultar controvertida, pero que sabemos que a mujeres que han perdido a sus bebés las ha ayudado. Algunos bancos de leche materna aceptan leche de madres que han perdido a su bebé. Es importante que, antes de hacerlo, te pongas en contacto con ellos. Con la leche también se puede hacer algo en forma de despedida, como puede ser una joya de leche.

LA DESPEDIDA

Cada familia va a necesitar despedirse de su bebé de forma distinta. Habrá quienes quieran hacer una ceremonia, laica o religiosa, o una despedida muy íntima.

Lo ideal es que cada una lo haga como lo sienta. Despedir al bebé puede ayudar a iniciar el duelo. Este tiene una serie de etapas que es altamente probable que vayas a pasar: negación, ira, negociación, depresión y aceptación. Unas veces se van quemando una detrás de otra y otras veces se va un poquito adelante y un poquito hacia atrás. No hay una sola forma de hacer bien las cosas.

Busca ayuda profesional. Una psicóloga perinatal es la persona especializada que te va a ayudar a llevar todo el proceso del duelo de la mejor manera.

LA PAREJA

Cuando el proyecto de tener un bebé era con la pareja, está claro que el impacto hacia él o hacia ella será enorme.

El vínculo también empieza antes de la llegada del bebé. Habrá unas expectativas que será necesario recomponer; se había depositado amor en una personita que ya no está.

Para muchas parejas, ver sufrir, acompañar un parto de su mujer en el que el bebé está muerto, no es nada fácil. A todas nos gustaría tener la varita mágica para hacer desaparecer el dolor que sufren las personas a las que queremos. Y aún más cuando el dolor es tan profundo.

Las emociones no se expresan solo con palabras. Los silencios son muy explícitos. Compartir lo que sentís hará que los dos entendáis en qué momento está cada uno de vosotros. No hace falta decir mucho. Los abrazos, la presencia, puede ser suficiente para saber que estáis el uno para el otro.

Cuando el tiempo va pasando, algo que puede ser complicado es la reanudación de las relaciones sexuales. Ya sabes que, como siempre, solo deben iniciarse si te apetece. Pero aquí puede haber sentimientos que dificulten la reanudación. El primero es el hecho de que sientas placer cuando acabas de perder a un bebé. Es posible que no nos lo permitamos. Disfrutar de ciertas cosas, darte permiso para ser feliz cuando ha habido una pérdida, puede ser difícil.

Por otro lado, el sexo puede conllevar la posibilidad de un nuevo embarazo y esto también puede suponer un gran freno.

Una psicóloga perinatal con formación en sexualidad puede ayudarte aquí si este proceso te hace sentir mal. Es algo que podéis experimentar tanto tú como tu pareja. Puede ser necesario que seáis los dos los que acudáis a la consulta.

¿Cuándo buscar el siguiente embarazo?

Cuando quieras. Siempre es la misma respuesta. Quienes saben cuánto tiempo necesitan para poder iniciar una nueva búsqueda sois tú y tu pareja.

A nivel físico, si el embarazo llegó al tercer trimestre, podría estar recomendado que pasaran unos cuantos meses para que tu cuerpo estuviera a punto para tener otro bebé. No te digo el tiempo exacto expresamente. Lo ideal es individualizar al máximo. Tu matrona o ginecóloga te pueden ayudar a tomar esta decisión.

A nivel emocional, cada una necesitará un tiempo distinto. Te recomendaría que antes de iniciar la búsqueda hayas podido hacer de alguna manera el duelo. Como te he recomendado en muchas ocasiones, una psicóloga perinatal puede ayudarte mucho.

LA ATENCIÓN A LA MUERTE DEL BEBÉ

Cada vez más hospitales y profesionales se especializan e intentan dar una atención de calidad cuando se produce la muerte del bebé durante el embarazo. Sin embargo, aún hay mucho camino por hacer.

Desde el momento en que se descubre que el corazón del bebé ha dejado de latir hasta su nacimiento, cada palabra, cada gesto que hagan las personas que te atiendan puede quedar marcado a fuego. Es fundamental que el acompañamiento durante estos momentos en que somos tan vulnerables sea exquisito, porque sabemos que cuando no es así puede complicar aún más el duelo y el dolor que sienten la madre y la familia por la pérdida.

Que te den la información que necesites y que respeten las decisiones que tomes durante el proceso va a ser de gran ayuda.

A veces, la propia institución no está preparada para que las profesionales puedan hacer correctamente su trabajo. Con demasiada frecuencia encontramos que los partos de bebés difuntos se hacen en salas de parto donde al lado está naciendo un bebé sano, mientras la madre oye el ritmo cardiaco de otros bebés o las muestras de alegría al haber nacido un bebé en la sala de al lado. Es un despropósito enorme para una madre o una pareja que está en el proceso de despedida de su bebé.

Es posible que no sea difícil buscar sitios adecuados. En este tipo de partos priman la intimidad y el respeto. Buscar una sala en la que se pueda hacer con seguridad es más un tema de concienciación del equipo que de dificultad estructural real.

Otros momentos especialmente vulnerables son las visitas de posparto, así como la visita en la que se dan los resultados de la autopsia, si es que se ha practicado. Otra vez, cada uno de los gestos y cada una de las palabras pueden quedar en la memoria de la madre y la familia.

A veces, cuando delante de las preguntas de la familia no tenemos respuesta, es de recibo explicar que no lo sabemos y respetar el silencio. Y de la misma manera tenemos el deber de derivar a profesionales especialistas en estos procesos.

Los profesionales que atendemos a las madres tenemos la obligación de estar formados en el duelo y dar atención de calidad en estos procesos tan duros.

RECURSOS

- Movimiento Rubén: Olaya Rubio es una madre que ha vivido esta experiencia en primera persona. En su web encontrarás información, y también ha publicado un libro sobre la lactancia en duelo y sobre el duelo después de una pérdida gestacional. https://www.movimientoruben.es/
- Umamanita: Asociación de apoyo frente a la muerte perinatal y neonatal. https://www.umamanita.es/
- El Pijama de Gary: Sonia es madre de Joel, que falleció a los pocos días de nacer. Tiene un blog donde habla de su experiencia y aporta información. https://elpijamadegary.wordpress.com/

- Proyecto Gea: Ares es madre de tres hijos. Su segunda bebé, Gea, se murió durante el embarazo. Ares ha centrado su profesión como tatuadora, en ofrecer un regalo a las familias que han perdido a sus hijos y a sus hijas: en forma de dibujos en la piel para que estén siempre presentes, imborrables. @aresalma

Cada vez se da más visibilidad a estos temas y hay más información. No dudes en buscarla.

Soy consciente de que solo con este capítulo no puedo aportar toda la ayuda e información que se precisa cuando se ha perdido a un bebé. Es fundamental pedir ayuda, que te rodees de personas que te arropen y que respeten todas tus decisiones.

Si has perdido a tu bebé, te mando un abrazo enorme. Lo siento mucho.

EPÍLOGO

A veces me gustaría volver al pasado. Volver a tener a mi bebé recién nacido en brazos, con su cuerpecito desnudo, sus ojos entreabiertos, su piel arrugada... Volver a mirarlo con atención, como cuando sabes que ese momento se desvanecerá e intentas inmortalizarlo en tu memoria. Oler su cabecita, sentir su peso encima de mi cuerpo, ofrecerle el pecho por primera vez. Observar sus pausas, sus tempos, sus llantos; ver cómo es capaz de desplazarse por mi cuerpo en busca de alimento y cobijo.

Me habría gustado que hubiera sido así nuestro primer contacto y que mi bebé hubiera encontrado a su madre fuerte, receptiva y preparada para darle una buena bienvenida a este mundo. Pero no fue así, o al menos esa no es la imagen que tengo de mí misma en esos momentos.

Mi bebé nació después de una inducción al parto que duró 30 horas. Había intentado tener un parto sin anestesia, pero no fue posible. Las contracciones provocadas por la oxitocina sintética, el ambiente en ese hospital, los múltiples tactos, el dolor... me hacían sentir cada vez más pequeña, menos autónoma, menos importante en la toma de decisiones. Como dice Laia en este espléndido libro, muchas de las frases que me dijeron se han grabado a fuego y las recuerdo perfectamente a día de hoy.

A pesar del entorno, la vida se abre camino y mi bebé llegó con fuerza, un poco dormido e hinchado por los líquidos que me habían puesto durante el parto. Es curioso cómo el cuerpo funciona a pesar de todo, cómo es capaz de abrirse y recibir al bebé, cómo te llenas de oxitocina y sonríes y te emocionas...

No controlé nada ese momento. Lo había preparado, sabía que quería hacer piel con piel, que estuviéramos juntos y nos conociéramos. Pero la realidad fue otra un poco distinta.

La ginecóloga recibió al bebé y muy rápidamente me lo puso en los brazos para que me lo colocara sobre el cuerpo tendido. Pero parece que no supe hacerlo muy bien, porque se resbaló sobre mi cuerpo. No se hizo daño, pero me sentí torpe y nada preparada. Lo primero que pensé fue que desearía volver a poner al bebé dentro de la barriga, volver a protegerlo. Pero claramente no era una opción. Lo miré, entre muchos comentarios de alegría y gente trabajando a mi alrededor, mientras me cosían y limpiaban (o eso me imaginé). Mi segundo pensamiento fue que me sorprendía que, en realidad, no lo conocía de nada. Su carita era desconocida para mí... No sé por qué me había imaginado que me resultaría familiar.

Quise ofrecerle el pecho, pero no pude porque debajo de la bata del hospital me había dejado puesto el sujetador. Otra evidencia de que no estaba preparada. Me preguntaron muy amablemente si podían vestir al bebé para que no tuviera frío. Se lo llevaron de mis brazos sin resistencia.

Llegamos a la habitación. Mi bebé no había mamado. Intenté amamantarlo; no se agarró, lloró sin más. Una enfermera intentó ayudarme forzando la cabecita del bebé hacia el pecho. Por supuesto, no funcionó y el bebé se durmió llorando.

Mi vivencia no era tan mala en ese momento. El parto había ido «bien», el bebé estaba «bien», pensé que era cuestión de tiempo que todo se arreglara.

El bebé entró en un sueño profundo y yo lo miraba impresionada de que esa nueva personita formara parte de mi vida. Lo pusieron en la cuna; yo no lo cogí hasta bastantes horas después. En parte creo que me daba miedo sostenerlo en brazos y pensaba que allí estaba bien. A pesar del cansancio, no podía dormir. Lo observé desde la distancia, tumbada en la cama, mientras seguía dormido.

Y yo... yo ya no era la misma. Tenía una responsabilidad muy grande, sobrecogedora: cuidar a otra persona. La palabra «cuidar» se queda corta. Esta persona dependía de mí y de mi cuerpo para sobrevivir. Pero yo no estaba bien; me dolía todo, no era la mujer independiente que había sido. Por suerte, tenía un entorno comprensivo, amoroso y respetuoso con mis decisiones, y poco a poco me recuperé. Eso sí, arrastré las consecuencias físicas durante meses y las emocionales duraron más. A pesar de que deseaba tener un segundo bebé, el miedo a revivir el parto y el posparto fue mayor durante un tiempo. Una psicóloga perinatal me ayudó a plantear un nuevo embarazo y a afrontar el miedo que tenía de volver a perder el control de la situación. Me ayudó a darme cuenta de lo fuerte que en realidad había sido, y me sentí validada y reconocida.

Me quedé embarazada de nuevo. No fue un embarazo fácil y tuve complicaciones en el parto que podrían haber sido traumáticas. Aun así, no puedo tener mejor experiencia del proceso. Disfruté de un parto respetado, con total libertad y tiempo, rodeada de profesionales que me miraban con respeto, con cariño, con sabiduría y sin miedo. Acompañada de personas importantes para mí, que me hicieron sentir cuidada e incluso admirada. Me sentía fuerte, ¿qué digo, «fuerte»? ¡Todopoderosa!

El parto terminó con un piel con piel sin horarios y un maravilloso inicio de la lactancia. La experiencia fue tan positiva que deseé volver a repetirla. Y aunque por otras causas no he podido tener más hijos, me alegro de haber vivido este segundo parto y de haber podido darle la bienvenida que quería.

Con esto no quiero decir que a la segunda vaya la vencida o que la mala experiencia que tuve en el primer parto fuera culpa mía. Creo que cada vez se atiende mejor a las madres y es porque cada vez somos más conscientes de lo que deberíamos recibir y del respeto y el amor con el que debemos ser tratadas en un momento tan crucial de nuestra vida. Y no porque se consigan mejores resultados en salud, que también es algo a tener en cuenta, sino porque es como debe ser.

Las cosas que nos pasan a las mujeres quedan siempre escondidas en la sombra. Normalizamos el dolor, el cansancio extremo, la responsabilidad de cuidarnos de todos... Observo a mi alrededor y veo muy a menudo ese esfuerzo titánico que hacemos para cuidar, para mantenernos como pilar inquebrantable de la familia, muchas veces a costa de nuestro propio bienestar.

Este libro es un mapa para recorrer el camino que vamos a experimentar al gestar, parir, alimentar y cuidar a nuestro bebé. Un abanico de opciones, lleno de sabiduría y respeto, para que cada persona pueda conocer y comprender cada etapa y también cómo la afrontamos como sociedad y dentro del sistema de salud.

Las mujeres deberíamos estar caminando sobre el respeto de la sociedad, con la cabeza alta, adultas, conocedoras de nuestras opciones, responsables de nuestras decisiones. No me refiero a que tengamos que hacer un máster para ser madres; al contrario, me refiero a que el sistema debería brindarnos toda la información necesaria a cada paso.

Mi experiencia en el sector de la lactancia me ha enseñado que una madre con información fiable, apoyo profesional y comunidad tiene un entorno más favorable para que su experiencia sea positiva y consiga cumplir sus expectativas. ¿Por qué iba a cambiar esta fórmula en el posparto? Es exactamente lo mismo.

Laia nos da una visión global de la situación y hace una cosa fundamental que estoy segura de que no te ha pasado inadvertida. Demasiadas veces, la inercia hace que, una vez que nace el bebé, la madre pase a segundo plano. Ella, por el contrario, coloca a la madre en el centro de todo, incluso de sí misma. Nos anima a tocarnos, redescubrirnos y conocernos. Nos hace marcar el ritmo, los límites, los deseos y expectativas del proceso. El sexo pasa a estar en nuestros condominios, con el foco no en el otro, sino en nosotras mismas.

El cuidado se centra sobre todo en nosotras, en nuestro bienestar emocional y físico. ¡Esto es revolucionario! Que la cuidadora principal de toda esta historia se cuide a sí misma por encima de todo. Y que el entorno esté allí, cuidándola también, desde el respeto, el amor, la admiración... porque hacemos algo tan mundano y a la vez tan extraordinario como es dar vida.

Por eso pienso que el libro de Laia es un regalo que cambiará vidas, porque cada cosa nueva que aprendas de tu cuerpo, de tu lactancia, de tu bebé... es un paso hacia la mejora del sistema de atención a las madres y los bebés. Ycada vez que una de nosotras avanza, lo hace en beneficio de todas.

Maria Berruezo
Cofundadora de LactApp
Madre de dos hijos

AGRADECIMIENTOS

Nunca había pensado que sería capaz de escribir un libro, pero las personas maravillosas que tengo a mi lado lo han hecho posible. Quiero darles las gracias por estar a mi vera, por confiar en mí. Este libro tiene pedacitos de todas ellas.

Y empiezo por el principio. Los principales artífices son mis bebés. Bueno, ellos creen que ya no lo son, pero lo fueron. Mis hijos. Arnau y Mariona, gracias por haberme hecho madre. Gracias por haberme enseñado tanto, que una se puede equivocar mil veces y el amor no desaparece, se ensancha. Gracias por poder acompañaros en el maravilloso camino que es hacerse mayor. Con vosotros empezó todo. Me mostrasteis qué era lo que quería ser de mayor. Habéis sufrido mis jornadas interminables en el ordenador, mis no fines de semana, mis «ahora vengo» que eran eternos.

Os amo. Sois mis maestros.

Jofre. Mi puntal. Porque todo esto no habría sido posible sin tu total confianza hacia lo que hago. Porque estás ahí contra viento y marea y no siempre te lo pongo fácil. Porque me miras tan bonito... Porque un día dijiste «sí» y aún no me lo creo. Por darme la fuerza para saltar cuando tengo vértigo. Por ser mi refugio.

Hay dos mujeres a las que quiero agradecer especialmente este libro. Porque sin ellas, esto no hubiera sido posible. Porque tienen una confianza ciega en mí. Las quiero, son amigas en mayúsculas, son hermanas. Que han hecho de su proyecto la casa de muchas. De quienes aprendo a diario, son pozos de sabiduría. Maria Berruezo y Alba Padró. Las palabras se me quedan cortas. Gracias por empujarme, por creer en mí, por aguantarme en los momentos oscuros, por concederme el privilegio de estar a vuestro lado cada día.

Teresa, mi editora, que me ha cuidado, que ha creído en mí, que me ha acompañado en este primer viaje tan nuevo para mí que ha sido escribir un libro. Gracias, Teresa, gracias por estar y por la confianza y por mimar el libro, nuestro libro.

Para Cristina, Héctor, Marc, Sandra, Yasmina y Arnau necesito una mención aparte. Son los modelos. El lujo de que estén vuestras fotografías no tiene precio. Es un regalo teneros en el libro.

Y con ello s se vienen Helena Angel, Nacho Guerrero, Anna Berruezo, Núria Carrasco y Luisa Díaz, que aportan su sabiduría. Con ellos el libro es mucho mejor. Tener trocitos suyos en estas hojas es un honor. Gracias, gracias.

Y, ya que estamos, a todo el equipo de mujeres —y algún hombre— maravillosas de LactApp, que poseen esta mirada mágica hacia la maternidad y la firme voluntad de dar herramientas a todas las personas para que decidan y hagan lo que quieran en torno a su cuerpo y a su crianza.

A Alba Badia, por poner el foco. Porque tenemos un mundo maravillosamente diverso y es indispensable gritarlo a los cuatro vientos. Cuánto camino me queda aún por recorrer, espero seguir aprendiendo mucho de ti, Alba.

A mi madre, madre de cuatro madres y una bebé que se quedó en camino. Con pospartos bien distintos. ¡Qué pilar ha sido para mí!

A mis hermanas, mis primeros referentes, que me hicieron ver ya de pequeña que en la maternidad y en el posparto hay luces y también sombras. Y que no se acaba, siempre sigue.

A mis sobrinas, que son madres recientes y son fuente de sabiduría, de saber cuidar, de amor infinito hacia sus bebés. Qué suerte he tenido de teneros cerquita en estos momentos. Mi familia, familia de mujeres.

A mis amigas del alma, las que compartimos la vida desde hace tantos años y compartimos maternidades y felicidad. Bàrbara, Eva. He aprendido tanto de vosotras... En este libro también hay pedacitos vuestros, de nuestros pospartos, de nuestras expectativas y nuestras realidades. Estar juntas hizo que fueran mejores. Gracias por estar y por seguir estando siempre.

A Alba Lactancia Materna. Donde abrí los ojos; donde vi el poder de las redes entre iguales, sin juzgar; donde se daba cobijo a mujeres que el mismo sistema no era capaz de asistir de forma adecuada. Qué gran escuela. Qué gran labor.

Hay un sitio muy especial para mí, donde he aprendido lo que significa mi profesión: los ASSIR de Numancia y de Manso, ambos en Barcelona, han sido mi mayor escuela, donde he entendido que el foco debe estar en las mujeres, que, si dejamos de ponerles frenos, son imparables. Allí he tenido el privilegio de trabajar con un equipo de matronas sin igual: Blanca, Judit, Eva, Sònia y todas las del equipo, las que siguen y las que ya no están. Gracias. Gracias por enseñarme tanto, por hacerme ver todas las facetas de nuestra profesión. Sois referentes.

Y de allí, todas las mujeres a las que he tenido la suerte de acompañar en algún momento de su maternidad, las que dan sentido a todo esto, a todas y a cada una de las que atendí en los grupos de lactancia, de preparación al parto, en el camino de la maternidad. Me habéis dado tanto... Os llevo conmigo. Gracias por permitir que me haya metido en vuestras vidas en un momento tan especial, vulnerable y único como es el inicio de la maternidad.

Tengo la suerte de tener el oficio más bonito del mundo. Poder estar cerca de una persona que recorre la maternidad, en un momento tan íntimo, tan intenso y tan especial, y aprender de ella es un privilegio.

Y, por último, todas las personas que han luchado desde los inicios de la humanidad para que podamos disfrutar de nuestro cuerpo como nos plazca, en todos los sentidos, también como fuente de vida. A las brujas a las que quemaron en la edad media por explicar los secretos de la fertilidad y la anticoncepción, y a las matronas que han sido y siguen siendo mis maestras, las que están al lado de las mujeres, las puntas de lanza, las que, como dice Maria Berruezo, «juegan siempre en el equipo de las mujeres».

A todas ellas, GRACIAS.